皮肤病效验秘方

总主编 张光荣

主 编 邹国明

U0207245

中国医药科技出版社

内 容 提 要

　　本书精选皮肤病验方近千首，既有中药内服方，又有针灸、贴敷等外治方；既有中医名家经验方，又有民间效验方。每首验方适应证明确，针对性强，治疗确切，患者可对症找到适合自己的中医处方。全书内容丰富，通俗易懂，是家庭求医问药的必备参考书。

图书在版编目（CIP）数据

　　皮肤病效验秘方/邹国明主编 . —北京：中国医药科技出版社，2014.1
　　（疑难杂症效验秘方系列）
　　ISBN 978－7－5067－6335－6

　　Ⅰ.①皮…　Ⅱ.①邹…　Ⅲ.①皮肤病－验方－汇编　Ⅳ.①R289.5

　　中国版本图书馆 CIP 数据核字（2013）第 201815 号

美术编辑　陈君杞
版式设计　郭小平

出版　中国医药科技出版社
地址　北京市海淀区文慧园北路甲 22 号
邮编　100082
电话　发行：010-62227427　邮购：010-62236938
网址　www.cmstp.com
规格　710×1020mm ¹/₁₆
印张　20
字数　300 千字
版次　2014 年 1 月第 1 版
印次　2024 年 4 月第 4 次印刷
印刷　北京印刷集团有限责任公司
经销　全国各地新华书店
书号　ISBN 978-7-5067-6335-6
定价　39.00 元

《皮肤病效验秘方》

编委会

主　编　邹国明

副主编　章念伟

编　委　李燕芳　李晓华　李　颖

　　　　张世鹰　周平生　易　军

　　　　段　垚　程仕萍

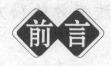

前言

昔贤谓"人之所病，病病多，医之所病，病方少"，即大众所痛苦的是病痛多，医者所痛苦的是药方少。然当今之人所病，病病更多；当今之医所病，不是病方少，而是病效少。故有"千金易得，一效难求"之憾。

《内经》云："言病不可治者，未得其术也"。"有是病，必有是药（方）"，所以对一些疑难杂症，一旦选对了方、用对了药，往往峰回路转，出现奇迹。

本套"疑难杂症效验秘方系列"包括肺病、肝胆病、肾病、高血压、中风、痛风、关节炎、肿瘤、甲状腺病、妇科疾病、不孕不育、男科疾病、骨关节疾病、脱发、皮肤病等，共计 15 个分册。每分册精选古今文献中效方验方数百首，既有中药内服方，又有针灸、贴敷等外治方。每首验方适应证明确，针对性强，疗效确切，患者可对症找到适合自己的中医处方，是家庭求医问药的必备参考书。

需要说明的是，原方中有些药物，按现代药理学研究结果是有毒副作用的，如川乌、草乌、天仙子、黄药子、雷公藤、青木香、马兜铃、生半夏、生南星、木通、商陆、牵牛子，等等，这些药物尤其是大剂量、长时间使用易发生中毒反应。故在选定某一验方之后，使用之前，请教一下专业人士是有必要的！

本套丛书参考引用了大量文献资料，在此对原作者表示衷心感谢！最后，愿我们所集之方，能够解除患者的病痛，这将是我们最为欣慰的事。

总主编　张光荣

2013 年 10 月

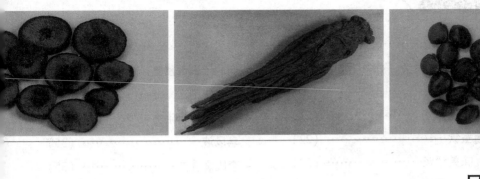

目录

第三章 真菌性皮肤病

第八章　药　疹

第九章　性传播疾病

第十章　物理性皮肤病

第十一章　瘙痒性皮肤病

第十二章　红斑丘疹鳞屑性皮肤病

第十六章 色素障碍性皮肤病

第十七章 遗传性皮肤病

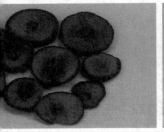
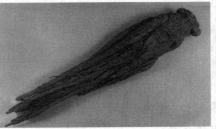
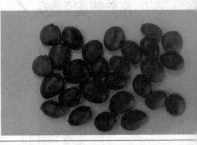

第一章
病毒性皮肤病

第一节　单纯疱疹

单纯疱疹是由 HSV 感染所致的病毒性皮肤病，临床上以皮肤、黏膜发生局限性群集性水疱为特征。本病有自限性，但有复发倾向。

本病诊断要点是可见于身体任何部位，但好发于皮肤黏膜交界处，如口角、唇缘、鼻孔周围和外生殖器等处，皮损初为红斑，继而在红斑基础上发生数个或数十个针尖大小的、簇集成群的小丘疱疹或水疱，内含透明浆液，数日后疱破糜烂，轻度渗出，逐渐干燥，结淡黄或淡褐色痂，1～2 周痂皮脱落而愈，但易复发。发病前，局部有灼痒、紧张感，重者可有发热、不适等全身症状。发于外生殖器者，可引起尿频、尿痛等症状；发于口角、唇缘或口腔黏膜者，可引起颌下或颈部淋巴结肿痛；发于孕妇则易引起早产、流产及新生儿热疮等。

本病属中医学热疮范畴，宋《圣济总录》云："热疮本于热盛，风气因而乘之，故特谓之热疮。"本病多为外感风热邪毒，客于肺胃二经，蕴蒸皮肤而生；或因肝胆湿热下注，阻于阴部而成；或由反复发作，热邪伤津，阴虚内热所致。发热、受凉、日晒、月经来潮、妊娠、肠胃功能障碍等常能诱发本病的产生。治疗上常以疏风清热解毒、清热利湿、解毒养阴为主。

🪷 贯防汤

贯众15g　防风15g　重楼15g　郁金12g　葛根15g　前胡15g
灵芝15g　芦根15g　连翘15g　金银花15g　桑叶12g　板蓝根15g
大青叶12g　蜈蚣2条

【用法】水煎服，每天2次，每日1剂。

【功效】疏风清热，凉血解毒。

【适应证】**疱疹性口炎**。主要特点为口角皮肤发紧，烧灼痒痛，红斑，上起成簇燎浆水疱，有的互相融合，四周红晕灼痛，伴口干，心烦，大便干，舌质红，苔薄黄，脉数。

【临证加减】反复发作者大多兼脾胃积热，可酌加车前子、陈皮、苍术、竹叶等药。

【疗效】治疗170例，其中痊愈162例，有效8例，总有效率100%，痊愈率97%。

【来源】赵红梅. 中医治疗单纯疱疹170例疗效观察. 云南中医中药杂志，2005，26（3）：14－15

🪷 银桑龙汤

金银花6～10g　连翘6～10g　龙胆草3～9g　栀子3～6g　黄芩3～9g　桑叶3～6g　野菊花6～12g　大青叶3～6g　淡竹叶10～15g　赤芍3～6g　生地6～12g

【用法】水煎服，每天2次，每日1剂。

【功效】疏风清热，泻火除湿，解毒凉血。

【适应证】**疱疹性口炎**。

【临证加减】剂量大小随患儿年龄而定。

【疗效】总有效率达99.3%。其中痊愈139例，溃疡和疱疹消失，水肿、疼痛及全身不适消除；好转17例，局部水肿、全身不适减轻；无效1例。

【来源】宋锦浩. 银桑龙汤治疗疱疹性口炎157例. 南通医学院学报，1998，28（2）：151

心胃双清汤

生石膏30g　知母12g　生地黄15g　木通9g　儿茶6g　淡竹叶6g
板蓝根15g　玄参6g　麦冬9g　青蒿6g　芦根9g　甘草6g

【用法】水煎服，每天2次，每日1剂。

【功效】心火胃热双清。

【适应证】疱疹性口炎。主要特点为口周皮肤疱疹，初起局部红肿，痒，并出现成簇透明之小水泡或单个透明水泡，水泡感染后，泡液混浊呈脓疱，破溃后有渗液并结痂。口内疱疹发生在舌、颊、龈、腭、咽等处。一般仅在其中某处发生，开始为水泡，很快破溃糜烂或成浅溃疡，局部疼痛，进食，吞咽，说话时尤甚。小儿可出现烦躁不安，哭闹，流涎，拒食等症状。

【临证加减】发热重去儿茶加金银花9g，连翘9g，腹泻者去生石膏、知母、玄参、麦冬，加藿香6g，佩兰6g，黄连9g。

【疗效】治疗20例，其中痊愈19例，有效1例，无效0例，疗程最短2天，最长7天。

【来源】丁树华，邵淑梅. 心胃双清汤治疗疱疹性口炎20例. 山东中医杂志，2002，21（3）：156－157

清肝解毒汤

柴胡　山栀子　板蓝板　茯苓各10g　土茯苓　白花蛇舌草各15g
白芍　当归　丹皮　龙胆草各9g　川续断　菟丝子各12g　甘草5g

【用法】水煎服，每天2次，每日1剂。

【功效】清肝解毒，健脾益气，养血固肾。

【适应证】妊娠期单纯疱疹。

【临证加减】早期妊娠单纯疱疹病毒感染后，出现恶心、呕吐，头晕目眩者，原方加藿香、紫苏梗、陈皮、半夏各10g；胎动不安、胎漏者加阿胶10g（烊化）、地榆炭、黄芩炭、茜草各10g。中期妊娠单纯疱疹病毒感染症见纳差食少，倦怠无力，腹中隐痛加白术、茯苓、白蔻仁、佛手、香附各10g。晚期妊娠单纯疱疹病毒感染，腹部下坠感加黄芪15g，人参10g。

【疗效】治疗84例，痊愈68例，无效16例。

【来源】弭超. 清肝解毒汤治疗妊娠期单纯疱疹病毒感染84例. 北京中医，2000，

3

19（4）：33

🪷 口疮散

冰片2g　青黛30g　细辛10g　枯矾10g　琥珀10g　硼砂10g

【制法】将青黛、枯矾、琥珀、硼砂、冰片研细末，细辛碾碎研细，然后将上药混合，过80目筛，装瓶备用。

【用法】先用3%双氧水棉球清洁口内，然后将上药适量涂敷于口内溃疡面上，每天2次。应尽量免吸气时涂药，以免药粉吸入气管，造成呛咳及引起呕吐。

【功效】清热解毒，化瘀凉血，祛腐生肌，消肿止痛。

【适应证】小儿疱疹性口炎风火湿热之毒蕴结上攻。主要特点为疼痛、流涎、拒食、啼哭，口腔检查可见唇、舌、腭、咽等处黏膜有散在或成簇的溃疡面，有黄白色假膜覆盖，周围红晕。

【疗效】90例均获痊愈。其中经治疗2天痊愈者27例，3天痊愈者49例，4天痊愈者14例，平均痊愈天数为2.9天。

【来源】夏如宁，陶传义. 口疮散治疗小儿疱疹性口炎90例. 中医外治杂志，2002，11（3）：47

第二节　带状疱疹

带状疱疹由水痘－带状疱疹病毒引起，皮肤上出现成簇水疱，呈带状分布，痛如火燎的急性疱疹性皮肤病。

本病的诊断要点是发疹前常有轻度全身不适，在即将出现皮损的部位往往先有神经痛、瘙痒或皮肤感觉过敏，易误诊为肋间神经痛、胸膜炎或急腹症。1~4天后局部皮肤初起不规则的红斑，继之出现数片成群但不融合的粟粒至绿豆大小的丘疹、丘疱疹，迅速变为水疱，疱液清亮，疱壁紧张、发亮，周围有红晕，沿神经近端向远端发展。皮损常发生在身体的一侧，一般不超过躯干中线，多见于肋间神经或三叉神经第一分支，亦可见于腰腹部、四肢及耳部等。全身表现轻微或无，但可并发局部淋巴结肿痛。

本病属中医学"蛇串疮""缠腰火丹""火带疮""蛇丹""蜘蛛疮"等范畴。本病多为情志内伤，肝郁气滞，久而化火，肝经火毒，外溢肌肤而发；或饮食不节，脾失健运，湿邪内生，蕴而化热，湿热内蕴，外溢肌肤而生；或感染毒邪，湿热火毒蕴结于肌肤而成。年老体虚者，常因血虚肝旺，湿热毒盛，气血凝滞，以致疼痛剧烈，病程迁延。治疗常采用清肝火解热毒、健脾利湿、理气活血、重镇止痛为主。

❀ 柴胡汤

柴胡10g 菊花 红花 桃仁 鸡血藤各15g 川楝子10g 木通15g 甘草10g

【用法】水煎服，每天2次，每日1剂。

【功效】舒肝活血，通络止痛。

【适应证】**带状疱疹**。

【疗效】90例患者，各服药5～10剂，病情好转，水疱干涸，疼痛减轻或消失，有效率达98%。

【来源】姜世梅.柴胡汤加减治疗带状疱疹90例.辽宁中医杂志，2005，32（4）：333

❀ 程氏瓜蒌散

瓜蒌壳30g 红花10g 甘草6g

【用法】水煎服，每天2次，每日1剂。

【功效】舒肝解郁，活血止痛。

【适应证】**带状疱疹**。

【临证加减】发于头面加升麻12g，野菊花10g；发于肩背、颈部加姜黄10g，桑枝10g；发于胸部加柴胡10g，旋覆花10g（包），茜草10g；发于腰骶部加牛膝10g，虎杖12g。

【疗效】治疗50例，其中治愈44例，有效4例，未愈2例，总有效率96%。

【来源】陈云志，刘安英.程氏瓜蒌散治疗带状疱疹临床观察.时珍国医国药，2008，19（5）：1225

龙胆泻肝汤

薏苡仁30g　龙胆草　生地黄　车前子（包煎）各15g　黄芩
赤芍　当归各12g　栀子　柴胡　紫草各10g　甘草6g

【用法】水煎服，每天2次，每日1剂。

【功效】清肝火，解热毒。

【适应证】**带状疱疹**。主要特点为簇集性水泡，带状排列，单侧分布，伴有明显的神经痛，舌质红，苔黄或黄腻，脉弦数。

【临证加减】发于头面者加菊花、石决明，颈部者加葛根，眼部者加草决明，胸胁者加郁金，上肢者加桑枝、桂枝，下肢者加牛膝、木瓜；带状疱疹消退后，加黄芪；仍有局部刺痛或色素沉着者，加丹参、桃仁、地龙、白芷。

【疗效】治疗51例，其中治愈41例，有效10例，无效0例，总有效率100%。

【来源】王培东. 龙胆泻肝汤加减治疗带状疱疹51例临床观察. 河南中医，2008，28（9）：85

龙芎汤

龙胆草10g　炒山栀10g　板蓝根20g　柴胡10g　车前子10g　泽泻10g　川芎10g　赤芍10g　大黄10g　生地黄10g　白芍10g　生甘草3g

【用法】水煎服，每天2次，每日1剂。

【功效】清肝火，去湿热，通经脉。

【适应证】**带状疱疹（肝胆湿热，热胜于湿）**。

【临证加减】口苦口干，大便秘结，小便色黄，红斑疱疹未破溃糜烂者，重用龙胆草、炒山栀各15g；头晕，纳呆，大便干，小便黄，疱疹破溃糜烂者，重用车前子、泽泻各15g；水疱干瘪，疼痛不减，坐卧不安，夜不能寐者，重用川芎、赤芍各15g；同时每日局部外敷芙蓉膏（芙蓉叶研末，凡士林调成软膏）。

【疗效】75例患者经2个疗程的治疗后，痊愈68例，显效7例，有效率100%。

【来源】戴国树. 龙芎汤治疗带状疱疹75例. 河南中医学院学报，2005，20（5）：

67－68

🪷 龙胆泻肝汤合桃仁红花煎

龙胆草 红花 甘草各6g 焦栀子 柴胡 桃仁各10g 黄芩
生地 车前子（包煎） 泽泻各15g

【用法】水煎服，每天2次，每日1剂。

【功效】清热，利湿，化瘀。

【适应证】**带状疱疹。**主要特点为局部皮肤刺痛，可见红色丘疹、疱疹或结痂，排列成带状，有时伴有发热、周围淋巴结肿大，舌质红苔黄腻，脉滑。

【疗效】治疗50例，其中痊愈48例，显效2例，无效0例，总有效率100%。

【来源】何杨伟.清热利湿活血法治疗蛇串疮50例.实用中医药杂志，2006，22（2）：84

🪷 五味消毒饮

金银花 野菊花 蒲公英各20g 紫花地丁 紫背天葵各15g

【用法】水煎服，每天2次，每日1剂。

【功效】清热解毒，消散疔疮（证属湿热蕴毒）。

【适应证】**带状疱疹。**主要特点为患者大部分可见患部皮肤潮红糜烂、疱疹明显、灼痛、舌红苔黄。

【临证加减】高热者可选加生石膏（先煎）、水牛角（先煎）各30g，羚羊角骨（先煎）20g；疼痛重者可选加元胡20g，郁金、白芷各12g，羌活15g，乳香、没药各10g；热毒重者可加白花蛇舌草30g；湿毒重者可选加龙胆草、车前子、苍术各15g，泽泻10g，薏苡仁30g；皮肤糜烂者可选加茵陈15g，苦参12g，黄柏、紫草各10g；皮肤瘙痒者可选加防风、蝉蜕各10g；血热明显者可选加赤芍、丹皮各15g；便秘者加生大黄10g；老人及气虚明显者加黄芪、太子参各20g；阴虚明显者加玄参、细生地各30g；病在腰胁者加用柴胡10g，白芍15g；病在颜面及颈部加用桔梗10g，葛根20g。

【疗效】治愈（皮疹消退结痂，临床症状消失，无疼痛后遗症）27例，显效（水疱干涸，皮疹结痂，疼痛明显减轻）5例，总有效率100%。治疗时间最短 7 天，最长 4 周，平均 17 天。

【来源】郑苏娜，李华锋．五味消毒饮加味治疗带状疱疹 32 例．陕西中医，2009，30（8）：1026

苦参解毒汤

苦参 30g　金银花 15g　连翘 10g　大青叶 15g　白鲜皮 15g　黄芩 6g　黄连 3g　黄柏 5g　龙胆草 10g　牡丹皮 10g　生地黄 15g　赤芍 10g　紫草 10g　防风 10g　甘草 6g

【用法】水煎服，每天 2 次，每日 1 剂。

【功效】清热利湿，凉血解毒，祛瘀止痛。

【适应证】带状疱疹。

【临证加减】若皮损鲜红、疱壁紧张、灼热刺痛，加柴胡 10g、当归 10g、川楝子 15g；若颜色较淡、疱壁松弛，去黄连、黄柏，加苍术 10g、陈皮 6g、泽泻 10g；若皮疹消退后局部疼痛不止，去白鲜皮、黄芩、黄连、黄柏，加桃仁 10g、红花 10g、川芎 10g、元胡 10g、川楝子 15g。

【疗效】治疗 52 例，其中痊愈 42 例，显效 9 例，无效 1 例，总有效率 98.08%。

【来源】李应宏，赵明芳，陈云国，等．自拟苦参解毒汤治疗带状疱疹疗效观察．中国中医药信息杂志，2012，19（1）：81

第三节　水　痘

水痘是由水痘－带状疱疹病毒引起的儿童期出疹性疾病，传染性强，流行快，少数重症水痘患儿可并发病毒性脑炎、肺炎或细菌感染，甚至引起致死的弥漫性出血性水痘，对小儿危害较大。临床以全身症状和皮肤黏膜上分批出现的斑疹、丘疹、水疱为特征。

本病诊断要点是多见于冬春季，发病前常有发热、全身不适等症状，皮损为绿豆至黄豆大小、形态较一致的水疱，向心性分布，化脓与脓痂轻微，常侵及黏膜。

本病属中医学"水痘"、"水疱"、"水花"、"水疮"范畴，小儿水痘古代医藉论述较多，《小儿卫生总微论方·疱疹论》中明确提出了水痘病名："其疮皮薄，如水泡，破即易干者，谓之水痘。"《医宗金鉴》"水痘发于脾、肺二经，由湿热而成也。"中医学认为本病多因外感时邪病毒、内蕴湿热所致脚。邪毒从口鼻而入，蕴郁肺卫，病邪深入郁于肺脾，风热时邪与湿热相搏于肌腠，外发于肌表而致；若病在卫气，为风热湿证，若病在气营，为热毒湿证。治疗以疏风清热、宣肺透疹、解毒祛湿为主。

加减化斑汤

石膏　知母各12g　牛蒡子　升麻　葛根　浮萍各10g　水牛角　丹皮　紫草　甘草各6g

【用法】水煎服，每天4～5次，每日1剂。

【功效】辛凉清热，解毒透疹。

【适应证】水痘。

【临证加减】若流涕，咳嗽明显加薄荷、桔梗；湿重，苔白厚腻加苍术；便秘者加酒大黄；发热盛加青蒿、银柴胡。

【疗效】治疗236例，其中痊愈224例，无效12例，总有效率94.91%。

【来源】陈义春，吴隆庆. 加减化斑汤治疗水痘236例. 中国民间疗法，2002，10(7)：30

林氏清痘汤

金银花　连翘　黄芩　板蓝根　紫草　葛根　荆芥　牛蒡子　藿香　滑石　薏苡仁　甘草（根据小儿不同的年龄加减用量）

【用法】水煎服，每天2次，每日1剂。

【功效】清热解毒，健脾渗湿，凉营透疹。

【适应证】水痘。

【临证加减】发热者加石膏；皮疹以丘疹为主色紫红者加生地、升麻；水疱较多者加生栀子；大便干者加大黄。

【疗效】治疗52例，其中痊愈42例，显效9例，无效1例，总有效率98.08%。

【来源】林国深，林广裕，蔡建文，等. 清痘汤为主治疗小儿水痘45例疗效观察. 中国现代医生，2009，47（34）：135

🪷 肖氏清痘汤

金银花　连翘　大青叶各9～12g　蝉蜕3～6g　浙贝母　桔梗各6～9g　意苡仁9～15g　淡竹叶6～10g　甘草6g

【用法】水煎服，每天2次，每日1剂。

【功效】清热，解毒，祛湿。

【适应证】水痘（湿热入里，外透于皮肤）。

【临证加减】烦热口渴加生石膏（先煎）、知母，痘疹根晕大而色赤加丹皮、赤芍，疹色深红加紫草，大便干结、舌红苔黄燥而厚加大黄，舌红少津加生地、麦冬。

【疗效】38例全部治愈。

【来源】肖青. 清痘汤治疗小儿水痘38例. 实用中医药杂志，2010，26（1）：14－15

🪷 清热解痘汤

荆芥　防风各3～6g　薏苡仁　金银花　连翘各10～15g　牛蒡子　紫草各6～10g　蝉蜕3～5g　白鲜皮　地肤子各8～12g　生甘草3g

【用法】水煎服，每天2次，每日1剂。

【功效】透邪疏表，清热解毒，渗淡止痒。

【适应证】水痘（时邪热毒夹湿内侵，蕴于肺脾）。

【临证加减】发热重者加石膏15～25g，并加服瓜霜退热胶囊（吉林省东丰制药一厂）；咳嗽加杏仁、浙贝母各6～10g；疱浆黄稠溃烂去荆芥、防风. 加野菊花、紫花地丁、黄花地丁各15g；疱浆清稀加六一散10g（包煎）；纳差便溏加谷芽、麦芽各10g，陈皮5g。如皮肤疱疹溃破，用炉甘石洗剂100ml加庆大霉素8万单位混合后外涂患处。

【疗效】186例患儿经治疗全部治愈。疗程最短3天，最长7天，平均4天。

【来源】黄建群. 清热解痘汤治疗水痘186例. 实用中医药杂志，2002，18（6）：10－11

三仁解毒汤

苦杏仁 牛蒡子 六一散 竹叶 金银花 连翘 升麻 紫花地丁各10g 薏苡仁20g 白豆蔻4g 野菊花 蒲公英各12g

【用法】剂量可随年龄大小增减。水煎服,每天2次,每日1剂。

【功效】宣畅气机,清热解毒,利湿。

【适应证】水痘。

【临证加减】风热夹湿,肺卫不宣型:咽痛去白豆蔻,加板蓝根,皮肤瘙痒加蝉蜕、浮萍,口干渴加腊梅花、天花粉;气分炽热、湿毒蕴结型:高热去白豆蔻加石膏,疹色紫黯加大青叶、紫草,便秘加大黄,皮疹坏死糜烂加土茯苓、牡丹皮。

【疗效】治疗38例,均在2~5天治愈,平均2.5天,无1例发生并发症。

【来源】李绍良.三仁解毒汤治疗水痘38例.新中医,2000,32(2)

银翘散

金银花 连翘 牛蒡子 薏苡仁 黄芩 佩兰 板蓝根各10g 甘草15g

【用法】药量随年龄增减。水煎服,每天2次,每日1剂。

【功效】清热解毒,透表消疹。

【适应证】水痘。

【临证加减】热重者加石膏、知母;皮肤瘙痒者加蝉蜕、白鲜皮;咽喉肿痛者加山豆根、玄参;咳嗽者加炙紫菀、款冬花。

【疗效】治疗100例,其中治愈98例,无效2例。治愈率98%。

【来源】高红伟.银翘散加减治疗小儿水痘100例.河南中医,2006,26(11):88

积实导滞汤

黄芩 茯苓 泽泻各6g 黄连 神曲 白术各5g 大黄 枳实各3g

【用法】药物剂量视年龄体质增减。水煎服,每天3~4次,每日1剂。

【功效】清热,解毒,祛湿,消积化滞。

【适应证】水痘。

【临证加减】水痘初起加金银花 10g，连翘 6g；喉嗽咽痛加牛蒡子、桔梗各 5g，甘草 3g；热毒甚加大青叶 10g，紫花地丁 5g；血热甚加生地 10g，丹皮、紫草各 6g；水湿盛加薏苡仁 20g，滑石 10g，车前子 6g；皮肤瘙痒加地肤子、白鲜皮各 6g；食积甚加炒麦芽、炒山楂各 6g。

【疗效】治疗 126 例，其中显效 89 例，有效 37 例，总有效率 100%。

【来源】许林英，严仲才. 枳实导滞汤加减治疗水痘 126 例. 陕西中医，2006，27 (4)：436-437

第四节　疣

疣是由 HPV 所引起的反应性良性传染性上皮肿瘤，临床上分为 4 型：寻常疣、扁平疣、跖疣及尖锐湿疣。

（1）寻常疣　寻常疣俗称"刺瘊"、"瘊子"。皮损初为帽针头大小的皮色丘疹，逐渐增大到豌豆或更大，呈圆形或多角形，界限清楚，突出皮面，表面粗糙不平，呈灰色或淡黄色、黄褐色，触之坚硬。发生在甲周或甲下者，可使指甲、甲床破坏，分别称甲周疣或甲下疣；发生在颈部、眼睑、额部，皮损呈细丝状，顶端角化者称为丝状疣；发生于头皮、趾间，皮损为指状突起，称为指状疣。

（2）跖疣　发生在足底的寻常疣称为跖疣。外伤和摩擦为其发病的诱因，足部多汗可促进其发生。皮损初起为角质小丘疹，渐增大至黄豆或更大，因受压而形成角化性扁平丘疹，表面粗糙，中央微凹，疼痛明显。临床上可有孤立性跖疣、镶嵌疣、增殖疣和巨大疣等几种类型。

（3）扁平疣　好发于青少年，又称青年扁平疣。好发于面部、手背、颈、胸部和前臂等。本病多骤然发生，皮损为米粒至黄豆大小扁平丘疹，圆形或椭圆形，少数为多角形，表面光滑，质硬，呈淡褐色或正常皮色；偶可沿抓痕排列成条状，称 Koebner 现象。病程慢性，数目较多，可在数周或数月后突然消失。

（4）尖锐湿疣　属性传播疾病。

本病属中医学"千日疮"、"疣目"、"枯筋箭"、"瘊子""扁瘊""鼠乳"

"线瘊"范畴，治疗上常采用养血活血、清热解毒；疏肝活血、化痰软坚；疏风清热、解毒散结，清热活血化瘀等方法。

🌸 消疣方

当归 10g　黄芪 10g　马齿苋 15g　大青叶 30g　木贼草 10g　野菊花 10g　皂角刺 15g　川芎 9g

【用法】煎汤约 400ml，浸泡皮损处。以药液覆盖皮损为度，每日 1 次，每次侵泡 30 分钟左右。浸泡 10 天为 1 个疗程。

【功效】活血化瘀，清热散结。

【适应证】**寻常疣**。

【疗效】治疗 48 例，经第 1 周治疗后，1 例痊愈，5 例有效，42 例无效；第 2 周治疗后，5 例痊愈，24 例有效，19 例无效；第 3 周治疗后，26 例痊愈，13 例有效，9 例尤效；3 个疗程后总有效率为 81.25%。

【来源】蔡希．消疣方治疗多发性寻常疣临床观察．中成药，2007，29（9）

🌸 鱼眼草酊

鱼眼草

【用法】7 月采鱼眼草鲜品，洗净晒干切碎，用 75% 酒精浸泡 21 天，过滤取滤液密封备用。用药液直接涂搽疣体，每日 2 次。

【功效】清热利湿，解毒消炎。

【适应证】**寻常疣**。

【疗效】60 例均获痊愈，总有效率 100%。疗程最短 15 天，最长 60 天。随访 1 年，复发率为 0。

【来源】和剑全．鱼眼草酊治疗寻常疣 60 例．云南中医学院学报，2009，32（4）：54

🌸 大蒜局部贴敷

大蒜

【用法】①洗净患处。②将一般治疗用胶布根据疣体大小剪成宽 0.8 ～ 1.2cm，长能绕患处 3 周（用于指、趾及甲周）的长条或较疣体直径长 1.0cm

的圆形及 3 或 4 条宽 0.6cm、长 3.0~5.0cm（用于手、足背，面颈部及小腿）的条形备用。③将大蒜瓣去皮，将其切成与疣体一样大小的薄片（厚度 0.10~0.15cm）贴于疣体，如为指、趾及甲周，先用胶布固定中间，再固定两侧，将整个大蒜片密封于疣体上；如为其他部位，则先用圆形胶布将大蒜片固定于疣体上，再用 3 或 4 条胶布再次密封固定圆胶布。④疣≤6 个者，一次性贴完；≥7 个者，分 2 或 3 次贴敷，先治疗最先长出的疣。⑤病程较长、疣体较大（直径≥0.3cm）、表面粗糙呈黄色、质地硬、顶端呈花蕊状者贴敷 3 或 4 次；病程较短，疣直径<0.3cm、疣体较软者贴敷 2 次。首次由医生给予贴敷，至第 2 天晨去除，以后每天晚间睡觉前患者根据医生的指导自行贴敷，晨间去除。

【功效】作用机制尚不十分清楚。

【适应证】**寻常疣**。

【疗效】201 个疣经贴敷 2~4 次，疣体软化，结束贴敷后 5~8 天疣体脱落，无瘢痕，痊愈率 100%。

【来源】王菊香，马友春. 大蒜局部贴敷治疗寻常疣 28 例. 医药导报，2003，22（6）：389

❁ 艾炷隔姜灸

艾炷　姜

【用法】将鲜姜切成直径约 3cm，厚约 0.2~0.3cm 的薄片，中间以针刺数孔，然后将姜片置于所选的皮损上粘贴住。上置艾炷（约枣核大）施灸，每个皮损灸 2 壮，以皮损周围的皮肤潮红而不起泡为度。每周 2 次，连施灸 8 次。同时用注射用转移因子（规格每支含多肽 3mg，核糖 100mg）三角肌皮下注射，每周 2 次，每次 1 支，连续 4 周为一疗程。

【疗效】治疗 40 例，其中痊愈 24 例，显效 8 例，无效 8 例，总有效率 80%。

【功效】调整人体生理功能，提高机体抗病力。

【适应证】**寻常疣**。

【来源】林克. 艾炷隔姜灸治疗寻常疣 40 例. 中国针灸，2004，24（9）：664

除疣汤

生薏仁50g 大青叶 香附 牡蛎 木贼草各30g 紫草25g 浙贝母15g 白芷10g

【用法】水煎服，每天2次，每日1剂。另留用少许药液外洗，边用药渣反复轻搓疣体至其表面微红。1次搓洗30分钟，3~4次/天。该药液和药渣可重复使用，每次复用前另加水100ml，煎熬5~8分钟，致温继用。每次洗后用备好的外涂药液涂疣面，1天数次。

【功效】疏散肝经风热，清热解毒，软坚散结。

【适应证】**寻常疣**。

【临证加减】胃气不和加山楂、神曲各10g；瘀象显者加三棱、莪术各10g；痒显者加白鲜皮、白蒺藜各15g。

【疗效】治疗198例，其中痊愈178例，显效20例，总有效率100%。

【来源】张彩霞，解雄利，焦海芳. 除疣汤治疗扁平疣198例. 陕西中医，2007，28（8）：1030

解毒活血汤

地肤子30g 金银花15g 连翘15g 焦栀子15g 当归15g 牡丹皮15g 黄连10g 防风15g 红花10g 蝉蜕10g 升麻15g 赤芍15g 薄荷15g 苍术15g

【用法】水煎服，每天2次，每日1剂。

【功效】清热解毒，活血祛湿，通络散结。

【适应证】**扁平疣**。

【疗效】治疗31例，其中痊愈20例，显效7例，无效4例，总有效率87.1%。

【来源】彭焕钦. 解毒活血汤治疗扁平疣31例. 陕西中医，2011，26（1）：169

解毒祛疣汤

薏苡仁20g 大青叶15g 板蓝根15g 蝉蜕10g 僵蚕10g 马齿苋15g 蛇蜕10g 木贼草10g 败酱草10g 当归10g 红花10g 香附10g

【用法】水煎服，每天2次，每日1剂。

【功效】清热解毒，搜剔经络，化瘀散结。

【适应证】**扁平疣**。

【疗效】治疗92例，其中痊愈79例，显效10例，无效3例，总有效率96.64%。

【来源】张岩，孔志凤，文华.解毒祛疣汤治疗扁平疣92例.辽宁中医杂志，2003，30（4）：270

🪷 解毒消疣汤

板蓝根30g 大青叶15g 露蜂房10g 灵磁石30g（先煎） 生薏苡仁30g 白芷10g 白鲜皮15g 红花10g 木贼草15g

【用法】水煎服，每天2次，每日1剂。外用法：取少量药汤。以棉签外包裹脱脂纱布，蘸药液加力涂抹患处，以出血定痂为度。痂落则疣消，收效甚快。

【功效】清热解毒，活血祛瘀，平肝潜阳。

【适应证】**扁平疣**。

【来源】宋军，王玉玺.解毒消疣汤治疗扁平疣的经验介绍.中国医药导报，2008，5（27）：173

🪷 祛疣汤

板蓝根 生薏苡仁 马齿苋各20g 夏枯草 紫草 鸡血藤 丝瓜络 浙贝母各15g 白芍 牡丹皮 柴胡各10g 红花5g

【用法】水煎服，每天2次，每日1剂。药渣煎水外洗患处，每天1次。

【功效】行气活血，除疣散结。

【适应证】**扁平疣**。

【疗效】治疗35例，其中痊愈25例，显效6例，有效3例，无效1例，总有效率97.1%。

【来源】陈志峰.祛疣汤治疗扁平疣35例.新中医，2006，38（8）：73－74

🪷 桑菊苦参汤

桑叶15g 菊花20g 苦参20g 黄芩15g 白芍20g 生地20g

首乌 15g　甘草 10g

【用法】水煎服，每天 2 次，每日 1 剂。其渣加明矾 6g，再煎外敷。

【功效】清热解毒，平肝祛风，凉血消疣。

【适应证】**扁平疣**。主要特点为皮疹淡红，数目较多，或微痒，或不痒，病程短；伴口干不欲饮，舌红，苔薄白或薄黄，脉浮数或弦。证属风热蕴结。

【临证加减】脾虚湿重加薏苡仁 20g；湿毒重加百部 15g；抑郁者加香附 12g，酸枣仁 15g。

【疗效】治疗 40 例，其中痊愈 31 例，好转 8 例，未愈 1 例，总有效率 97.5%。

【来源】章涵，章新成. 桑菊苦参汤治疗风热蕴结型青少年扁平疣 40 例. 时珍国医国药，2006，17（7）：1277

四物汤加味

生地 20g　当归　赤芍　川芎　蝉蜕　苍术　白附子　甘草各 10g
白鲜皮　海桐皮各 15g

【用法】水煎服，每天 2 次，每日 1 剂。

【功效】疏风解毒，清热养血。

【适应证】**扁平疣**。

【疗效】治疗 76 例，痊愈 62 例，显效 6 例，有效 4 例，无效 4 例，总有效率为 94.74%。

【来源】王艺玲. 四物汤加味治疗扁平疣 76 例. 陕西中医，2008，29（8）：1023－1024

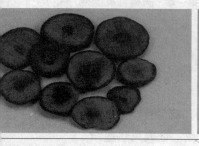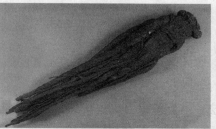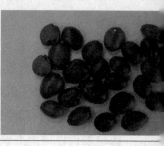

第二章
细菌性皮肤病

第一节　脓疱疮

脓疱疮主要是由金黄色葡萄球菌，其次为 A 组 β 型溶血性链球菌引起的一种浅表皮肤感染，主要累及儿童。流行于全世界，主要通过人－人直接接触迅速传播。发病高峰在夏秋季，易感因素有高温、潮湿、卫生条件差、特应性体质和皮肤外伤。

本病诊断要点是：皮损初起为散在性红斑或丘疹，很快变为水疱，形如米粒至黄豆大小，迅速化脓混浊变为脓疱，周围绕以轻度红晕，脓疱开始丰满紧张，数小时或 1~2 天后脓液沉积，形成半月状积脓现象，此时，疱壁薄而松弛，易于破裂，破后露出湿润而潮红的糜烂疮面，流出黄水，干燥后形成黄色脓痂，然后痂皮逐渐脱落而愈，愈后不留瘢痕。若脓液流溢他处，可引起新的脓疱。自觉有不同程度的瘙痒，一般无全身症状，但皮损广泛而严重者，可伴有发热、畏寒及全身不适等症状。常可引起附近淋巴结肿痛，易并发肾炎、败血症，甚至危及生命。病程长短不定，少数可延至数月。

脓疱疮一般属于中医学"黄水疮"、"滴脓疮"、"天疱疮"范畴，多因夏秋季节，气候炎热，湿热交蒸，暑湿热客于肌肤，以至气机不畅、汗液疏泄障碍，湿热毒邪壅遏，熏蒸肌肤而成；若小儿机体虚弱，肌肤娇嫩，腠理不固，汗多湿重，调护不当，暑湿毒邪侵袭，更易导致本病的发生。反复发作者，湿热邪毒久羁，可致脾虚失运。治疗上常采用清暑利湿解毒、健脾渗湿为主。

二妙散加味

苍术 15g　黄柏 15g　苦参 15g　土茯苓 10g　蛇床子 10g

【用法】煎药取汁 400ml 外洗，每日 1 剂，分 2～3 次，外洗时用干净小毛巾沾药液稍用力擦拭，最好将黄色结痂部分擦掉效果更佳。

【功效】清热利湿，解毒止痒。

【适应证】**脓疱疮（暑湿热蕴型）**。症见：自觉瘙痒；皮损初为丘疹或水疱，迅速变为有炎性红晕的脓疱，散在分布；好发于颜面、四肢等暴露部位。

【临证加减】若热重者，加野菊花 10g、连翘 15g；痒甚者，加白鲜皮 10g、防风 15g。

【疗效】本方可减少局部渗出，瘙痒减轻等。本方治疗 100 例，显效 80 例，有效 18 例，无效 2 例，总有效率 98.0%。

【来源】郑凤云．二妙散加味治疗小儿脓疱疮 100 例疗效观察．中国乡村医药杂志，2008，15（2）：49

蜂房银菊汤

野菊花　金银花　鸡内金　土茯苓各 15g　露蜂房　白芷　穿山甲片（炒）　皂角刺各 10g　乳香　当归各 6g

【用法】水煎服，每天 2 次，每日 1 剂，在此基础上食醋磨调紫金锭外涂每天 2 次。

【功效】清热利湿，解毒止痒，散肿定痛。

【适应证】**脓疱疮**。

【临证加减】若烦躁不安，纳呆者加独脚金、蝉蜕、灯心花；脾虚体弱，纳呆者加黄芪、薏苡仁、麦芽，或加大土茯苓的用量。

【疗效】溃疡面愈合，无分泌物渗出为痊愈，52 例全部治愈。其中用药 3～5 剂治疗 35 例，6～8 剂治疗 13 例，少数轻证患者用药 3 剂加外涂紫金锭 2～3 次即痊愈。

【来源】刘月婵．蜂房银菊汤治疗脓疱疮的体会．新中医，1995，(7)：43－45

复方苦参洗剂

苦参 30g　蛇床子 12g　黄柏 12g　明矾 12g　地肤子 15g

【用法】经水煎、过滤、浓缩制成复方苦参洗剂备用。将药液 500ml，用温开水 1∶10 稀释坐浴，1 次/天、10 分钟/次，同时用浸药纱布湿敷皮损，1 次/天、10 分钟/次；在此基础上按说明书口服罗红霉素。

【功效】清热利湿，解毒消瘀，止痒止痛。

【适应证】脓疱疮。

【疗效】痊愈（症状消失，皮损愈合）27 例；好转（症状减轻，皮损消退＞30%）3 例；无效（症状与皮损无变化）0 例。

【来源】于文建. 刘玉刚复方苦参洗剂治疗脓疱疮 30 例疗效观察. 山东医药，2006，46（27）：51

🌸 全蝎散

全蝎 10g　黄柏 30g　土霉素 10 片

【用法】先将疱疹处用生理盐水冲洗或用黄柏水外擦，洗去黏稠渗出液或结痂。待干后，将配制的全蝎散根据疮面的大小，用香油调成糊状后敷患处，渗出液较多时，可直接将药粉撒患处，保持皮损区清洁干燥，如有黄水流出应随时用无菌棉球拭去，用双氧水或生理盐水处理疮面后重新撒药，每天 2 ~ 3 次，每 7 天为一疗程，用药期间禁食辛辣食物，病变处禁用水洗。

【功效】清热泻火，燥湿解毒。

【适应证】脓疱疮。

【疗效】本方 30 例患者全部治愈，有效率 100%，最短 1 天，最长 7 天，平均 5 天，未见任何毒副作用。

【来源】沈岚. 全蝎散治疗脓疱疮 30 例. 中医外治杂志，2002，11（4）：45

第二节　毛囊炎、疖和疖病

毛囊炎是细菌感染毛囊引起的化脓性炎症；毛囊及其毛囊周围急性化脓性且常伴坏死性炎症称为疖，通常仅 1 个；多发性且反复发作的疖则称为疖病。

本病的诊断要点是：毛囊炎好发于多毛及摩擦部位如头皮、颈部、须部、背部、臀部等，开始为与毛囊口一致的炎性红色丘疹或小脓疱，粟粒到绿豆大，迅速演变为丘疹性脓疱，中央有毛贯穿，周围有红晕。自觉痒感或轻度疼痛。约 7~10 天脱痂而愈，多不留瘢痕；病程迁延反复发作的称为慢性毛囊炎。疖与疖病好发于面部、颈部、臀部、臂部及头皮。初起为红色圆锥形毛囊性丘疹，后逐渐增大成为炎性结节，再经数日后结节化脓、坏死形成黄白色脓栓，脓栓及坏死物排除后形成溃疡，再经 1~2 周可结痂痊愈。患处疼痛和触痛明显，可伴有发热、畏寒、头痛等全身症状，附近淋巴结常肿大。疖病多见于免疫力低下者，不但局部红、肿、热、痛明显，而且全身症状明显，如高热、畏寒、厌食等，甚至可引起败血症，常反复发生、经久不愈。

本病一般属于中医学"疖"的范畴，多为内郁湿火，外感风邪，两相搏结，蕴阻肌肤而成；或由于在夏秋季节感受暑湿热毒之邪而生；或因天气闷热，汗出不畅，暑湿热毒蕴蒸肌肤，引起痱子，复经搔抓，破伤染毒而发。阴虚内热之消渴病患者或脾虚便溏患者，病久后气阴双亏，容易感染邪毒，并可反复发作，迁延不愈，而致多发性疖病。治疗常采用清热解毒、清暑化湿解毒、扶正解毒为主。

扶正消疖汤

生黄芪 9~15g　何首乌　当归　金银花　连翘　紫花地丁　蒲公英　野菊花　赤芍各9g　白芷6g　皂角刺 3~4.5g

【用法】水煎服，每天 2 次，每日 1 剂，同时取少量药液擦洗患处，每日3 次，1 周为一疗程。

【功效】益气养血，清热托毒。

【适应证】**疖肿**。症见：此起彼伏，大如花生米，小如黄豆，个别有脓液渗出，约 10 余个疖肿，伴烦躁不安，夜寐哭吵，小便色黄，纳差喜饮，苔薄黄腻。

【临证加减】发热者，加荆芥、生石膏；大便干结者，生大黄、制大黄、全瓜蒌择用；苔黄腻者，酌加黄芩、黄连、炒栀子；小便色黄加滑石、生甘草；淋巴结肿大加夏枯草、象贝、玄参；痛甚加乳香、没药。

【疗效】16 例经治疗，10 例痊愈（疖肿消失，停药后未再复发）；3 例好转（疖肿减少或消失，停药后再次复发）；3 例无效（服药后症状如故）。

【来源】李江奇. 扶正消疖汤治疗小儿多发性疖肿 16 例. 浙江中医杂志，

🪷 僵蚕饮

    僵蚕20g　紫花地丁　蒲公英各30g　金银花　黄芪　赤芍各15g

【用法】水煎服，每天2次，每日1剂，同时配合局部切开、引流等外科治疗。

【功效】托毒固表，行气散结，清热解毒。

【适应证】小儿多发性疖肿。

【临证加减】红肿硬结较甚者加皂角刺、山甲、浙贝母、白芷，经久不愈加石斛、女贞子、茯苓、薏苡仁。

【疗效】1～3周，治愈27例（疖肿消失，3个月不复发），好转4例（疖仲消失，8个月有复发），无效2例。

【来源】刘和义．僵蚕饮治疗小儿多发性疖肿33例．天津中医，1995，22（2）：21

🪷 九味羌活汤

    羌活10g　独活10g　防风10g　白芷10g　苍术10g　生地15g
黄芩　栀子10g　蒲公英15g　鱼腥草15g　甘草3g

【用法】水煎服，每天2次，每日1剂，10天为一疗程。

【功效】祛风胜湿，清热解毒。

【适应证】疖病。

【临证加减】病发于头面部者，酌加菊花15g、蝉蜕6g；发于臀部者，加黄柏10g、牛膝15g；泛发于全身者，重用清热解毒药，酌加黄连10g、败酱草15g、紫花地丁15g；消渴病患者酌加玉竹15g，沙参15g，麦冬15g。

【疗效】经服九味羌活汤加减1～2个疗程后疖肿消散或溃后愈合，全身症状消失，半年内未再复发为治愈；疖肿愈后又发，但数量减少，症状减轻者为好转；病情如前，未能控制者为无效。结果57例中治愈34例，好转19例，无效3例。有效率为94.7％。3例无效者均为消渴病患者。

【来源】沈国伟．九味羌活汤治疗疖病57例．中国民间疗法，1996，（6）：37－38

🪷 麻杏甘石汤

    麻黄　杏仁　生甘草　黄芪　白术　防风　当归各10g　石膏

金银花各 20g

【用法】水煎服，每天 2 次，每日 1 剂。局部治疗：未成脓者，用市售金黄散外敷；已成脓者，切开排脓后，掺九一丹，以太乙膏盖贴。

【功效】清热解毒，实卫固表。

【适应证】**疖肿反复发作**。初起结块红肿疼痛，无头，3~5 天化脓，破溃或切开后流出脓液渐愈，过 4~5 天又复发。虽经多种中西药物治疗，病情未得控制。刻下疖肿发作 2 天。舌苔薄白，脉弦细。证属：火郁卫虚、外毒内侵。

【临证加减】已有脓者，加皂角刺或山甲片；头面部者，加僵蚕；胸胁股背部者加栀子；臀部以下者，加黄柏；久病者，加全蝎、蜈蚣。

【疗效】治愈（服药 2~10 剂后疖肿不再发生者）22 例中服 2 剂者 1 例，3 剂者 9 例，6~9 剂者 12 例。无效（服药 10 剂后疖肿无变化者）3 例。治愈率为 88%。

【来源】杨嘉鑫. 麻杏甘石汤加味治疖病 25 例，1992，199（5）：7

🪷 清疖汤

金银花 20g　野菊花 10g　生黄芪 20g　当归 6g　陈皮 6g　赤芍 10g　浙贝母 10g　炒山甲 6g　炒皂角刺 6g

【用法】水煎服，每天 2 次，每日 1 剂。

【功效】清热解毒，托毒散结。

【适应证】**项部硬结性毛囊炎**。中医名发际疮，又称枕骨下硬结性毛囊炎、瘢痕疙瘩性痤疮、头部乳头状皮炎等，是颈项部毛囊及毛囊周围的慢性化脓性炎症。

【临证加减】肿痛明显者，可加连翘、黄芩；日久皮损暗红者，可加党参、川芎。

【疗效】26 例患者，各服药 10~30 剂，平均 15 剂，均告消退。随访半年，均未复发。

【来源】王庆华. 清疖汤治疗项部硬结性毛囊炎 26 例. 中国中西药结合皮肤性病学杂志，2004，3（3）

养血活血通络解毒汤

当归15g　赤芍　穿山甲　金银花　皂角刺各12g　熟地20g　丝瓜络　生黄芪各30g

【用法】水煎服，每天2次，每日1剂。

【功效】养血滋阴，活血通络，排脓消肿。

【适应证】**多发性疖肿**。症见：疖肿色红，根硬，顶部有白色脓头，面色萎黄，苔白微腻，脉细无力。证属阴血亏虚，脉络瘀滞，毒邪内蕴。

【临证加减】大便燥结者加大黄9～15g；小便赤涩者加木通15g；心烦急躁者加焦栀子10g；舌苔白腻明显者加生薏苡仁30g。

【疗效】治疗36例，其中治愈30例，显效42例，无效0例，痊愈率83.3%，总有效率94.4%。

【来源】张翠月. 自拟养血活血通络解毒汤治疗疖病36例. 四川中医，2003，21(8)：76

第三节　丹　　毒

丹毒主要是由A群乙型溶血性链球菌感染所致的皮肤及皮下组织的淋巴管及其周围软组织的急性炎症。糖尿病、营养不良、慢性肝肾疾病、低蛋白血症者常易罹患。

本病诊断要点是：好发于小腿和面部，潜伏期2～5天。皮损出现前常有发热、寒战、头痛、关节痛等全身症状，皮损出现时可突然高热达39℃～40℃，婴儿可发生惊厥。皮损初为境界清晰、表面紧张灼热的水肿性红斑，迅速扩大而成稍高起的猩红色斑片，边缘较韧。自觉疼痛灼热，有触痛。在红色斑片上偶可发生水疱和大疱，局部淋巴结肿大，全身及皮损表现多在发病4～5天达高峰。皮损消退后遗有暂时性色素沉着和轻度脱屑。

多由于素体血分有热，外受火毒，热毒蕴结，郁阻肌肤而发；或由于皮肤黏膜破伤（如鼻腔黏膜、耳道皮肤或头皮破伤，皮肤擦伤，脚湿气糜烂，毒虫咬伤，臁疮等），毒邪乘隙侵入而成。凡发于头面部者，挟有风热；发于胸腹腰胯部者，挟有肝火；发于下肢者，挟有湿热；发于新生儿者，多由胎热火毒所致。本病发无定处，生于胸腹腰胯部者，称内发丹毒；发于头面部者，称抱头火丹；发于小腿足部者，称流火；新生儿多生于臀部，称赤游丹。治疗上常用疏风清热解毒、清热利湿解毒、凉血清热解毒。

❀ 二五汤加味

　　金银花30g　紫花地丁30g　蒲公英30g　茯苓24g　车前子15g（包）　牛膝15g　黄柏15g　薏苡仁15g　泽泻15g　地龙9g

【用法】水煎服，每天2次，每日1剂。

【功效】清热凉血，利湿解毒。

【适应证】**下肢丹毒**。症见：下肢膝下至足红肿胀痛明显，皮肤紧张，皮温高，皮色泛红，触痛明显，证属湿热毒蕴。

【临证加减】局部坚硬甚者加三棱15g、莪术15g，肿甚者加冬瓜皮30g、滑石15g，热甚者加石膏30g、连翘15g，胃纳不佳者加枳实15g、炒白术15g，口渴心烦者加玄参15g、栀子15g，大便干结，小便赤者加生大黄9g（后下）。

【疗效】30例中，显效15例，有效10例，好转3例，无效2例，总有效率99.4%。半年内随访，无复发病例。

【来源】田昭春.二五汤加味治疗下肢丹毒30例.山东中医杂志，2010，19（7）：464

❀ 清热解毒合剂

　　紫花地丁30g　大青叶30g　败酱草15g　黄芩10g

【用法】水煎服，每天2次，每日1剂。

【功效】清热解毒，消肿止痛。

【适应证】**下肢丹毒**。

【疗效】3天治愈35例，5天治愈17例，7天治愈8例，平均治愈4±1.5天。

【来源】张卫东，王敦英，周仕萍，等.清热解毒合剂治疗下肢丹毒60例临床观察.现代医药卫生，2011，27（6）：896

❀ 三虫汤

　　蜈蚣2条　䗪虫10g　地龙10g　赤芍15g　鸡血藤30g　当归20g

黄柏 20g　蒲公英 30g　紫花地丁 15g　薏苡仁 30g　生地 20g　生甘草 10g

【用法】蜈蚣（焙）研末冲服，余药水煎服，每天 2 次，每日 1 剂。

【功效】活血化瘀通络，解毒利湿消肿。

【适应证】**慢性复发性丹毒**。主要特点丹毒反复发作。

【临证加减】若热毒盛者加牡丹皮 15g、生栀子 10g；湿肿甚者，加木瓜 15g、丝瓜络 15g；瘀结明显，局部硬肿甚者，加桃仁 10g、红花 10g、乳香 10g、没药 10g；久病正虚者加黄芪 30g。

【疗效】治疗 32 例，其中治愈 30 例，好转 2 例，无效 0 例，总有效率 100%。

【来源】王玉. 自拟三虫汤治疗慢性复发性丹毒 32 例. 光明中医，2010，25（2）：237－238

❧ 三妙散

苍术　黄柏　泽泻　草薢　丹皮　赤芍　野菊花　连翘　蒲公英各 10g　川牛膝　金银花各 15g　生薏苡仁　白茅根　生地各 30g　生甘草 6g

【用法】水煎服，每天 2 次，每日 1 剂。

【功效】清热利湿，凉血解毒。

【适应证】**下肢丹毒**。主要特点为小腿或足背部出现红斑肿胀，有时出现水疱，边缘清楚，触之灼热，疼痛，伴大便干燥，小便黄赤，舌质红，苔黄腻，脉滑数，证属湿热下注，热毒炽盛。

【疗效】38 例中治愈 35 例，有效 2 例，无效 1 例。

【来源】李灵巧. 三妙散加减治疗下肢丹毒 38 例. 湖北中医杂志，2002，24（5）：41

❧ 二陈汤加味

陈皮 15g　半夏 10g　茯苓 12g　甘草 6g　白芥子 12g　牛膝 6g

【用法】水煎服，每天 2 次，每日 1 剂。

【功效】健脾理气养血，涤痰通络。

【适应证】**下肢慢性丹毒**。主要特点：急性期多用抗生素及中药清热解毒、利湿消肿或清热解毒、散风消肿之品治疗。如病情尚未痊愈而中断治疗，常久不愈，或长期应用中药寒凉之品以致损伤脾胃功能，脾失健运，湿邪内生，痰湿阻络，使丹毒反复发作，发展成慢性丹毒，舌淡苔白腻脉象缓，证属脾虚痰湿阻络。

【临证加减】漫肿明显者加大腹皮 15g，槟榔 15g，泽泻 15g；局部皮肤增厚，略粗糙，皮色暗者加当归 10g，川芎 10g，香附 10g。

【疗效】32 例中显效者 14 例，有效者 11 例，无效者 7 例，总有效率78%。

【来源】谢京旭，杨维华. 二陈汤加味治疗下肢慢性丹毒 32 例. 北京中医，2000，(1)：29

❀ 消丹饮

白花蛇舌草　蜂房　紫花地丁　虎杖　土茯苓各 30g　丹皮　黄柏各 10g　大黄 7g　丹参　地龙　川牛膝各 15g　蜈蚣 1 条

【用法】每剂水煎 3 次，每天服 2 次，第 3 次用纱布包药渣再加水煎煮，煎好后用药包浸药汁反复湿熨患处，注意温度适宜，每日 1 剂。

【疗效】治愈（红肿热痛消退，患侧皮肤恢复正常）59 例；好转（红肿热痛基本消失，患侧皮肤基本恢复正常）20 例；无效（症状无明显改善）6例。总有效率为 93%。

【功效】清热解毒，利湿通络。

【适应证】**下肢复发性丹毒**。主要特点为足背丹毒反复发作，足背皮肤肿胀疼痛，跛行，有沉重感，周身时感轻微发热，不恶寒。足背肿大范围边界清楚，皮肤稍红，略粗糙，患处皮肤温度稍高，有压痛，双侧腹股沟淋巴结不肿大，舌质红，苔黄腻，脉象尺部滑数。证属湿毒热邪阻遏经脉。

【临证加减】下肢肿盛者减丹参，加汉防己 30g；便溏者减大黄，加薏苡仁 30g；有脚气者加苦参 20g。

【来源】要武. 消丹饮治疗下肢复发性丹毒. 湖北中医杂志，2001，23（8）

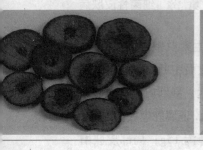
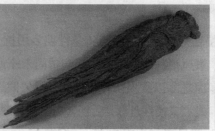
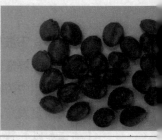

第三章
真菌性皮肤病

第一节　头　癣

　　头癣是一种累及头皮毛囊的皮肤癣菌病，通常可导致炎症性或非炎症性脱发，主要发生在青春期前儿童。

　　本病属中医学"白秃疮"、"肥疮"等范畴，由于生活、起居不慎，外感湿、热、虫、毒，或相互接触传染，诸邪相合，郁于腠理，淫于皮肤所致。治疗多采用外治法。

雄百散

　　雄黄8g　苦参15g　蛇床子20g　白鲜皮15g　薄荷5g　百部5g

　　【用法】将上药研细末过筛，用凡士林和匀，装入干净玻璃瓶中备用。使用时将患部用0.9%生理盐水洗净，然后用药膏涂抹患处，1日1次，6天为一疗程。在涂抹过程中患者忌食辛辣刺激之物。

　　【功效】杀虫止痒，清热除湿。

　　【适应证】头癣。

　　【疗效】本组10例患者中，不到1个疗程治愈2例，1个疗程治愈2例，2个疗程治愈3例，3个疗程治愈3例，总有效率100%。

　　【来源】杨衍增. 自拟雄百散治疗头癣10例. 中医外治杂志，2007，16（1）：46

王氏验方

川黄连 50g　花椒 25g

【用法】上药装入瓶内加 75% 酒精浸泡 5 天后备用。治疗时用棉棒将药液均匀涂于患部，每日 3 ~ 4 次，连续 10 日为 1 个疗程，不愈者可继续用药 1 ~ 2 个疗程。

【功效】杀菌，抑菌，止痛，止痒。

【适应证】**头癣**。

【疗效】24 例患者经上述方法用药 1 ~ 2 个疗程后痊愈者 15 例，2 ~ 3 个疗程后治愈者 6 例，余 3 例患者自觉局部痒感减轻，渗出明显减少并开始结痂，局部头发多变长。

【来源】王玉莲，申皎君，梁永丽．中药外敷法治疗头癣 24 例．中国民间疗法，2004，12（1）：17

复方土槿皮酊剂

土槿皮 80g　野菊花　苦参　花椒　地肤子　蛇床子各 30g　黄柏 百部　白矾各 20g

【用法】全药共为粗末，加入 45% 的医用乙醇 1000ml，冬天浸泡 14 日，夏天浸泡 8 日，用渗漉法制得滤出液备用，渗漉时以较慢的速度从下方收集滤液，同时从上方添加 45% 的医用乙醇，共制得滤液 1000ml。临床应用时以此药液直接外搽病损处，每天 2 次，每次 20 分钟，同时剃光头发（女孩可剪去皮损周围头发）。与此同时，患儿所用的枕巾、手帕、帽子等用具定期煮沸灭菌。每 10 天为 1 个疗程，治疗 2 ~ 4 个疗程。

【功效】清热解毒，杀虫止痒。

【适应证】**头癣**。

【疗效】本方治疗 85 例，治疗 2 ~ 4 个疗程后，治愈 64 例，好转 19 例，无效 2 例，总有效率为 97.6%。治愈患者用药 2 个疗程 31 例，3 个疗程 26 例，4 个疗程 7 例；好转病例用药均在 2 个疗程以上，无效病例用药为 1 个疗程。

【来源】孙晓莉，李宗民．中药酊剂外搽治疗小儿头癣 85 例疗效观察．临床合理用药，2011，4（12A）：91

🪷 复方土槿皮洗剂

土槿皮　苦参　野菊花　生百部　蛇床子各 30g　白矾　苍术各 20g　雄黄 10g

【用法】每剂加水 2kg，浸泡 15 分钟，后煮沸 5～10 分钟，取液待温外洗，每日 2 次，每次 30 分钟，每剂药可洗 2～3 次。洗后涂克霉唑癣药水，每日 3 次。10 天为一疗程。

【功效】杀虫止痒。

【适应证】小儿头癣。

【疗效】本方治疗 142 例，总有效率 97.4%。

【来源】韩世荣．李样年．中西医结合治疗小儿头癣 142 例．陕西中医，1993，41（9）：398

🪷 龙眼树皮煎剂

新鲜或干龙眼树皮 500g

【用法】取新鲜或干龙眼树皮 500g，加清水 3 升浸泡 30 分钟，煮沸后用文火煎 30 分钟（每剂煎 3 次），药液倾入脸盆待用。用肥皂水清洗头皮后，取温热药液浸洗头皮（温度以患者可耐受为度），每次浸洗 20 分钟，隔 3～5 天浸洗 1 次，3～5 次为 1 个疗程，共 3 周。

【适应证】头癣。

【功效】疏风散热，消滞去湿。

【疗效】本方治疗 18 例，治愈 17 例，显效 1 例，无效 0 例，总治愈率 100%。

【来源】黎小冰，关惠军，杨引．龙眼树皮煎剂外洗治疗头癣的疗效观察及护理．现代护理，2001，7（8）：28

第二节　体癣、股癣

体癣和股癣是指光滑皮肤表皮的皮肤癣菌感染，多夏季发病，好发于面部、躯干及四肢近端。股癣系专指发生于腹股沟、会阴、肛周和臀部的体癣，习惯统称为体股癣。我国南方发病多于北方，男性发病多于女性。

本病诊断要点是：皮损呈圆形，或多环形，类似钱币状，为边界清楚、中心消退、外周扩张的斑块。四周可有针头大小的红色丘疹及水疱、鳞屑、结痂等。股癣发生于胯间及阴部相连的皱褶处，皮肤损害基本同圆癣，向下可蔓延至阴囊，向后可至臀间沟，向上可至下腹部。瘙痒明显。

体股癣，中医学称"圆癣"、"阴癣"，其发病原因，隋唐时期就认识到是由风、湿、热、虫侵袭皮肤所致。治疗多采用外治法。

复方丁香搽剂

公丁香　蛇床子　地肤子　苦参

【用法】上药按一定比例配伍，由我院制剂室按搽剂工艺规程制成，每瓶200ml。使用时棉签蘸药液直接涂搽于患处，待干即可。每日早、晚各涂搽1次，1周复诊1次，以观察疗效和不良反应。2周为一疗程。

【功效】祛风燥湿，清热解毒，杀虫止痒。

【适应证】**体股癣、手足癣**。

【疗效】本组治疗76例中，痊愈48例，显效25例，有效3例。总有效率为100%。该药起效快，用药第1天即能止痒，2~3天可见红斑、丘疹、水疱逐渐消退，浸渍糜烂减轻。且对皮肤无刺激，未发现其他不良反应。

【来源】杨凌阁. 复方丁香搽剂治疗体股癣和手足癣76例. 湖南中医杂志，2006，22（3）：72

癣除净

黄柏75g　龙胆草25g　丁香5g　大黄7.5g

【用法】上药混合后加85%酒精浸泡15日，过滤取液加入3%水杨酸制备而成。用药前用清水洗净患处，将药物均匀涂于病患局部，每日换药2次。

【适应证】**手癣、足癣、股癣、体癣**。

【疗效】本组治疗100例，痊愈67例，显效23例，有效4例，无效6例，总有效率94%。

【来源】郝俊华，陈岩，郑蓓蓓，等. 癣除净治疗真菌性皮肤病. 吉林中医药，

2005, 25 (7): 37

❀ 复方土槿皮酊

土槿皮30g　花椒　蝉蜕　全蝎　木通各6g　槟榔　芒硝各16g
樟脑9g

【用法】将上药用50%的酒精浸泡2个月以上，去渣过滤制成酊剂装瓶，
每100ml加水杨酸2g，苯甲酸4g，备用。每次用棉签蘸药液由外向内涂抹患
处2~3遍，每天2次，分早、晚各1次，保持患处干燥。7天为1个疗程。

【适应证】**股癣**。临床表现为腹股沟及大腿根部，甚至延及臀部、下腰
部，前可达耻部、下腹部出现皮疹，两侧基本对称，自觉瘙痒难忍，皮疹见
境清楚、边缘隆起的环形或不规则形红斑，边缘有丘疹、水疱、脓疱、结痂、
脱屑，中央自愈，渐向四周蔓延、扩展，日久则局部色素沉着、皮肤增厚呈
苔藓化。

【疗效】本方治疗183例，治疗2个疗程，痊愈169例（92.3%）显效10
例（5.5%），有效2例（1.1%），无效2例（1.1%），总有效率100.0%。

【来源】吴碧娣. 自制复方土槿皮酊治疗股癣183例. 浙江中医杂志, 2003,
(4): 162

第三节　手癣、足癣

手癣和足癣是指发生在手足且除其背面以外部位的皮肤癣菌感染。人群
患病率高达30%~70%，在世界范围内流行。

本病诊断要点是：手癣临床上主要为水疱型和角化过度型。常见单侧发
病，以掌心或指缝水疱或掌部皮肤角化脱屑、水疱为皮损特点。水疱散在或
簇集，不断蔓延，瘙痒难忍。水疱破后干枯，叠起白皮，中心向愈，四周继
发疱疹。并可延及手背、腕部，若反复发作，可致手掌皮肤肥厚，枯槁干裂，
疼痛，屈伸不利，宛如鹅掌。病情迁延，反复发作，每于夏天起水疱，病情
加剧，在冬天则枯裂疼痛加重。

足癣以皮下水疱、趾间浸渍糜烂、渗流滋水、角化过度、脱屑等为特征。

临床上可分为水疱型、糜烂型、脱屑型。但常以一二种皮肤损害为主。水疱型为成簇或分散的皮下水疱，有瘙痒感，数天后水疱吸收隐没，叠起白皮；糜烂型多见于3、4趾缝间。表现为趾间潮湿，皮肤浸渍发白，除去白皮，基底呈鲜红色，剧烈瘙痒。此型易并发感染；脱屑型多见于足趾间及足底等处，皮肤角化过度，干燥，粗糙，脱屑，皲裂。多见于老年患者。

手足癣，俗名"鹅掌风"、"湿脚气"等。本病多由于生活、起居不慎，外感湿、热、虫、毒，或相互接触传染，诸邪相合，郁于腠理，淫于皮肤所致。发于上部者，多兼风邪，而发为白秃疮、肥疮、鹅掌风等；发于下部者，多为湿盛，而发为脚湿气等。风热偏盛者，则多表现为发落起疹、瘙痒脱屑；湿热盛者，则多渗液流滋、瘙痒结痂；郁热化燥，气血失和，肌肤失养，则皮肤肥厚、燥裂、瘙痒。治疗多采用些清热利湿，祛风止痒等外治法。

复方土槿皮酊

土槿皮100g　75%酒精1000ml　苯甲酸120g　水杨酸60g

【用法】取土槿皮100g粉碎成极细粉末，加入75%酒精1000ml，浸泡3天后，过滤成土槿皮酊。取400ml土槿皮酊，加入苯甲酸120g，水杨酸60g，再加至75%酒精1000ml制成复方土槿皮酊。外用此药3~5次，2周为1个疗程。轻者一般用药1~2周治愈，重者病程长的一般用药2个疗程。

【功效】清热，杀虫，止痒。

【适应证】手足癣（脱屑型和水疱型）。

【疗效】本方治疗28例，治愈22例，显著3例，有效2例，无效1例。总有效率96.9%。

【来源】张春艳.复方土槿皮酊外用治疗手足癣28例.中外健康文摘，2009，6（11）：64

鸡蛋内膜

鸡蛋内膜　淘米水　食醋100g　水

【用法】取鸡蛋将蛋清和蛋黄磕出后，将其内膜大块剥离撕下，贴在洗净的破溃处，保留12小时，一般连续贴4~5次即可治愈，如在贴前用淘米水泡脚数分钟，或用食醋100g加水1000ml每日泡脚1次，效果会更好。

【适应证】足癣。

【来源】高武林.鸡蛋内膜治疗足癣.中国民间疗法,2001,9(9)

🪷 鸦胆子百部浸剂

鸦胆子仁20g 百部40g(用干品切碎) 60%乙醇 醋酸各500ml

【用法】将上药倒入广口瓶内,在15℃~30℃下密封浸泡7~10天,浸泡期间每天振摇1次。用时将药液及药渣一同装入双层食品塑料袋内(如为双手手癣,可将药液及药渣等分装进两只袋内)。然后将盛有药液的塑料袋放进大小及深度适宜的长方形纸盒内,患手浸入药液后最好用粗线扎住上口。每次浸泡50分钟,每天2次,约12天药液可用完。一般浸泡6~7天时患手皮肤变得红嫩而薄,此时应继续浸泡,直到药液泡完为止;对掌部皲裂的手癣患者,先以润肌膏涂擦患处1~2天,皲裂愈合后,再进行浸泡治疗,以免产生刺激性疼痛。

【功效】杀虫止痒。

【适应证】手癣。

【疗效】本方治疗47例,痊愈39例(83.0%),有效7例(14.9%),无效1例(2.1%),总有效率97.9%。

【注意事项】用浸剂前先去除浸剂上的油滴,以防浸泡患手时引起接触性皮炎。

【来源】王永彬,王清菊.鸦胆子百部浸剂治疗手癣47例.新中医,1993,(8):42

🪷 癣灵洗剂

土槿皮30g 苦参30g 地肤子30g 白鲜皮30g 蛇床子15g 黄柏15g 藿香15g 百部15g 枯矾15g

【用法】上药每天1剂,水煎2次,早、晚各1次外洗。第一煎用冷水浸泡后煎取药液约1000ml,第二煎取药液750ml,将2次药液合并置于盆中,待温度适宜时浸泡患足30分钟。第二次可将药液加热后再用。7天为一疗程。

【功效】清热,燥湿,止痒。

【适应证】**足癣**。症见局部红斑、水疱、丘疹、糜烂，甚至鳞屑角化、脱屑，伴有不同程度的瘙痒。

【疗效】本方治疗 45 例，痊愈 8 例，显效 31 例，有效 6 例，总有效率 100%。

【来源】路涛．癣灵洗剂治疗足癣 45 例临床观察．中医药研究，2001，17（4）：12

🪷 李氏内外合治方

内服方：当归 生地黄 何首乌 蝉蜕 地肤子各 10g 苦参 徐长卿各 20g 白芍 12g 乌梢蛇 9g 白鲜皮 30g 甘草 6g

外洗方：苦参 蛇床子 鹤虱 花椒 明矾（后下）各 30g 五倍子 12g 防风 10g

【用法】内服方水煎服。外洗方水煎取汁，浸泡患掌 20～30 分钟，药液温度以不烫伤为宜。每天早晚各 1 次，1 剂可用 2～3 天。

【功效】内服方养血杀虫，外洗方解毒祛风止痒。

【适应证】**鹅掌风**。

【来源】赵藏朵．李常发中药内外合治鹅掌风．新中医，2002，34（6）：12

🪷 皂风液

皂角 明矾各 15g 红花 荆芥 防风 五加皮 地骨皮各 5g 大风子仁 4.5g

【用法】上药制成液体型皂风液，治疗时将患处浸入药液中即可，7 天为一疗程。

【功效】清热除湿，杀虫止痒。

【适应证】**手足癣**。

【疗效】本组治疗手足癣 148 例，显效 132 例，有效 14 例，无效 2 例，总有效率为 98.6%。

【来源】李德峰，梁宝慧，司昆华，等．皂风液治疗手足癣 148 例临床观察．中医外治杂志，1997，6（3）：48

🪷 李氏熏洗方

蛇床子 透骨草 苦参 艾叶各 30g 明矾 百部各 10g

【用法】每天 1 剂，水煎，取药液先熏，待适温后，将患处浸泡于药液中，每天 4 ~ 6 次，每次 20 ~ 40 分钟。浸泡时指、趾间用棉球分开，擦净脓汁，反复浸泡。下次用药时将药液加温至适度即可，24 小时更换 1 剂。

【功效】清热，祛湿，止痒。

【适应证】手足癣。

【疗效】本方治疗 30 例，全部治愈。总有效率 100.0%。

【来源】李雪松，段英春. 中药熏洗治疗手足癣感染疗效观察. 吉林中医药，1999，19（6）：36

🌸 常氏浸泡方

荆芥 20g　地肤子 20g　大风子 20g　防风 20g　土茯苓 12g　金银花 12g　牡丹皮 9g　野菊花 15g　黄柏 15g　制马钱子 10g　苍术 10g　苦参 30g　百部 30g

【用法】上药浸泡于 2500ml 陈醋中 1 周后，将患手、足置于药水中浸泡，每次 30 分钟，每天 2 次。3 ~ 5 个月为 1 个疗程。

【功效】疏风祛湿。

【适应证】手足癣。

【疗效】本方治疗 36 例，痊愈 33 例，显效 2 例，有效 1 例，总有效率 100%。

【来源】常红芳. 中药浸泡液治疗手足癣 36 例观察. 新疆中医药，2002，20（1）：22

第四节　甲真菌病

由皮肤癣菌、酵母菌及霉菌引起的甲板和甲下组织的真菌感染称甲真菌病。甲真菌病是一种常见病、多发病，世界各地均有分布，人群流行病学研究显示发病无明显性别差异，但有明显的年龄分布，年龄愈大对本病愈易感。

本病诊断要点是：初起甲床微痒，继之则指（趾）甲变色，甲板高低不平，失去光泽，逐渐增厚，或蛀空而残缺不全或变脆，常与甲床分离。轻者只有 1～2 个指（趾）甲受损，重者所有指（趾）甲皆受传染，一般无自觉症状，少数有轻度瘙痒。

甲真菌病俗称"灰指甲"，中医学认为主要是外感虫邪，以至血不荣甲所致。治疗多以清热解毒、杀虫止痒中药外治为主。

史氏泡洗方

蒲公英　紫花地丁　苦参　连翘　黄柏　大黄　丁香各20g

【用法】以上诸药纳纱布包中，加水 2000ml，文火煎煮 20 分钟，滤汁，煎煮液泡洗患处 20 分钟左右。再用 1% 盐酸萘替芬溶液（商品名：芳迪溶液，唐山红星药业有限责任公司生产）与 1% 盐酸萘替芬乳膏（商品名：芳迪乳膏，唐山红星药业有限责任公司生产）外擦患处，每日 2 次，顺序为：先用盐酸萘替芬溶液涂擦病甲及周围缝隙处，再用盐酸萘替芬乳膏涂敷于甲表面及甲周。药膏涂擦面积要完全覆盖皮损，对于增厚型皮损在中药外洗后用修甲工具削薄后再涂药。

【功效】清热除湿，杀菌止痒，软化局部皮损。

【适应证】**甲真菌病**。

【疗效】经上述方法治疗 4 个月后，28 例治愈（病甲全部脱落，新生甲色泽正常，真菌镜检阴性），8 例好转（病甲脱落 30% 以上），4 例未愈（病甲未脱或脱落不足 20%，复查真菌阳性）。好转的 8 例患者后续治疗 2～4 个月后陆续痊愈 6 例。所有患者平均治愈时间为 136 天。总有效率 85.7%。

【来源】史立勤. 中西医结合外治甲癣 40 例疗效观察验方. 浙江中医杂志，2011，46（8）：587

戴氏泡洗方

地肤子30g　蛇床子30g　白鲜皮15g　大黄9g　黄柏9g　丁香9g

【用法】用二氧化碳激光治疗仪在病甲下约 1mm 处打数个触及角化过度组织的孔，3 日后用中药制剂浸泡。上述中药用 500ml 食醋浸泡 15 分钟后煮沸，用其温液浸泡，每剂药可重复使用 7～10 日。1 次/日，15 分钟/次，连续 3 个月。皮肤破损者浸泡时局部有烧灼感，故患处皮肤有破损者慎用；浸泡后局部有暂时性色素附着，停止浸泡后颜色逐渐消退。余未见不良反应。

【功效】祛湿，杀虫，止痒。

【适应证】**甲真菌病**。

【疗效】本组治疗 50 例，痊愈 21 例，显效 17 例，有效 9 例，无效 3 例，总有效率 76%。

【来源】戴溱，靖亚莎，赵百合. 中药浸泡联合甲开窗疗法治疗甲真菌病 50 例临床疗效观察. 中国真菌学杂志，2006，1（1）：50

❀ 闫氏泡洗方

苦参　花椒　丁香　土槿皮各 60g

【用法】第一步：先去病甲，选用 40% 尿素霜封包 1 周（注意用胶布保护正常的皮肤），1 周后病甲软化，清除病甲，接近暴露甲床。第二步：每晚选用上述中药，煎浓汁，温泡病甲 30 分钟，然后用兰美抒乳膏均匀涂抹患甲，并用一次性薄膜指套包封，1 日 1 次，中药每 3 天一换，1 月为一疗程。

【功效】解毒燥湿，杀虫止痒。

【适应证】**甲真菌病**。

【疗效】本方治疗 28 例，治愈 23 例，有效 3 例，无效 2 例，总有效率 92.9%。

【来源】闫学军. 中药泡洗加兰美抒乳膏包封治疗手足甲癣 28 例疗效观察. 内蒙古中医药，2011，30（20）：29

❀ 玉屏风散加减

黄芪 30g　白术 15g　丹皮 10g

【用法】所有患者上药前用锋利的小刀刮除松厚的病甲，锉平、清洁受累指、趾甲，尽可能暴露病甲，以不疼痛为度。治疗时患者每次外涂 30% 冰醋酸半小时后，内服玉屏风散加减，水煎服，每日 1 剂。由于 30% 冰醋酸具有很强的刺激性，要注意保护病甲周围的正常皮肤。

【适应证】**甲真菌病**。

【疗效】本方治疗 52 例，痊愈 20 例，显效 13 例，有效 10 例，无效 9 例，有效率 82.69%。

【来源】刘卫东，马华. 玉屏风散加减联合 30% 冰醋酸治疗 52 例甲真菌病临床观察. 中国医学创新，2009，6（9）：45

第五节　花斑癣

花斑癣是由一种嗜脂性酵母 – 马拉色菌引起的常见的轻微的常反复发作的角质层感染，较多流行于热带和亚热带地区，好发于 15～35 岁的青中年人，但儿童甚或婴儿也有发病的报道。

本病诊断要点是：好发于颈项、肩胛、胸背，尤其是多汗部位及四肢近心端。皮损为大小不一、境界清楚的圆形或不规则的无炎症性斑块，为淡褐、灰褐至深褐色，或轻度色素减退，可有少量糠秕状细鳞屑，常融合成片状，有轻度痒感，常夏发冬愈。

花斑癣，中医学称之为汗斑、紫白癜风、夏日斑、疬疡风、夏日汗斑、花斑糠疹等。《外科正宗·卷之四·紫白癜风第五十四》首次提出其病因病机："紫白癜风乃一体二种，紫因血滞，白因气滞，总因热体风湿所侵，凝滞毛孔，气血不行所致，此皆从外来矣。"据此可以认为花斑癣为外来风湿之邪侵及机体，致局部毛孔闭塞，气血运行不畅所致。遵循清代吴师机所著《理瀹骈文·略言》提出的："凡病多从外入，故医有外治法"，故现多选用祛风除湿杀虫中药外治为主。

祛斑液

黄连　龙胆草　土槿皮各 30g　白鲜皮　地肤子各 15g

【用法】煎液熏洗患处。

【功效】祛风，除湿，杀虫。

【适应证】**花斑癣**。

【疗效】本方治疗 62 例全部治愈，总有效率达 100%。

【来源】郭盾，等. 祛斑液治疗花斑癣 62 例. 中医外治杂志，1997，6（2）：39

三黄酊

黄连 30g　黄柏 30g　黄芩 30g　75% 酒精 200ml

【用法】将黄连 30g，黄柏 30g，黄芩 30g 加入 75％ 酒精 200ml 中浸泡 1 周后取药液涂擦患处。一日 2 次。

【疗效】本方治疗 30 例，治愈 26 例，有效 18 例，无效 4 例，总有效率 98.0％。

【功效】清热解毒，利湿止痒。

【适应证】**花斑癣**。

【来源】乔丽华，熊庆远．中药三黄酊治疗花斑癣 30 例．皮肤病与性病，2001，23（2）：19

祛风除湿杀虫煎剂

苦参　百部　土槿皮　大风子　白鲜皮　蛇床子　黄柏　地肤子各 30g

【用法】上药加水 1000ml，煮沸后再用文火煎煮 20 分钟即可，待微温时用药汁外洗患处，每日 1 次，疗程为 3 周。

【功效】祛风止痒，清热除湿除癣。

【适应证】**花斑癣**。

【疗效】本方治疗 30 例，治愈 11 例，显效 14 例，有效 3 例，无效 2 例，总有效率 83.3％。

【来源】刘涛峰，刘小平，张虹亚，等．祛风除湿杀虫煎剂治疗花斑癣疗效观察．安徽中医学院学报，2010，29（4）：15

补骨脂酊

补骨脂 100g　雄黄 20g（研末）

【制法】浸泡于 75％ 酒精 250ml 中，1 周后滤取浸液，瓶装备用。

【用法】将患处皮肤用肥皂温热水洗净擦干后，再用棉球蘸取药液反复揉擦，觉皮肤灼热为止，一日 4～5 次。次日再将患处皮肤用肥皂温热水洗净擦干后继续揉擦，直至痊愈。

【功效】杀虫止痒。

【适应证】**花斑癣**。

【疗效】本组 18 例全部治愈，其中 7 例患者 1 周内痊愈，11 例患者治疗

1周后色斑明显缩小，皮色变浅，2周内痊愈，色斑完全消退，皮色恢复正常，总有效率100%。

【来源】马帮义，杨苣．自拟补骨脂酊治疗花斑癣18例．中医外治杂志，2010，19（6）：19

祛癣方

硫黄6g　蛇床子6g

【用法】将中药浸入75%酒精200ml中浸泡1周后，药液外涂皮肤，一日2次，连用4周。治疗期间，停用其他药物。

【功效】清热利湿，杀虫止痒。

【适应证】花斑癣。

【疗效】本方治疗89例，痊愈76例，显效12例，好转1例，无效0例。总有效率100%。

【来源】邢继华，张广业，邢继霞．自制中药祛癣方治疗花斑癣的临床疗效观察．中外医学研究，2011，09（18）：16

林氏外洗方

诃子（打）　大枫子（打）　乌梅　五味子　五倍子　黄精　甘草各30g（皮疹范围较大者诸药用量可加至45g）

【用法】上药每天1剂，水煎，外洗患处。7天为一疗程。

【功效】杀虫止痒。

【适应证】花斑癣。

【疗效】本方治疗32例，连用4个疗程，治愈5例，好转25例，未愈2例。总有效率为93.8%。

【来源】林良才．中药外洗治疗花斑癣32例．新中医，2005，37（8）：78

第六节 马拉色菌毛囊炎

马拉色菌毛囊炎又称糠秕孢子菌毛囊炎，是由与汗斑同一种嗜脂酵母引起的痤疮样丘疹。本病世界范围均见报道，但热带地区更为常见，发病无性别差异，年龄分布以青少年为主，16~40岁为高发年龄。

本病诊断要点是：主要分布在胸背部，但颈、面、肩、上臂等处也可见到。成批出现的毛囊性半球状红色丘疹，直径2~6mm，有光泽，周围可见红晕，间或有脓疱；部分患者有瘙痒感；皮损数目多少不等且不融合，其大小和炎症程度趋于一致。

马拉色菌毛囊炎相当于中医学的"发际疮"、"坐板疮"范畴。主要由于体内蕴积湿热，外受风、毒之邪，内不能疏泄，外不能透达，郁于肌肤腠理之间而发；或因炎热多汗，湿邪外侵，湿热生虫，虫淫袭肤所致。治疗应疏风散结，清热祛湿，杀虫止痒为法。

🪷 黄散

蛇床子　密陀僧　硫黄　雄黄　枯矾各120g　轻粉　冰片各60g

【用法】上药共研极细末，混合后以白醋调搽患处。

【功效】清热解毒，凉血活血，化瘀散结，健脾燥湿。

【适应证】糠秕孢子菌性毛囊炎。

【疗效】本方治疗30例，显效20例，有效8例，总有效率93.3%。

【来源】莫惠芳，罗英伟. 黄散治疗糠秕孢子毛囊炎疗效观察. 新中医，1999，31（7）：46

🪷 消风散加减

当归15g　生地15g　防风12g　知母12g　苦参12g　黄连8g　荆芥12g　苍术12g　牛蒡子12g　石膏30g（先煎）　甘草10g　黄芩12g　徐长卿12g　鱼腥草30g　白鲜皮15g

【用法】每日1剂，早晚各煎取300ml，200ml内服，100ml加米醋20ml、花椒5只煎煮，温洗患处，4周为1个疗程。

【功效】疏风散结，清热祛湿，解毒活血。

【适应证】**马拉色菌毛囊炎。**

【疗效】本方治疗40例，治愈28例，好转9例，未愈3例。总有效率为93.0%。

【来源】王静．消风散加减内服外洗治疗马拉色菌毛囊炎40例．中国中西医结合皮肤性病学杂志，2011，10（4）：239

金银花煎剂

金银花　甘草

【用法】金银花200g加1000ml水，煎煮30分钟后洗头，药物停留在头部时间为10分钟，1次/日；同时用金银花150g、甘草100g水煎服，2次/日，疗程为7～12日。

【功效】清热解毒，凉血，散风热。

【适应证】**头部马拉色菌毛囊炎。**

【疗效】本方治疗30例，显效20例，有效8例，无效2例。总有效率为93.4%。

【来源】王明蕾．高巧燕．中药金银花治疗头部马拉色菌毛囊炎的临床应用．中国医药，2009，4（7）：507

癣洗剂

黄柏30g　黄芩30g　黄连15g　龙胆草15g　土槿皮30g　花椒15g　藿香30g　石榴皮30g　蛇床子10g　苦参30g　白鲜皮30g　地肤子10g　千里光15g　羌活10g

【用法】每日1剂，加水1500～2000ml，沸后煎煮15～20分钟，滤药渣，取药液，待水温降至15℃～20℃时，浸泡患处，反复搓洗以微热为度，每次30～45分钟，每日2次。1周为1个疗程。连续用2周后观察疗效。治愈病例每周以上述中药外洗3次，维持2周，巩固疗效。

【功效】清热燥湿，杀虫止痒。

【适应证】糠秕孢子菌性毛囊炎。

【临证加减】热盛加大青叶、紫草、地榆；脓疱较多时加蒲公英、紫花地丁、野菊花、鱼腥草。14 岁以下用量酌减。

【疗效】本组治疗 38 例，痊愈 30 例，有效 5 例，无效 3 例。总有效率92.11%。

【来源】宋广英. 癣洗剂治疗糠秕马拉色菌毛囊炎疗效观察. 实用中医药杂志，2007, 23 (2): 112

复方苦参酊

苦参 30g　土茯苓 30g　蛇床子 30g　虎杖 20g　百部 20g　黄芩 15g

【用法】上药加入 75% 乙醇 1000ml，浸泡 7 日后，取其浸出液外用。每天与盐酸布替萘芬乳膏交替外用，一日 2 次。

【功效】清热燥湿，杀虫止痒。

【适应证】马拉色菌毛囊炎。

【疗效】本方治疗 40 例，治愈 25 例，显效 5 例，有效 8 例，无效 2 例，总有效率 95.0%。

【来源】李利华，任继东. 复方苦参酊联合盐酸布替萘芬乳膏治疗马拉色菌毛囊炎40 例. 中国中医药现代远程教育，2010, 8 (18): 52

藿黄浸剂

藿香　大黄　黄精　枯矾各 30g

【用法】上药煎水外洗，每天 2 次。

【功效】祛风止痒，燥湿杀虫。

【适应证】糠秕孢子毛囊炎。

【疗效】本方治疗 30 例，连续用药 4 周之后判定疗效。痊愈 21 例，显效4 例，好转 3 例，无效 2 例，总有效率 93%。

【来源】林少健，李东海. 藿黄浸剂治疗糠秕孢子毛囊炎疗效观察. 四川中医，2005, 23 (4): 84

第七节　念珠菌病

念珠菌病是指念珠菌属所引起的感染。这些条件致病微生物能够导致体质衰弱或免疫受损者急性或慢性的深部感染，常见的是引起黏膜、皮肤和甲的感染。

中医学认为皮肤念珠菌病主要是由于风湿热侵袭皮肤，蕴积生虫所致。治疗多以清热利湿杀虫为法。

🪷 加味益胃汤

生熟地各 20g　麦冬 20g　北沙参 15g　玉竹 10g　牛膝 10g　丹参 15g　天冬 10g　生甘草 6g　桔梗 10g　冰糖 10g　黄柏 8g　侧柏叶 12g

【用法】水煎服，每天 2 次，每日 1 剂。辅以芩连漱口液含漱，每日餐后3 次。

【功效】滋阴养胃，清泻虚火。

【适应证】口腔念珠菌病（胃阴不足型）。症见：口腔黏膜斑点较少，表面白腐物覆盖少或无，患处无疼痛或轻微疼痛。伴见口舌干燥，饥不欲食，大便干结，小便短少，舌红少津，脉细数。

【临证加减】兼有口干少津，不欲饮食，泄泻，体倦者，选加党参、白术、茯苓、石菖蒲、黄连；若黏膜斑点延及咽喉，日轻夜重者，选加黄连、马勃、青天葵、升麻、黄芩、陈皮、柴胡、川芎；糜斑较多较大，黏膜充血和疼痛较明显者，选加银花、菊花、蒲公英；大便秘结，口臭者，选加大黄、胡黄连、川厚朴；倦怠乏力，食少自汗者，选加太子参、党参、怀山药、黄芪；瘦弱疲倦，头晕乏力者，选加党参、白术、当归、白芍、川芎；虚火上攻、口苦咽干、头晕目眩，选加枸杞子、杭菊、山萸肉；烦躁口渴、失眠多梦、易汗心悸，选加茯神、莲子心、五味子、浮小麦。

【疗效】本方治疗 81 例，治愈 56 例，好转 20 例，无效 5 例。总有效率 93.83%。

【来源】虞幼军，黄庆生，孙珊．加味益胃汤治疗口腔念珠菌病 81 例．光明中医，

2009, 24 (8): 1500

含漱汤

土茯苓 30g　射干 30g　玄参 30g　川连须 30g　金银花 20g　连翘 30g　蒲公英 20g　甘草 8g

【制法】上药加水 1000ml 浸泡 20 分钟，然后煎 20 分钟，取药液用纱布过滤备用。

【用法】常规停用抗生素。给 2% 碳酸氢钠漱口后，用自制含漱汤漱口。每次将含漱汤含于口中 3～5 分钟，让药液充分接触病损处，然后吐出来。如此反复含漱 4～5 次为一次治疗量。每天治疗 4 次。对神志不清的患者，可用止血钳夹住浸蘸含漱液的棉球反复多次轻轻擦拭患处。每日 1 剂含漱汤，共治疗 7 天。

【功效】清热解毒，抑制真菌。

【适应证】老年口腔念珠菌病。

【疗效】本方治疗 35 例，痊愈 21，显效 9 例，有效 4 例，无效 1 例。总有效率 97.14%。

【来源】蓝雪霞，洪建云. 自制含漱汤治疗老年口腔念珠菌病的观察及护理. 现代消化及介入诊疗，2008，13 (1): 53

三黄洗剂

黄芩 9g　黄柏 9g　大黄 15g　苦参 15g

【用法】上药每日 1 剂，加水 1000ml 水煎，煎出药液待冷却后外洗患处，每日 2 次，连用 2 周。

【功效】清热，止痒，收涩。

【适应证】小儿皮肤念珠菌病。

【疗效】本方治疗 40 例，痊愈 36 例，显效 3 例，有效 1 例。总有效率 100.0%。

【来源】殷发. 三黄洗剂治疗小儿皮肤念珠菌病 40 例. 辽宁中医杂志，2007，34 (1): 57

祛湿油

　　川黄连 30g　黄芩 30g　大黄 20g　天花粉 20g　青黛 20g　赤芍 20g　乳香 6g　没药 6g　甘草 6g

【用法】以上中药研为细末，用香油适量调匀备用。马齿苋煎水，温湿敷以清洁患处，晾干后均匀涂祛湿油于患处，轻轻揉按局部，促进药物吸收，一日 2 次，连用 7 日。

【功效】清热燥湿，消炎止痛。

【适应证】**婴儿皮肤黏膜念珠菌感染**。症见：患处皮肤潮红、渗出，上覆亮白色伪膜，周边有散在红色丘疹鳞屑，以皮损为中心呈星状分布。

【疗效】本方治疗 50 例，痊愈 35 例，显效 12 例，好转 3 例。总有效率 94.0%。

【来源】尚静雯. 祛湿油治疗婴儿皮肤黏膜念珠菌感染疗效观察. 中国误诊学杂志，2007，7（7）：1500

清热解毒汤

　　苦参 15g　虎杖 15g　黄柏 15g　蛇床子 10g　紫苏叶 10g　威灵仙 15g　甘草 10g

【用法】停用放化疗，避免应用抗生素及激素。予上药日 1 剂，水煎 2 次，取汁 300ml，早、晚分 2 次口服，连服 14 天。

【功效】清热，解毒，祛湿。

【适应证】**念珠菌性食管炎**。症见：咽下疼痛，咽下困难，出血，恶心、呕吐，常与鹅口疮并存。

【临证加减】烧心反酸加煅瓦楞子 20g；恶心加半夏 10g；疼痛较重加止痉散 3g 冲服；呃逆加旋覆花 10g、代赭石 15g。

【疗效】本组 16 例，治愈 13 例，好转 3 例，总有效率 100%。

【来源】杨林风，赵翠娟. 清热解毒汤治疗念珠菌性食管炎 16 例. 河北中医，2010，32（1）：54

燥湿止带煎剂

　　苦参　土槿皮　黄柏　百部　黄连　虎杖　黄芩　大黄　藿香

五倍子 肉桂各30g

【用法】上方用纱布袋包装,先用2000ml冷水浸泡30分钟,然后用旺火煮沸,沸腾后改用文火煎煮20分钟即可。用阴道冲洗器吸取20ml中药液备用。使用燥湿止带煎剂趁热熏蒸外阴,待温时清洗外阴及阴道,将分泌物洗去,洗净后用清洁后的手指将医用脱脂棉栓1枚(带有尾线)放至阴道深部,用阴道冲洗器将提前吸取的未被污染的中药液20ml注入脱脂棉栓内,每晚1次,次晨取出,15天为1个疗程。

【功效】清热解毒,利湿收敛,杀虫止痒。

【适应证】外阴阴道念珠菌病。

【疗效】本组30例,治愈13例,有效8例,好转6例,无效3例,总有效率70%。

【来源】刘涛峰,郑玉荣,张虹亚,等. 燥湿止带煎剂外用治疗外阴阴道念珠菌病疗效观察. 中国中西医结合皮肤性病学杂志,2012,11(5):303

🪷 除菌汤

地榆20g 黄精20g 苦参20g 黄柏20g 薄荷20g(后下) 官桂20g 大黄20g

【用法】上药加水1000ml,煮沸15分钟,倒出,待其自然冷时,用消毒纱布轻轻外洗患处,每次10分钟,每日2次,7日为一疗程。

【功效】清热利湿解毒。

【适应证】婴儿外阴部念珠菌病。

【疗效】本组24例,治愈18例,好转5例,无效1例,总有效率95.83%。

【来源】张华. 中药外洗治疗婴儿外阴部念珠菌病24例. 中医外治杂志,1999,8(4):14

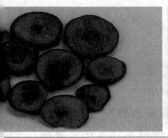
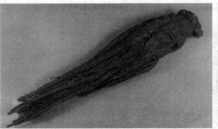
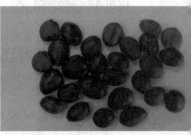

第四章
动物性皮肤病

第一节　疥　疮

疥疮是疥螨引起的传染性皮肤病。疥疮常经密切接触传染，初次感染疥疮后有2～4周的致敏期，其间在皮肤上或钻入皮肤的疥螨不会引起瘙痒或不适，致敏后即可发生严重瘙痒；再次感染则可立即发生瘙痒，临床反应程度也更强烈。

本病诊断要点是：其基本皮损为瘙痒性丘疹、丘疱疹及隧道，其内藏匿着雌疥螨或幼虫，主要分布于指缝、手腕、前臂、肘窝、腋窝、乳晕、脐周、下腹、生殖器及臀部等皮肤柔嫩部位，成人很少累及头皮和面部，但婴儿可累及所有皮肤，免疫抑制者也可累及面部和头皮。丘疹约小米粒大小，淡红色或正常肤色，可有炎性红晕；隧道在皮内轻度隆起、浅灰色、直线或弯曲，肉眼刚能辨认，在婴儿或儿童，隧道的末端可出现水疱或脓疱。高度敏感者皮损非常广泛，有时有大疱。病程较长者可表现为湿疹样变和苔藓样变，甚至在原发皮损的基础上发生脓疱疮和疖病。疥疮活跃时或受累时间较长可出现直径3～5mm的暗红色结节，称疥疮结节，自觉瘙痒或不痒，分布于阴囊、包皮、龟头等处，可在疥疮治愈后数周至数月持续存在。本病的瘙痒夜间加重尤为明显，往往影响患者睡眠。

🪷 根皮花叶汤

羊蹄根 50g　苦楝皮 50g　金银花 20g　艾叶 20g

【用法】每天 1 剂水煎 2 次，取药液混合后外罩浴罩温水擦洗。3 天为 1 个疗程，一般治疗 2 个疗程。并嘱每次擦洗后，将内衣裤浸泡药水中，其他衣物需暴晒或开水浸洗以切断传染源。

【功效】清热解毒，杀虫止痒。

【适应证】疥疮。

【临证加减】并发湿疹样变或脓疱疹者，加徐长卿、野菊花各 20g；遗留结节性损害者，加露蜂房、皂角刺各 20g。

【疗效】此方加减治疗疥疮 75 例，均治愈，总有效率 100.0%。

【来源】方琦. 根皮花叶汤外洗治疗疥疮. 新中医，1994，(3)：47

🪷 苦参汤洗剂

苦参　土茯苓　白鲜皮　地肤子　野菊花各 30g　明矾　黄柏
百部　苍术　花椒　狼毒各 20g

【用法】上方水煎取汁 1000ml，用煎液外洗，每晚 1 次。每剂洗 3 次，连续洗 6～10 天。皮肤搔破者外敷生肌散、红霉素软膏。

【功效】清热利湿解毒，杀虫止痒。

【适应证】疥疮。

【疗效】本方治疗 100 例，痊愈率达 98%。其中 10 例并发火毒，外敷生肌散、红霉素软膏，1 次/日，1 周后痊愈。

【来源】李丕玲. 苦参汤洗剂治疗疥疮 100 例. 湖北中医杂志，2000，22 (7)：38

🪷 疗疥洗剂

硫黄粉 30g　苦参 50g　蛇床子 50g　青蒿 50g（鲜品可用至 200g）
甲硝唑片 5 片（0.2g/片，研成细粉，装瓶备用）

【用法】将苦参、蛇床子、青蒿置于药锅内，加水 1000ml，浸泡 30 分钟，水煎 25 分钟后倒出煎液，药渣加水 1000ml，再煎 25 分钟倒出煎液，合并 2 次煎液，加开水至 2000ml，加入硫黄细粉及甲硝唑粉末，搅匀后乘热用毛巾蘸药液擦洗患处。每剂可用 2 次（第二次使用时仍需加热，搅匀呈混悬液），每次洗 15～20 分钟，早晚各 1 次。洗后患处自然晾干或烘干，勿擦干，以便皮肤保留部分药物成分，长久发挥疗效，5 天为一疗程。疗程结束后嘱将患者内衣、被褥用开水烫洗。症状消失后 1 周内无复发者可停药，停药 1 周内如出现症状则及时进行下一疗程治疗。

【适应证】疥疮。

【疗效】本方治疗 32 例，治愈 24 例，显效 6 例，中断 2 例，总有效率 93.75%。

【来源】郭吟龙. 疗疥洗剂治疗疥疮 32 例. 中医外治杂志，2001，10（3）：20

🪷 龙胆苦蛇汤

龙胆草 10g　花椒 10g　白鲜皮 10g　百部 30g　苦参 30g　蛇床子 20g　地肤子 10g　硫黄 40g　地肤子 15g　艾叶 15g　海桐皮 15g　何首乌 15g

【用法】将上药加水，煎取药液先熏后洗患处，每次 20～30 分钟。1 剂可连用 3～4 天，每次都要煎沸。

【功效】清热利湿解毒，杀虫止痒。

【适应证】疥疮。

【临证加减】合并感染者，加金银花、千里光、野菊花、土茯苓；部分溃烂者，去花椒，加枯矾、海螵蛸。

【疗效】本方治疗 128 例，痊愈 110 例，有效 15 例，无效 3 例，总有效率 97.7%。

【来源】梁厚佳. 龙胆苦蛇汤熏洗治疗疥疮 128 例. 湖南中医杂志，2002，18（5）：37

🪷 疥洗剂

硫黄　雄黄　花椒　百部　石榴皮　苦参　白鲜皮　蛇床子　黄柏各 30g　明矾　烟梗各 20g　十大功劳 60g

【用法】每日 1 剂，加水 5000ml，煮沸后 20 分钟，去药渣，用较烫（以可耐受为度）的药液使劲搓洗颈以下的皮肤，有皮疹处多搓洗几遍，直至皮肤有发热感为止即可。每天早、晚各擦洗 1 次，3 日为一疗程。疗程结束后将穿用过的衣裤及被单等物品水煮或开水烫后暴晒，以彻底消灭疥虫和虫卵。对同居患者同时治疗，根绝传染源。疥疮结节做局部封闭治疗。

【功效】杀虫止痒，清热燥湿解毒。

【适应证】疥疮。

【临证加减】若有水疱、糜烂渗液者可加土茯苓 60g，苍术 20g；有脓疱者可加蒲公英 20g，紫花地丁 20g，败酱草 20g。小儿用量酌减。

【疗效】本方治疗 300 例，全部治愈，治愈率 100%。

【来源】宋广英. 自拟疥洗剂治疗疥疮 300 例. 广西中医药，2002，25（6）：28

复方硫黄百部外洗汤

硫黄 50g　百部 50g　枫子仁 30g　黄柏 20g　野菊花 30g　土花椒 8g　蛇床子 30g　苦参 20g　荆芥 20g　浮萍 20g　蝉蜕 10g

【用法】将药物用纱布包裹，清水浸透后加水煮沸，取液 3000ml 左右置浴盆内，酌加冷水，待温热后入浴，用药反复搓擦全身，约 20～30 分钟，勿需再用清水冲洗。每日 1 次，连续 6 日为一疗程。未愈者改用其他灭疥药物。对疥疮结节，药浴后局部外用恩肤霜。对湿疹、脓疱疮继发性损害严重者可适当加大苦参或黄柏的剂量。

【功效】灭疥，抑菌，消炎，止痒。

【适应证】疥疮。

【临证加减】儿童剂量酌减。

【疗效】本方治疗 153 例，治愈率 98.7%。皮疹平均消退时间 5.30 天，痒感平均消失时间 3.73 天。

【来源】吴育珍. 自拟复方硫黄百部外洗汤治疗疥疮 153 例. 皮肤病与性病，2004，26（1）：19

疥疮膏

川乌 10g　草乌 10g　吴茱萸 10g　白芷 5g　荆芥 12g　防风 12g　苍术 12g　硫黄 45g　大枫子 10g

【制法】共为细末，用适量凡士林熔化后调和上药均匀，备用。

【用法】用药前洗澡，用纱布包药，患病部位靠近火炉，边烤药油边擦患处，距离以能耐受为度，1日1次。5天为一疗程，2天洗1次澡，并且换下内衣、枕巾、床单、被套等床上用品，烫洗后于太阳下晒干备下次使用。本品有一定毒性，忌入口眼及生殖器内。

【适应证】疥疮。

【疗效】本方治疗100例，治愈93例，显效7例，其中5例又经1个疗程治愈，另2例中断治疗。总有效率100%。

【来源】苏海娟. 疥疮膏治疗疥疮100例. 四川中医，2007，25（9）：99

雄黄百苦膏

雄黄25g 硫黄50g 月石15g 百部30g 苦参20g 川椒15g

【用法】用上药1剂，加水适量，煎沸10分钟，将上药液倒入盆内，趁热先熏后洗患处，早、晚各1次，每次熏洗30分钟。晾干皮肤后取上药膏涂擦患处。熏洗后将上药液及药渣留置，下次用时加适量水煎后再用，每剂可连用3天。3天为一疗程。治疗期间，更换内衣、床单、被罩，注意个人卫生。

【适应证】疥疮。

【临证加减】将上药共研极细末，用医用凡士林适量调匀成膏，贮瓶备用。

【疗效】本方治疗时间最短3天，最长3个疗程9天。所治患者中。痊愈后为巩同疗效加用1个疗程。120例患者中痊愈90例，好转28例，无效2例，总有效率98.33%。

【来源】张智. 雄黄百苦膏治疗疥疮120例. 中医外治杂志，2007，16（4）：27

灭疥汤

百部15g 鹤虱15g 使君子15g 苦楝皮15g 芜荑15g 槟榔15g 黄柏15g 苦参15g 土茯苓30g 硫黄20g 滑石粉20g 白矾30g

【用法】将上述方药用纱布包扎好煎液（文火煎15分钟），弃渣取液，兑入硫黄、滑石粉、白矾，从颈部以下全身擦浴，每天早、晚各1次，15分钟/次。洗浴后换干净内衣、内裤，换下的内衣、内裤煮沸消毒。7日为一疗程。

【功效】杀虫止痒，燥湿解毒。

【适应证】疥疮。

【临证加减】痒甚者加赤芍 15g、黄芩 15g、地肤子 15g、刺蒺藜 15g；有脓疱者加金银花 15g、黄连 15g；男性阴囊部位有疥疮结节者加丹参 30g、三棱 15g、莪术 15g。

【疗效】本方治疗 1286 例患者全部治愈，即皮疹完全消失，疥疮结节消失。其中 1186 例治疗 3 日，80 例治疗 5 日，10 例治疗 7 日，10 例治疗 7～10 日。

【来源】张晓荣.自拟灭疥汤治疗疥疮 1286 例疗效观察.中国全科医学，2007，10 (18)：1558

❀ 灭疥霜

硫黄粉 20g（升华硫） 冰片 5g 白胡椒 5g

【用法】用雪花膏（牡丹牌油质）作基质加至 100g 调匀即可。其中冰片要先用 95%的酒精溶解再用研钵磨成粉过筛，白胡椒磨成粉过筛。少儿用成人药量的 1/2，婴幼儿用成人药量的 1/4。用药前先洗澡，每晚颈以下全身擦药，连用 4 日，停 1 日，洗澡换衣，衣服、被褥、毛巾等均需烫洗。此为一疗程，连用 2 个疗程。

【适应证】疥疮。

【疗效】本方治疗 63 例，全部治愈，总有效率 100%。

【来源】白爱萍.郭亚萍."灭疥霜"治疗疥疮 63 例.陕西中医医院学报，2012，35 (1)：28

第二节 螨皮炎

螨皮炎是由螨叮咬或因对螨过敏所引起的一种急性皮炎。螨的种类繁多，其中一些螨可叮咬皮肤致病，另一些螨本身不叮咬皮肤，但其代谢产物或蜕壳可引起皮肤过敏。

本病诊断要点是：皮损主要为红斑、水肿性风团样丘疹、丘疱疹及瘀斑，可成批发生，散在分布，偶有张力性大疱，有时中央为出血性红斑。好发于颈、手腕、前臂、腰腹部、小腿和其他暴露部位。自觉奇痒难忍。严重者可出现头痛、关节痛、发热、乏力、恶心等全身表现，局部淋巴结可肿大。个别患者可发生哮喘，蛋白尿，血中嗜酸性粒细胞增加。本病有自限性，约1周左右可自行消退。

螨虫酊

冰片2g 樟脑2g 酒精25ml 冰醋酸5ml 5%碘酒10ml（自配：酒精和碘） 扑尔敏注射液5支（10mg/支） 苯海拉明注射液5支（20mg/支） 地塞米松注射液5支（5mg/支）

【用法】先将冰片、樟脑入瓶加酒精25ml摇匀全溶，加扑尔敏注射液、苯海拉明注射液、地塞米松注射液、碘酒，摇几下即成。用脱脂棉浸药液每日涂患处2~3次，4日为一疗程。小孩皮肤娇嫩，配药浓度应低些。用药期间忌辛辣，勤洗澡，换干净衣服。被污染的床铺、衣被、枕席用杀虫剂灭螨。

【功效】止痒，消炎，镇静，杀虫。

【适应证】螨虫皮炎。

【疗效】本方治疗6例，1个疗程治愈4例，2个疗程治愈2例。总有效率100.0%。

【来源】多运贵. 自配螨虫酊治疗螨虫皮炎6例. 中医外治杂志，2005，14（2）：54

卢氏验方

金银花10g 地肤子10g 栀子10g 苦参10g 黄柏5g 黄芩5g 艾叶5g 苍术5g 薄荷5g 蛇床子5g 土槿皮5g

【用法】上述中药加水煎煮2次（一次20分钟，一次10分钟），合并水煎液，浓缩至约100ml，置冰箱中保存，备用。将患处用温水清洗干净，取化妆棉用药液浸湿，敷于患处15~20分钟，然后用清水清洗，早晚各1次，5~7天便可治愈。

【功效】清热解毒，燥湿止痒。

【适应证】螨虫皮炎。

【来源】卢振江. 孙冬梅. 中药外敷治疗螨虫. 中国民间疗法，2012，20（11）：18

复方大黄膏

大黄　硫黄　甘油　友谊雪花膏

【用法】大黄、硫黄等中药一部分制成煎剂，并浓缩成100%浓度。另一部分研磨成细粉沫后与煎剂混合在一起，并加约占总量10%的甘油，最后用占总量20%的友谊雪花膏调制成膏，使其中药浓度达70%。晚睡前使用时一般肥皂洗净面部后，将药膏涂于面部，次晨清洗干净，如此每晚涂抹，3周为一疗程。

【功效】解毒杀螨。

【适应证】螨虫皮炎。

【疗效】本方治疗26例，26例中有5例因故没坚持3周用药或用药3周后没作螨虫检查，不做为观察对象。余下21例用药3周后，治愈者10例，治愈率为47%，同时皮损轻者基本恢复正常或留有色素沉着，重者多炎症明显消退，皮损有明显改善；显效者8例，有效者2例，无效者1例。由此可见，本药杀螨总有效率95%。

【来源】陈殿学．孙宏伟．曲长江．刘静茹．复方大黄膏对面部蠕形螨杀灭作用26例分析．中医药学刊，2003，21（5）：794

复方炉甘石洗剂

炉甘石10g　氧化锌5g　液化苯酚1g　甘油5g

【用法】先把炉甘石、氧化锌混合，然后加甘油和适量水搅成糊状，再加液化苯酚和足量水加至100g搅匀即得。使用时用棉签沾本药水外擦患处，每日数次，特别是晚上搔痒甚剧时，涂擦1~2次，7天为一疗程。

【适应证】螨虫皮炎。

【功效】干燥收敛，消炎止痛。

【疗效】本方治疗120例，治疗7天治愈34例，14天治愈74例，21天治愈10例，无效2例，总有效率98.33%。

【来源】庞庆添．复方炉甘石洗剂治疗螨虫皮炎120例．厂矿医药卫生，2000，16（1）：64

第三节　毛虫皮炎

毛虫皮炎是指由毛虫体表毒毛接触皮肤所致的瘙痒性红斑和荨麻疹样风团。其致病机制主要为毒毛内所含的毒液对皮肤的原发性刺激。野外露营者、在树下戏耍的儿童、森林工人等易患病，好发于夏秋季，在干燥和大风天气虫体毒毛极易脱落，随风飘扬，可引起本病流行。

本病诊断要点是：好发于颈、肩、上胸部及四肢屈侧。一般先有剧痒，随后出现绿豆至黄豆大小的水肿性红斑、斑丘疹，呈淡红或红色，中央常有一针头大的黑色或深红色刺痕，部分患者可表现为丘疱疹、风团样皮损，皮损可数个、数十个至数百个不等，常成批出现。有时出现恶心、呕吐及关节炎。病程一般在1周左右。如反复接触毒毛或经常搔抓，病程可长达2~3周。个别情况下毒毛进入眼内可引起结膜炎、角膜炎，如不及时处理可致失明。

🪷 七叶一枝花

　　七叶一枝花　酒精

【用法】取事先炮制好的七叶一枝花酊涂患处，每天数次。

【功效】清热解毒，消肿止痛。

【适应证】**毛虫皮炎**。

【疗效】本方治疗30例，涂1次有效4例，涂2次有效8例，涂3~5次有效18例。总有效率100.0%。

【来源】苏德澄. 单味七叶一枝花治疗毛虫皮炎体会. 中国实用乡村医生杂志，2004，11（4）：21

🪷 双柏酊

　　黄柏　侧柏叶　泽兰　大黄　薄荷

【制法】按9∶8∶8∶8∶3比例配制，混合研为粗粉，加入70%乙醇浸渍5~7天，滤过，将药渣加入70%乙醇中再次浸渍3~5天，滤过，合并2次滤液，再添加适量 70% 乙醇制成含醇量为 65%～75% 的双柏酊。

【用法】用胶布粘去皮疹处毒毛，并用肥皂反复清洗后，用消毒棉签蘸双柏酊涂擦患处，每日 3～6 次。皮疹严重，搔抓糜烂者，用 5% 碘伏消毒患处，用生理盐水清洗后再涂擦双柏酊，或用消毒纱布蘸双柏酊药液湿敷患处，以胶布固定。每次敷 1 小时，1 天 3～4 次，至皮疹消退、痛痒感消失为止。伴关节疼痛患者，以双柏酊外敷患处关节，1 天 3 次，并口服双氯芬酸钠双释放肠溶胶囊（戴芬）75mg，1 日 1 次。

【功效】活血化瘀，消肿止痛。

【适应证】**松毛虫皮炎**。症见：皮疹为绿豆至黄豆大小水肿性丘疹及风团。甚则大片红斑、风团以及关节红肿、疼痛，活动受限。

【注意事项】注意局部涂敷药液后，皮肤残留药汁勿立即清洗，以免影响疗效；勿污染衣物，否则衣物难以清洗干净；对于接触衣物的患处，可用干纱布贴在表层防护；每日沐浴后再涂敷 1 次，以使疗效持续。

【疗效】本方治疗 76 例，2 天治愈 17 例，3 天治愈 34 例，4 天治愈 15 例，5 天治愈 10 例，总治愈率 100%。

【来源】宁学洪．宁学玲．吴日明．双柏酊治疗松毛虫皮炎 76 例．中医外治杂志，2008，17（6）：15

🪷 大蒜

生大蒜（独头或大瓣为好）

【用法】取生大蒜（独头或大瓣为好）切开或掰开，用断切面摩患处，或捣蒜泥敷患处。1 次治疗在 2 小时内，以无痛痒为止。停治后痒痛复发可用上法继续治疗。

【功效】杀虫止痒。

【适应证】**刺毛虫皮炎**。

【疗效】本方治疗 110 例，1 天治愈 87 例，2 天治愈 14 例，3 天治愈 6 例，4 天治愈 2 例，5 天治愈 1 例。总有效率 100%。

【来源】刘传法．大蒜治疗刺毛虫皮炎 110 例．中医外治杂志，2004，13（5）：46

🪷 人丹丸

人丹丸

【用法】如刺伤不久，可立即用胶布或伤湿止痛膏类贴患处并迅速撕下，反复数次将未刺入皮内的部分刺毛带出，然后外用人丹丸（上海中华制药厂生产）1 包或数包研成粉末后用 75% 酒精或食醋调成稀糊状搽于患处，1 日 3 次，3 天后判定疗效。

【功效】止痛痒，消肿，解毒。

【适应证】**刺毛虫皮炎**。

【疗效】本方治疗 20 例，痊愈 16 例，显效 2 例，好转 1 例，无效 1 例，总有效率为 90%。

【来源】李林生. 人丹丸外用治疗刺毛虫皮炎 20 例. 中国皮肤性病学杂志，1998，12（3）：189

🪷 徐氏验方

炉甘石洗剂　1% 樟脑醑

【用法】对有毒毛残存皮损中者用胶布反复粘贴拔除，一般抗过敏治疗后外用炉甘石洗剂或 1% 樟脑醑，7 例皮疹广泛者加少量皮质类固醇激素。

【适应证】**松毛虫皮炎**。

【疗效】本法治疗 44 例，均 3 ~ 7 天获愈。

【来源】徐子江. 松毛虫皮炎 44 例临床分析. 临床皮肤科杂志，1994，（5）：287

第四节　隐翅虫皮炎

隐翅虫皮炎是由于接触毒隐翅虫体液而引起的皮肤炎症。夏秋季节隐翅虫最为活跃，白天栖居于草木间或石下，夜间常围绕灯光飞翔，若停于皮肤上被拍打或压碎后，体内的强酸性（pH 1 ~ 2）体液就会外溢于皮肤，可在数小时内引起皮炎。

本病诊断要点是：清晨起床后突然面、颈、四肢及躯干等暴露部位等处出现皮损，呈条状、片状或点簇状水肿性红斑，其上有密集丘疹、水疱及脓疱，部分皮损中心脓疱融合成片，表面可继发糜烂、结痂，少数皮损中央可呈稍下陷的灰褐色表皮坏死；若发生于眼睑或外阴则明显肿胀。自觉瘙痒、灼痛和灼热感；反应剧烈或范围较大者可伴发热、头晕、局部淋巴结肿大。病程约 1 周，愈后可留下暂时性色素沉着。

🪷 大黄糊剂

大黄　淘米水

【用法】大黄碾碎为粉末状，用淘米水调为糊状，均匀外涂于皮损处，保持药物不掉，如自然干掉脱落则另调药涂用；同时口服扑尔敏片 4mg，3 次/日。疼痛严重者同时口服止痛药；伴恶心呕吐症状予口服泼尼松片 10mg，2 次/日，症状缓解后停止服用。

【功效】清热解毒，抗菌消炎，泻火凉血。

【适应证】隐翅虫皮炎。

【疗效】本方治疗 53 例，痊愈 45 例，显效 7 例，有效 1 例。总有效率 100.0%。

【来源】邓德忠．大黄糊剂外用治疗隐翅虫皮炎 53 例．黔南民族医专学报，2011，24（1）：20

🪷 凤尾草

新鲜凤尾草 20g　麻油

【用法】取新鲜凤尾草 20g，捣烂，用麻油调和，用生理盐水局部清洁后敷于患处，干后更换。

【功效】清热利湿，凉血解毒。

【适应证】隐翅虫皮炎。

【来源】彭玲．凤尾草治疗隐翅虫皮炎举隅．实用中医药杂志，2006，22（5）：301

🪷 黄连解毒汤合季德胜蛇药片

黄连 9g　黄柏 9g　黄芩 9g　栀子 9g

【用法】季德胜蛇药片（南通精华制药有限公司生产）研碎加适量清水拌成糊状，用棉签蘸药均匀地涂在皮损处，每天 2 次；同时用黄连解毒汤水煎，待冷后湿敷局部，每日 3～4 次，每次 10～15 分钟，每日 1 剂。

【功效】泻火解毒，消肿，镇痛。

【适应证】**隐翅虫皮炎**。

【疗效】本方治疗42例，治愈35例，好转7例，总有效率100%。

【来源】张丽丽. 黄连解毒汤联合季德胜蛇药片治疗隐翅虫皮炎42例. 光明中医，2011，26（5）：967

马齿苋

新鲜马齿苋茎叶 米泔水 肥皂水

【用法】用碱性肥皂水反复清洗患处，持续清洗3~5分钟，再取鲜马齿苋茎叶洗净捣烂与适量米泔水拌成糊状外涂于患处，一日1~2次。红肿灼痛较重者，给予口服扑尔敏片治疗2天；皮损在眼部周围，患者揉搓眼睛后致急性结膜炎者加用盐酸羟苄唑滴眼液、萘敏维滴眼液滴双眼和口服扑尔敏片、泼尼松片治疗。

【功效】清热解毒，散血消肿，抗菌消炎。

【适应证】**隐翅虫皮炎**。

【疗效】本方治疗23例，平均病程4~5天，患处干燥结痂脱落后痊愈，1~2个月后患处皮肤色素沉着逐渐消退。总有效率100%。

【来源】段丛勇. 马齿苋外用治疗隐翅虫皮炎23例疗效观察. 东南国防医药，2008，10（2）：115

云南白药

云南白药粉 醋

【用法】用醋将云南白药粉调成糊状，外敷皮疹区，涂药范围稍大于皮疹区，每日3~4次，3例皮疹严重伴有全身症状发热、局部淋巴结肿大，加服短疗程激素及抗组胺药物。

【适应证】**隐翅虫皮炎**。

【疗效】本方治疗28例，一般敷药后3~4小时，自觉症状明显减轻，其中25例在3天内症状消失，皮疹消退，其余5例分别在5~6天内皮疹消退。总有效率100.0%。

【来源】刘端海，王伟民，韩有春，等. 外用醋调云南白药治疗隐翅虫皮炎. 中国临床医生，2002，30（5）：59

复方炉甘石洗剂

炉甘石 15g　氧化锌 5g　碳酸氢钠 5g　泼尼松 20mg　林可霉素 1.8g　甘油 5ml

【制法】加蒸馏水至 100ml 或市售炉甘石洗剂 100ml 加碳酸氢钠 5g，泼尼松 20mg，林可霉素 1.8g 亦可。

【用法】外用前摇匀，3 次/日，用棉签涂于患处，5 日为一疗程。治疗期间停用其他药物。

【适应证】隐翅虫皮炎。

【疗效】本方治疗 100 例，治愈 95 例，显效 5 例，无效 0 例。总有效率 100%。痊愈时间最短为 2 日，最长为 5 日，平均为 3.56 日。

【来源】李林生.自拟复方炉甘石洗剂治疗隐翅虫皮炎 100 例.皮肤病与性病，2005，27（4）：29

疮疡膏

密陀僧 3 份　轻粉 2 份　硇砂 2 份　冰片 1 份　香油适量

【用法】上药混合研末，取香油适量，调成糊状后外涂皮损处，2 次/天，6 天为一疗程。

【功效】清热解毒，镇心安神，行气活血，消肿祛痛，敛疮止痒，防腐生肌。

【适应证】隐翅虫皮炎。

【疗效】本方治疗 40 例，治愈 34 例，好转 6 例。总有效率 100%。随访 1 个月，均无复发。

【来源】李伟广.自制疮疡膏治疗隐翅虫皮炎 40 例.人民军医，2006，49（3）：184

第五节　虱　病

虱病是由头虱、体虱和阴虱所致的皮肤病。虱用喙在刺入皮肤吸取人血的同时可释放出具有抗原性的分泌物，后者可刺激皮肤引起瘙痒性皮炎。

（1）头虱　主要发生在儿童，成人偶尔受累。表现为头皮剧烈瘙痒，受累头发干燥失去光泽；在头皮及头发之间可见头虱成虫，但更多见虱卵；搔抓可继发脓疱疮和疖等细菌感染，颈部淋巴结常肿大。

（2）体虱　表现为泛发性瘙痒，伴有大片红斑、荨麻疹样风团、表皮脱落性丘疹及线状抓痕，因搔抓可致色素沉着及皮肤肥厚。常继发疖及脓疱疮等细菌感染。

（3）阴虱　本病常发生在成人，与性接触有关。通常局限于侵犯生殖器部位和下腹部，偶尔累及腋窝或睫毛。患者的表现不一，自觉轻度不适或瘙痒难忍；伴抓痕、血痂或散在片状蓝色出血瘀斑，内裤上常可见污褐色血迹；过份搔抓则可引起局部继发性细菌感染，导致毛囊炎和疖。长期持续感染者可对阴虱发生耐受使表现轻微，个别患者可忽略阴虱的存在。

❀ 百部酊治头虱

百部 100g

【制法】浸于 75% 乙醇 500ml 中，3 日后去渣备用。

【用法】治疗时取百部酊适量涂于头部毛发根区，每晚 1 次。涂药后用塑料袋扎在头部，以保持湿润，不透气。次日早晨用清水洗净头部。

【功效】抗菌杀虫。

【适应证】头虱。

【疗效】本组治疗 50 例，全部痊愈。其中用药 1 次痊愈者 30 例，用药 2 次痊愈者 13 例，用药 3~5 次痊愈者 7 例。

【来源】俞华. 百部酊治疗头虱 50 例. 中国民间疗法，2002，10（10）：29

❀ 百部酊治阴虱

百部 50g

【制法】加 75% 乙醇 100ml，浸泡 1 周后备用。

【用法】使用时把患者阴毛剪短或剃净，用粘有百部酊的棉球外搽患处，每日 2 次，直至皮肤瘙痒控制为止。每次外搽后更换内衣裤。瘙痒严重者加扑尔敏片、钙片、维生素 C 片口服抗过敏，失眠者加安定片口服治疗。

【功效】灭虱杀虫，杀菌止痒。

【适应证】**阴虱**。临床表现：阴部皮肤瘙痒，阴毛及皮肤可见活动虱，阴毛上有阴虱卵黏附。

【疗效】本方治疗 39 例全部治愈。治愈时间最快 2 天（每日 2 次外搽），不愿剪剃阴毛者需 5 天，平均 2.5 天。39 例患者无 1 例出现皮肤过敏和其他不良反应。总有效率 100%。

【来源】廖晨晖．陈暖金．百部酊治疗阴虱疗效观察．中医外治杂志，2005，14（3）：53

🪷 止痒酊合硫黄樟脑软膏

止痒酊：百部 100g　蛇床子 100g（加 75% 乙醇 800ml 浸泡 24 小时，滤过备用）

硫黄樟脑软膏：硫黄 20g　樟脑 3g（凡士林加至 100g 调匀备用）

【用法】患者剃去阴毛，有不愿剃掉阴毛的也可不剃，性伴和（或）夫妇同治。每早晚在阴毛发区、会阴、肛周及有虱区反复轻涂止痒酊液，然后在患处薄涂硫黄樟脑软膏，轻轻揉擦多次，力求均匀无遗漏，连用 7 日。疗程结束后，彻底烫洗更换内衣、床单。有并发病对症处理，治病期间禁止性接触。

【功效】杀虫，祛风，止痒，消毒，抗菌。

【适应证】**阴虱**。

【疗效】本方治疗 51 例，均在用药后第二天皮肤瘙痒减轻或消失。1 周后检查毛囊口、毛干基部虫虱，毛干虱卵消失。51 例全部治愈，治愈率 100%，半个月随访 36 例，无复发。

【不良反应】51 例中，有 9 例应用止痒酊剂后，局部皮肤有刺激反应，其表现皮肤微痛、有灼痒感。用硫黄樟脑软膏有油腻不舒适感，有硫黄气味，停药及用肥皂水清洗后而自除。

【来源】孟兆祥．止痒酊及硫黄樟脑软膏治疗阴虱 51 例．中医外治杂志，2002，11（3）：21

🪷 灭虱酊

百部 100g　苦参 50g　黄柏 50g　冰片 10g

【制法】用 75% 酒精 500ml 浸泡，时间不少于 1 周，每日振荡数次，滤渣取汁备用。

【用法】临用时，以棉签蘸灭虱酊涂布阴毛区，5~6 次/日，连续治疗 3 天为 1 个疗程；未愈病例继续用药，1~2 个疗程后评定效果。

【功效】杀虫止痒。

【适应证】**阴虱**。

【疗效】49 例患者于治疗 1~2 个疗程后全部治愈。疗程最短者半天，最长者 5 天，平均疗程 3 天。获得随访病例共 32 例，随访时间 7~30 天，有 3 例复发，继续给予灭虱酊治疗后痊愈。总有效率 100%。

【来源】伏爱. 伏敬. 灭虱酊治疗阴虱病 49 例. 中国实用乡村医生杂志, 2006, 13 (9)：40

🪷 百部煎液

百部 100g　水 5000ml

【用法】百部加水 5000ml 煮沸后文火煮至 2500ml，洗头发。每日 1 次，3~4 次即全祛除。

【功效】解毒杀虫。

【适应证】**头虱**。

【来源】解小波. 百部煎液外洗祛头虱. 时珍国药研究, 1993, 4 (3)：40

🪷 百苦酊

百部 50g　大黄 20g　苦参 20g

【制法】用 75% 酒精或 60% 白酒 500ml 浸泡 1 周后滤渣，装瓶备用。

【用法】患者用药最好是晚上，先将头发洗净、擦干，用药液把头发涂匀，用方便袋把头发包严，再将热毛巾盖在上面 10 分钟左右，拿去毛巾，方便袋包头 1 夜，第 2 天早晨将药液洗净即愈。

【功效】灭虱，止痒，清热。

【适应证】**头虱**。

【疗效】本方治疗 28 例患者，全部一次性治愈。

【来源】张忠梧. 杨庆光. 百苦酊外用治疗头虱 28 例. 中医外治杂志, 1998, 7 (2)：35

第七节　昆虫叮咬伤

昆虫叮咬伤是指包括蚊、臭虫、跳蚤、蜂等昆虫以口器吸食人体血液，同时将毒汁注入人体内使其致病。

本病诊断要点是：多发生在夏秋季，皮损分布在面、颈、四肢等暴露部位，主要表现为少数散在红色丘疹、风团或瘀点，有时表面有水疱、大疱，有的皮损中央可见叮咬的痕迹，自觉刺痛、灼痛、奇痒等。

❀ 苦黄止痒酊

苦参 10g　黄柏 3g　冰片 3g　75% 酒精 100ml

【用法】先将苦参、黄柏研成粗末，冰片研成细末，一起装入玻璃瓶内，再倒入酒糟，密封瓶口，每日晃动瓶子 3 次，使药物充分溶解。浸泡 5 天后，用双层纱布过滤去渣，取上清液备用。用消毒棉球浸透药液，擦敷皮肤瘙痒处，每次擦敷 1~3 分钟，每日 3~5 次，3 天为 1 个疗程，治疗期间停用其他外用药物。

【功效】消肿止痒止痛，抗感染，改善局部微循环作用。

【适应证】**蚊子、臭虫、跳蚤咬伤，蜂螫伤等。**

【疗效】本方治疗 36 例，痊愈 26 例，有效 10 例，总有效率 100%。

【来源】高留泉．高华．王岩．苦黄止痒酊治疗虫咬皮炎 36 例．江西中医药，2003，34（12）：24

❀ 治痱虱酊

樟脑　麻黄　大黄　生姜各 5g　葛根 10g　辣椒 3g　50% 乙醇 500ml

【制法】将药物浸泡于乙醇中，7 天后取橙红色澄清药液即可使用。

【用法】清洗患部，将药液涂于患处，稍干即涂，连续 3 次，每 2~4 小时 1 次，有清凉感，2~3 次痒止，即愈。

【注意事项】皮损较重，或已感染化脓者、酒精过敏者，慎用；禁入眼内。

【适应证】痱疹、蚊虫叮咬等。

【来源】熊万德.治痱虱酊方.新中医，2005，37（10）：96

马齿苋

鲜马齿苋350g（干品150g）

【用法】被马蜂螫伤后，用鲜马齿苋350g（干品150g）水煎服，每日3次，并用鲜马齿苋捣碎敷患部，每日3次。

【功效】清热解毒消肿。

【适应证】马蜂螫伤。

【疗效】此法对94%的患者有效，其中50%以上的患者在2天内痊愈（红肿、疼痛及全身症状消失），最多也不超过7天。

【来源】黄博.蒲昭和.马齿苋治马蜂螫伤.家庭医药，2009，4（下）：44

景天叶

景天叶

【用法】首先去除蜂毒针，用75%酒精局部消毒，用景天叶在局部涂擦1分钟，1~2小时后重复1次。

【功效】祛风清热，活血化瘀，止血止痛。

【适应证】蜂类螫伤。

【疗效】本方治疗21例全部有效，均于第1次涂擦后剧痛骤减或消失，红肿亦有所减轻；第2次涂擦后疼痛完全消失，红肿1~2天内全部消退。总有效率100%。

【来源】常兆兰.景天治疗蜂类螫伤.中国中西医结合外科杂志，2002，8（3）：149

苍耳子酊合虫咬水

薄荷冰25g　苍耳子50g

【制法】取薄荷冰25g，溶于适量乙醇（75%），缓缓加入浓氨液100ml，加乙醇（75%）使成1000ml，混匀即得虫咬水。取苍耳子50g压扁、使炸口，加入75%乙醇1000ml中，浸泡72小时即得苍耳子酊。

【用法】对昆虫咬伤能挤出毒液者尽量挤出，然后涂抹虫咬水，20分钟后再涂苍耳子酊，交替应用，一日数次。

【功效】止痒，止痛，消炎。

【适应证】昆虫咬伤。

【疗效】涂抹虫咬水与苍耳子酊后有即刻止痛止痒作用，轻度咬螫伤，局部水肿于1~3小时消退痊愈；重度咬螫伤，一般1~3天水肿消退痊愈。

【来源】王凤魁. 解康乐. 苏松林. 苍耳子酊和虫咬水的配制与临床应用. 中医外治杂志，2000，9（2）：53

甘草酊

甘草200g

【制法】取甘草200g，洗净、晒干、切碎，加入到75%乙醇1000ml中浸泡3日，过滤压榨，离心分离，所得上清液即为甘草酊（每100ml相当于原药材20g）。

【用法】将适量甘草酊涂抹患处，每日3~6次，3日为一疗程，治疗期间不用其他外用药物。

【功效】抗炎，抗过敏，止痛。

【适应证】虫咬皮炎。

【疗效】1个疗程内痛痒消失，仅有色素沉着为痊愈；痛痒减轻为有效。本法治疗100例，治愈94例，有效4例，无效2例。总有效率为98%。

【来源】袁水菊. 刘春英. 甘草酊治疗虫咬皮炎100例. 中医外治杂志，2000，9（5）：25

抗蚊止痒露

野菊花15g　白芷10g　羌活10g　防风10g　荆芥10g

【用法】上药经微波提取技术制成抗蚊止痒露备用。

【功效】清热解毒，祛风止痒。

【适应证】蚊虫叮咬。

【疗效】本方治疗100例，蚊虫叮咬后0.5小时内外擦抗蚊止痒露，3分钟内痒痛止者89例，20分钟后全部患者痒痛均止。

【来源】董翠兰，孙明. 抗蚊止痒露治疗虫咬皮炎. 山东中医杂志，2012，31（2）：89

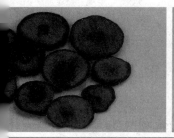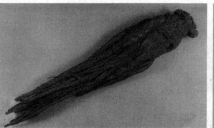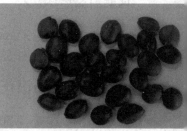

第五章
皮炎和湿疹

第一节　接触性皮炎

接触性皮炎是指皮肤或黏膜单次或多次接触外源性物质后，在接触部位甚至接触以外的部位发生急性或慢性炎症性反应。

接触性皮炎的表现除皮损境界与接触物大体一致外，一般无明显的特异性，根据接触物的性质、浓度、接触方式以及个体反应性不同，皮损形态、范围及严重程度也不相同。

❀ 越婢汤加味

麻黄 10g　生石膏 30g　生姜 9g　大枣 7 枚　白术 9g　浮萍 20g　甘草 6g

【用法】水煎服，每天 2 次，每日 1 剂。

【功效】发汗解表，清热解毒。

【适应证】**接触性皮炎。**

【临证加减】如病情重者，可加大药量，即麻黄 15g，生石膏 45g，白术 15g，浮萍 20g。此外，尚可配合外用药对症处理。

【疗效】本方治疗 31 例，痊愈 20 例，其中最少服 2 剂，最多服 9 剂。好转 10 例均服 3 剂病情见轻而未再就诊。无效 1 例，总有效率为 96.8%。

【来源】林河东，李琪轩．运用中医"开鬼门"法治疗接触性皮炎 31 例观察．中国

皮肤性病学杂志，1990，4（1）：8

🪷 公英汤银花解毒汤

蒲公英30g　金银花30g　连翘20g　荆芥10g　蝉蜕8g　白鲜皮12g　生地黄15g　生甘草5g

【用法】水煎服，每天2次，每日1剂。

【功效】清热解毒。

【适应证】**染发剂所致接触性皮炎**。症见：头部皮肤出现红斑，丘疹或小水疱，局部肿胀伴灼热感，部分患者出现眼睑水肿，双眼难于开合。

【临证加减】如局部欲红，血热现象明显者，加赤芍、丹皮各10g；局部红肿或水疱密集者，加茯苓20g，泽泻10g，黄芩10g。

【疗效】临床症状消失，皮疹消退为治愈。本组36例全部获愈。其中最少服药3剂，最多服药6剂，平均服药4.4剂。总有效率100%。

【来源】朱胜美．"清热解毒汤"治疗染发剂所致接触性皮炎36例．江苏中医，1995，6（6）：21

🪷 荆白合剂

生何首乌　生地黄　生白芍　玄参各3份　荆芥　白芷　白蒺藜黄芩　生甘草各1.5份　川芎1份

【用法】上药按比例制成每毫升含生药1g之合剂内服，每次40ml，每日2次。并配合复方炉甘石洗剂外用，每日3次。

【功效】凉血清热，祛风解毒。

【适应证】**接触性皮炎**。

【疗效】本方治疗42例，痊愈24例，显效14例，有效3例，无效1例。总有效率97.6%。

【来源】王林杨．荆白合剂治疗变应性接触性皮炎42例．江苏中医，1996，17（3）：15

🪷 马齿苋外洗方

马齿苋60g　百部　生地黄　蛇床子　苦参　白鲜皮　僵蚕　黄

芩　牡丹皮各 30g　白矾 20g（后下）

【用法】上药（除白矾）加水，头煎加 2000ml，煎 20 分钟后取汁，二煎加水 1000ml，煎 20 分钟入白矾，待溶化后去渣取汁，与头煎兑匀，取汁一半浸洗患处（凡有皮损处都应浸洗到），每次 15～20 分钟，每天 2 次，6 天为 1 个疗程。

【功效】清热解毒，活血通络，祛风止痒。

【适应证】**化妆品所致接触性皮炎。**

【临证加减】足癣感染引起红丝疔者加蒲公英 30g，紫花地丁 20g；剧烈瘙痒者加地肤子 20g，白蒺藜 30g；水疱、流汁糜烂者加龙胆草、车前各 20g；便秘者加生大黄 5～10g，便溏者加淮山药、焦扁豆各 20g。

【疗效】52 例全部治愈。一般在用药 2 天后明显见效，轻者用药 3 天后局部开始干燥、结痂，瘙痒、疼痛等症状消失，重者 2～3 个疗程见效。

【来源】刑惠芝．中药外洗治疗化妆品皮炎 52 例．中医外治法杂志，2007，16（6）：9

复方紫草汤

紫草　沙苑子 20g　红花 10g　重楼 15g　蝉蜕 12g　甘草 8g

【用法】水煎服，每天 2 次，每日 1 剂。

【功效】清热凉血解毒。

【适应证】**主治接触性皮炎。**

【来源】民间验方

大黄甘草汤加味

甘草 60g　苦参 30g　生地黄　玄参各 10g　大黄　地肤子　白鲜皮各 15g　紫草 20g

【用法】上药共为细末，水煎，药汁入盆中，待温时浸泡患处。病变在头面、腰腹、四肢近端而不便浸泡者，将药粉用开水伴湿，入布袋中（布袋之大小视皮损的大小形状而定），置于患处。布袋上加一热水袋。隔日 1 次，每次 30～60 分钟。每剂连用 3～7 日，1 个月为 1 个疗程。

【功效】清热解毒，收湿止痒。

【适应证】接触性皮炎。

【来源】李春宵，赖江，黄莺．大黄甘草汤加味在皮肤病外治中的临床新用．四川中医，2007，25（3）：84-85

苦柏汤洗剂

苦参　黄柏　地肤子　蛇床子　贯众　花椒各20g

【用法】每日1剂，水煎12~20分钟，洗涤或湿敷患处20~30分钟（保持药温），每日2次。

【功效】清热解毒，祛风止痒，燥湿杀虫。

【适应证】接触性皮炎。

【来源】刘惠芸．苦柏汤洗剂治疗皮肤病经验．中医药学刊，2006，24（8）：1583-1584

荆菊大黄外洗方

荆芥　大黄　野菊花　地榆　黑面神各30g　金银花20g　白矾20g

【用法】每日1剂，水煎15~20分钟，洗涤或湿敷患处20~30分钟。

【功效】解毒除湿止痒。

【适应证】急性接触性皮炎。

【来源】范瑞强，禤国维．中西医结合治疗皮肤病性病．广州：广东人民出版社，1999

马齿苋合剂熏洗方

马齿苋50g　生地榆30g　金银花30g　黄柏30g　苦参30g　杠板归30g　地肤子15g　明矾10g

【用法】水煎液，浓度10%~20%，先熏后洗，每天2次，每次15分钟。5天为一疗程。

【功效】清热解毒，利湿收敛。

【适应证】接触性皮炎。症见：皮损主要表现为水肿性红斑、丘疹、大小不等的水疱、破溃后出现糜烂、渗液、结痂，局部自觉瘙痒、灼热或疼痛。

【疗效】本组56例，痊愈40例，显效12例，有效4例，总有效率100%。

【来源】李建广，梁丽英．中药熏洗治疗头面部接触性皮炎56例．四川中医，2010，28（5）：108

🪷 三黄酊搽剂

大黄　黄柏　黄芩　苦参等量　五倍子500g　乙醇2000ml

【用法】大黄、黄柏、黄芩、苦参打成粉，取等量混合备用（简称三黄）。取五倍子草药500g，用75%乙醇2000ml浸泡12小时左右，使五倍子的有效治疗成分析出，再倒入蒸馏水使乙醇浓度达20%～25%，放置在密封瓶中备用。取三黄、五倍子粉、滑石粉各20g以1∶1∶1等量混合后，倒入适量甘油（约20ml）搅拌均匀，再放入5g医用冰片，倒入500ml蒸馏水稀释后装瓶，温度为25℃～30℃。

【功效】解毒利湿。

【适应证】**面部接触性皮炎**。症见：轻症时局部呈红斑、丘疹、丘疱疹，重症时红斑肿胀明显，并出现水疱或大疱，伴有瘙痒和烧灼感或胀痛感。

【疗效】治疗36例面部接触性皮炎患者中，治愈13例，显效11例，好转5例，无效7例，总有效率为80.5%。

【来源】王安秀，赵惠，鲁秀香．中药制剂治疗面部湿疹及接触性皮炎180例的效果及护理．解放军护理杂志，2012，29：48－49

🪷 三黄湿敷方

黄连10g　黄柏15g　地榆15g　地肤子15g　黄芩15g　龙胆草30g　马齿苋30g　金银花15g

【用法】每剂水煎成药液2000ml左右用纱布湿敷15分钟左右。

【功效】清热解毒。

【适应证】**面部接触性皮炎**。

【来源】孟爽，高颖，程凤兰．中药湿敷治疗面部湿疹皮炎患者80例疗效观察．中国中西医结合皮肤性病学杂志，2003，2（1）：18

🪷 疏风解毒清热汤

荆芥9g　防风9g　蝉蜕4.5g　白鲜皮6g　连翘9g　金银花9g

蒲公英20g　生地15g　浮萍9g　地肤子12g　甘草6g

【用法】水煎服，每天2次，每日1剂。连服5~7日。

【功效】疏风，清热，凉血，解毒，化湿。

【适应证】**染发剂所致接触性皮炎**。症见：皮肤出现大片红斑，高出皮肤，发红如醉酒，奇痒。

【临证加减】皮肤潮红、烧灼感严重加赤芍、牡丹皮；水肿明显，渗出较多者加茯苓皮、泽泻。

【疗效】经治疗38例患者全部治愈。轻症者经3~5天治疗即可痊愈，重症者服药8~12天，平均6天，且无副作用。其中1例特重患者服药12剂，配合葡萄糖酸钙注射液静滴，同时因结膜充血而加用四环素可的松眼膏点眼痊愈。

【来源】王康胜，初茂忠，张淑萍.疏风解毒清热汤治疗染发剂所致接触性皮炎38例.中国民间疗法，2005，13（8）：34

🪷 清热凉血汤

生石膏（先煎）60g　生地黄30g　知母10g　玄参10g　黄芩10g
金银花30g　荆芥10g　防风10g　蝉蜕10g　甘草6g

【用法】方中生石膏需先煎40分钟，余药加冷水或温水浸泡1小时后加入石膏液，再煮沸3分钟即可。日服2次，每次200ml。日服1剂。

【功效】清热凉血，疏散风热。

【适应证】**化妆品所致的接触性皮炎**。

【疗效】痊愈14例，显效41例，好转5例，无效0例。总有效率为91.6%。

【来源】叶飞.清热凉血汤治疗化妆品皮炎60例疗效观察.云南中医中药杂志，2001，22（2）：7

🪷 祛风汤

荆芥　防风　浮萍　蝉蜕　丹皮　知母各10g　牛蒡子　皂角刺
金银花各12g　生地　连翘　白茅根各15g

【用法】水煎服，每天2次，每日1剂。

【功效】解毒祛风。

【适应证】**接触性皮炎**。

【临证加减】痒甚，加白鲜皮15g，刺蒺藜9g，苦参10g；血虚，加当归、鸡血藤各10g；湿甚，加猪苓、茯苓、泽泻各10g，车前草12g；大便干，加炙大黄10g，麻仁15g。

【疗效】治疗组临床治愈23例，显效6例，有效5例，无效1例，总有效率为97%。

【来源】张月桂，魏建华. 自拟祛风汤治疗接触性皮炎35例疗效观察. 新疆中医药，2005，23（6）：15 – 16

🪷 乌蛇皮炎汤

内服方：乌梢蛇10g　刺蒺藜10g　蝉蜕10g　连翘10g　生地20g　地肤子10g　蛇床子10g

外洗方：乌梢蛇10g　黄柏15g　苦参20g　白鲜皮10g　地肤子10g　蛇床子10g

【用法】内服方每日1剂，连服1周（1个疗程）。外洗方视其皮损部位，范围大小，其用量可酌情加减，每日1剂，每日3～4次，连洗1周，使用时将煎汤放冷后再外洗或湿敷。

【功效】清热解毒。

【适应证】**接触性皮炎**。

【疗效】62例患者中，27例痊愈，19例显效，14例好转，2例无效，总有效率96.18%。平均1～2疗程。

【来源】刘冰，晋文，王寅. 乌蛇皮炎汤治疗接触性皮炎62例. 云南中医学院学报，1999，22（4）：28 – 29

🪷 大黄芒硝解毒汤

生大黄8～12g　芒硝（冲）6～9g

【用法】每日1剂，分3次口服，轻症1～2剂，重症3～4剂，中病即止。服法：武火煎生大黄5～10分钟。药液过滤后应有500ml，然后将芒硝溶于药液中，等药凉后分3次服完。

【功效】清热解毒。

【适应证】**漆性接触性皮炎（漆疮）。**

【疗效】本组 100 例中，痊愈 67 例，显效 19 例，好转 11 例，无效 3 例。总有效率为 97%。

【来源】孙祖斌．以生大黄为主治疗漆性皮炎 100 例小结．贵阳中医学院学报，1997，19（2）：27－28

第二节　湿　疹

湿疹是由多种内、外因素引起的一种急性或慢性皮肤炎症，急性期往往具有渗出倾向。

根据皮损表现湿疹可分为急性、亚急性、慢性三种类型。

（1）急性湿疹　皮损呈多形性，常在红斑基础上出现密集分布的针头至粟粒大小的丘疹、丘疱疹或小水疱，搔抓后出现点状渗出及糜烂面；病变中心往往较重，并可逐渐向周边蔓延；皮损常融合成片，境界不清；多对称分布于头面、耳后、手足、阴囊、女阴和肛门等处，严重时可泛发全身。自觉剧烈瘙痒，严重程度与皮损形态、部位和患者耐受性有关，一般会阴等部位湿疹瘙痒较为剧烈，丘疹、丘疱疹阶段瘙痒多为持续性，患神经衰弱的湿疹患者对痒耐受性差，故瘙痒常较剧烈；合并感染时炎症反应更为明显，可形成脓疱、脓液、脓痂，甚至出现发热等全身表现。急性湿疹如及时给予适当的处理可在短时间内得到缓解和控制。

（2）亚急性湿疹　急性湿疹炎症减轻后，或急性期未适当处理可形成亚急性湿疹。此期皮损范围缩小、红肿减轻、渗出减少，皮损以鳞屑、结痂为主。自觉瘙痒程度有所减轻，但可阵发性加重，有时可因再次暴露于致敏原或处理不当而导致急性发作或加重。久治不愈者可发展为慢性湿疹。

（3）慢性湿疹　由急性、亚急性湿疹久治不愈、反复发作迁延而来，亦可一开始即呈现慢性炎症。可发生于体表任何部位，常见于手足、小腿、肘窝、腘窝、外阴、肛门等处。表现为患处皮肤浸润、肥厚，表面粗糙，呈棕红色或略带灰色，可有抓痕、血痂、色素沉着或色素减退；病情时轻时重，易复发，当急性发作时可有明显渗出。自觉瘙痒，常呈阵发性。

全蝎汤

全蝎 10g 皂刺 12g 皂角 6g 蒺藜 10g 炒槐米 15~30g 威灵仙 12~30g 苦参 12g 白鲜皮 15g 黄柏 15g 车前草 20g 炒枳壳 10g

【用法】水煎服，每天 2 次，每日 1 剂。

【功效】祛风止痒，除湿解毒。

【适应证】**湿疹**。症见：红斑、丘疹、水泡、渗出、糜烂、瘙痒和反复发作。

【疗效】本方治疗 32 例，痊愈 23 例，好转 7 例，无效 2 例。总有效率 93.75%。

【来源】范翠玉. 全蝎汤治疗湿疹 32 例. 四川中医，2007，25（7）：85

湿疹Ⅱ号

党参 20g 白术 15g 山药 25g 热地黄 当归 大血藤各 20g 制何首乌 25g 防风 25g 蒺藜 10g 白鲜皮 20g 甘草 15g

【用法】水煎服，每天 2 次，每日 1 剂。4 周为 1 个疗程。

【功效】健脾补血，祛风止痒。

【适应证】**慢性湿疹（脾虚型）**。症见：病久，皮肤干燥，浸润肥厚，脱屑。伴剧烈瘙痒。次症：纳食不香，大便溏泻，舌淡、苔白或白腻，脉滑或濡。

【疗效】本方治愈 18 例，显效 10 例，有效 9 例，无效 3 例，总有效率 92.5%。

【来源】陈家惠. 湿疹Ⅱ号内服治疗慢性湿疹临床疗效观察. 辽宁中医杂志，2009，36（6）：965

湿敷方

苦参 黄柏 桃仁 生地黄 牡丹皮各 30g 黄芩 地肤子 蒺藜各 20g

【用法】文火煎后微温，取汁适量。将 6~8 层纱布用药液浸泡后敷于皮损处，每日2次，每次20~30分钟。湿敷过程中注意保持敷料的湿润，以不流淌药汁为度，同时用手指轻压使其紧贴于皮损表面。

【功效】活血化瘀，清热解毒。

【适应证】**慢性湿疹**。症见：病变部位皮损常表现为明显苔藓化、增厚、粗糙。

【疗效】治疗30例患者，其中痊愈18例，显效6例，有效4例，无效2例，总有效93.33%。治愈时间最短者2周，最长者6周。

【来源】刘桂卿，龙兴震，陈俊杰. 中药湿敷治疗慢性湿疹30例. 中医外治法杂志，2009，18（1）：34

🪷 茵陈蒿汤加减

生栀子16g　黄芩10g　柴胡6g　泽泻6g　车前草15g　车前子10g（包煎）　地黄12g　决明子20g　当归　茵陈　枇杷叶各15g　水牛角24g（先煎）　苦参9g　僵蚕6g　炒麦芽30g　合欢皮13g

【用法】水煎服，每天2次，每日1剂。10剂为1个疗程。

【功效】清热解毒，利湿止痒。

【适应证】**顽固性湿疹**。

【来源】张永刚. 茵陈蒿汤加减治疗顽固性湿疹病例举隅. 山西中医学院学报，2009，10（2）：33－34

🪷 燥湿解毒方外洗

黄芩　黄柏　苦参　白鲜皮　苍术各30g　地肤子15g　蛇床子15g　百部20g

【用法】每日1剂，水煎2次。上药用凉水5000ml浸泡1小时，煎取药液3000ml，候温后洗患处20分钟，每日2次。

【功效】清热燥湿，泻火解毒，祛风止痒。

【适应证】**急性湿疹**。

【来源】陈训军. 燥湿解毒方外洗治疗急性湿疹的临床观察. 湖北中医杂志，2009，31（3）：39－40

苦参洗剂

苦参 30g　秦艽 15g　蛇床子 15g　金银花　荆芥　甘草各 10g

【用法】每日 1 剂，水煎 2 次，去渣待用，温度 20℃～25℃时冷湿敷患处。

【功效】解毒消肿，收敛止痒。

【适应证】**面部急性湿疹。**

【疗效】苦参洗剂冷湿敷，治疗面部急性湿疹、面部接触性皮炎的总有效率分别为 100%、97.37%。

【来源】王霞，邓加．苦参洗剂冷湿敷治疗面部湿疹皮炎的护理观察．中国误诊学杂志，2009，9（2）：317

苦参大黄洗剂

苦参　紫苏叶各 12g　土大黄 15g　地肤子 15g　荆芥　薄荷　白矾各 9g

【用法】水煎外洗。

【功效】燥湿止痒。

【适应证】**急性、亚急性湿疹。**

【来源】吴志华．现代皮肤性病学．广州：广东人民出版社，2000

除湿汤外洗

金银花 15～20g　连翘 15～20g　地肤子 10g　马齿苋 10g　苦参 15～20g　荆芥 10g　蝉蜕 10g

【用法】每日 1 剂，煎浓液外洗，每日 2 次，每次 10～15 分钟。7 日为 1 个疗程。

【功效】清热解毒，除湿止痒。

【适应证】**婴儿湿疹。**症见：头面部皮肤丘疹或红斑，并可见小水疱，黄白色鳞屑及痂皮，可有渗出、糜烂及继发感染，慢性者皮肤变粗稍厚，可呈苔癣样变。患儿烦躁不安，夜间哭闹，影响睡眠，常搔抓。

【临证加减】有黄色渗液加黄柏 10g；有脱屑加土茯苓 10g。

【疗效】痊愈62例（其中急性44例，亚急性18例）；有效2例（亚急性1例，慢性1例）；无效1例（为慢性）。总有效率为98.5%。

【来源】桂贞. 除湿汤外洗治疗婴儿湿疹65例. 河北中医，2002，24（4）：277－278

茯苓汤

茯苓10g　猪苓　泽泻　地肤子　白鲜皮各6g　蝉蜕5g

【用法】水煎服，每天2次，每日1剂。复煎取汁擦洗患处，每日1次，每次10分钟，7天为1个疗程。

【功效】健运利湿，化气行水。

【适应证】**婴儿湿疹**。症见：头面部出现粟粒状红色丘疹，可遍及全身，皮疹糜烂面有浆性渗出，剧烈瘙痒，哭闹不安，伴有反复腹泻。

【疗效】治疗5~7天后所有患儿湿疹痊愈（标准：湿疹糜烂面渗出液全部吸收，湿疹全部消失）。总有效率100%。治疗过程中无明显不良反应，治疗痊愈后未见复发。

【来源】于莎丽. 茯苓汤治疗婴儿湿疹30例. 四川中医，2007，25（9）：91

复方马齿苋洗剂

马齿苋30g　黄柏20g　甘草15g

【用法】加冷水1500ml，煎取750ml，放置冷后外洗湿敷患处，每日3次，每次10分钟，每日1剂。

【功效】清热解毒利湿。

【适应证】**婴儿湿疹**。症见：皮损的特点为潮红丘疹性，呈片状红斑，有多数如针尖至粟粒大小丘疹，或上覆鳞屑，多局限于两颊部。渗出糜烂型，在红斑丘疹的基础上出现水疱、糜烂、渗出、痂皮，时轻时重，常见于颜面、额部、两颊、下颌。

【来源】吕海鹏. 复方马齿苋洗剂治疗婴儿湿疹60例. 光明中医，2011，26（6）：1156－1157

苦参汤外洗

苦参50g　黄柏　马齿苋　地肤子　白茅根各20g　白鲜皮　蒲公

英各 30g

【用法】将中药浸泡 10 分钟，而后加水至 2000ml 煮开后文火 20 分钟，待药液温后搽洗患处，每日 2 次，10 天 1 个疗程。

【功效】清热解毒，健脾利湿，祛风止痒。

【适应证】**婴儿湿疹**。

【临证加减】渗出多者加枯矾 20g；皮肤干燥者加玉竹 50g，白及 20g，改用苦参 30g。

【疗效】40 例中 21 例痊愈（皮损及瘙痒消失）；17 例好转（皮损及瘙痒明显改善，无新皮疹出现）；2 例无效（用药前后皮损无明显改善）。总有效率达 95%，其中最短治疗时间 5 天。

【来源】宋慧平，张敏，杨平. 苦参汤外洗治疗婴儿湿疹. 浙江中医杂志，2007，42（1）：27

🪷 祛风凉血解毒方

荆芥 蝉蜕 生甘草各 1~3g 生地黄 土茯苓各 3~10g 丝瓜络 白茅根各 3~8g

【用法】每天 1 剂，水煎煮 2 次，2 次药液混合浓缩至 20~60ml，分 3~4 次口服。疗程 7 天。

【功效】祛风凉血解毒。

【适应证】**婴儿湿疹**。症见：皮损是以丘疱疹为主的多形性损害，有渗出倾向，反复发作，急、慢性期重迭交替，伴剧烈瘙痒，皮疹多见于头面部，以后逐渐蔓延，甚至可以泛发全身。

【临证加减】便溏去生地黄，加薏苡仁 5~10g，苔白厚加苍术 1~5g。

【疗效】本方治疗 31 例患者中，治愈 24 例，好转 5 例，未愈 2 例，总有效率 93.55%。

【来源】林湘屏. 祛风凉血解毒法治疗婴儿湿疹 31 例疗效观察. 新中医，2012，44（12）：78-79

第三节　特应性皮炎

特应性皮炎亦称"异位性皮炎"、"遗传过敏性皮炎"，是一种与遗传过敏素质有关的皮炎湿疹类疾病。其特征是皮损多形性并有渗出倾向，自觉瘙痒，在不同的年龄阶段有不同的临床表现。

患者尚可同时伴有过敏性鼻炎、荨麻疹、血管性水肿、哮喘等变态反应表现，也可伴有干皮病、鱼鳞病和掌纹症等；实验室检查可见嗜酸性粒细胞增多，被动转移试验可阳性，血清 IgE 可增高。

❀ 健脾养血汤

党参　茯苓　苍术　白术　当归　地黄　丹参　血藤　赤芍　白芍　陈皮各10g

【用法】水煎服，每天2次，每日1剂。

【功效】健脾燥湿，养血润肤。

【适应证】**特应性皮炎（脾虚血燥型）**。症见：皮肤瘙痒、粗糙、干燥无渗液，伴血痂、抓痕，皮色淡红，面色萎黄，或腹胀纳差，色淡苔白或少苔，脉细或濡缓。

【疗效】本方治疗36例患者中，痊愈12例，显效9例，好转10例，无效5例。

【来源】马一兵，孙丽蕴，王萍．健脾润肤汤联合甘草油治疗特应性皮炎36例临床分析．中国中西医结合皮肤性病学杂志，2009，8（5）：310

❀ 犀角地黄汤加味

生地黄　水牛角　牡丹皮　赤芍　苍术　连翘各10g　茯苓12g　白鲜皮12g　地肤子　蛇床子　紫草各6g　枳壳5g　石斛10g　食盐适量

【用法】水煎服，每天2次，每日1剂。并用剩药三煎取汁并加入少量食盐外洗患处（加盐量以大约为 0.9% 的生理浓度为宜），1 个月为 1 个疗程，连续治疗 2~4 个疗程。

【功效】清热解毒，利湿止痒。

【适应证】**特应性皮炎**。

【临证加减】若慢性病急性发作，皮损糜烂、渗液较多加黄柏、栀子、草薢；若瘙痒较甚加三叶青、白蒺藜、蝉蜕；皮损干燥，甚至皲裂加玄参、麦冬、玉竹；皮损厚硬或见黯黑色干燥丘疹加鸡血藤、穿山甲、三棱；夜寐不安加酸枣仁、夜交藤、合欢花；便溏去紫草加山药、白术；便秘加麻子仁、郁李仁。

【疗效】本方治疗 60 例患者，痊愈 32 例，显效 24 例，无效 4 例。总有效率 93.33%。

【来源】沈昱颖，沈华军. 犀角地黄汤加味治疗特应性皮炎 60 例. 山东中医杂志，2009，28（6）：399

内服合外洗

　　中药内服方：黄连 10g　苦参　黄芩　百部　野菊花　重楼各 30g　石榴皮 20g

　　中药外洗方：硫黄 1.5g　轻粉　枯矾各 0.5g　冰片 0.125g

【用法】将中药熏洗方药物加水 500ml，煎沸，先熏后洗患处，每日早晚各 1 次，每次 20~30 分钟。中药外洗方中药物共研细末，置容器中，加 75% 酒精 100ml，密封，浸泡 24 小时。用棉签蘸液涂擦患处，每天涂擦 2~3 次。1 个月为一疗程。

【功效】清热祛湿，祛风止痒。

【适应证】**特异性皮炎，皮肤瘙痒增厚者**。

【疗效】平均治疗 2.1 疗程，经 6~16 个月（平均 9.3 月）随访，治愈 25 例，好转 17 例，未愈 5 例，总有效率为 89.36%。

【来源】曾昭明，潘伟军. 中药内服外用治疗特应性皮炎 47 例. 新中医，2007，39（3）：56－57

参归地黄汤

　　当归　玄参　生地黄　熟地黄各 10g　茯苓　首乌藤　白鲜皮各

15g　沙苑子 8g

【用法】水煎服，每天 2 次，每日 1 剂。

【功效】养血祛风润燥。

【适应证】**特应性皮炎**（**血虚风燥型**）。临床表现为瘙痒反复发作，患部皮肤干燥肥厚，有抓痕、血痂，兼见食后腹胀，便秘或便溏，舌质淡胖，苔白，脉滑。

【来源】郎娜，姚春海，柏燕军．参归煎剂合湿毒膏治疗血虚风燥型特应性皮炎．中国中西医结合皮肤病性病学杂志，2007，6（1）：22－23

❁ 甘草润肤油

甘草 10g　植物油 100ml

【用法】中药甘草浸入植物油中一昼夜，文火煎至焦枯，离火虑过，去渣备用，使用时直接外用皮损处。

【功效】清除油垢，润泽皮肤。

【适应证】**特应性皮炎**。

【来源】赵炳南，张志礼．简明中医皮肤病学．北京：中国展望出版社，1983

第四节　郁积性皮炎

郁积性皮炎也称静脉曲张性湿疹，是静脉曲张综合征中常见的皮肤表现之一。

本病多见于中老年人。多伴有下肢静脉曲张，常单侧发病，好发于小腿下 1/3 处。早期主要表现为小腿下 1/3 轻度水肿，站立和傍晚时明显，次晨起身时可消退或减轻；胫前下 1/3 及两踝附近常有红斑和褐色色素沉着，这是因红细胞外渗、含铁血黄素沉积所致；继发湿疹样改变时出现丘疹、水疱、糜烂、渗液和结痂等损害，如继发感染则可出现脓疱。皮损反复加重，顽固难治，久之整个小腿皮肤增厚发硬呈棕褐色，在内踝附近易因外伤和感染而发生经久难愈的溃疡。

活血通瘀汤

当归 15g　水蛭 5g　全蝎 3g　人参 10g　赤芍 12g　川芎 12g　苦参 20g　白鲜皮 20g　木瓜 12g

【用法】水煎服，每天 2 次，每日 1 剂。

【功效】活血通瘀。

【适应证】**郁积性皮炎**。

【疗效】本方治疗 30 例患者中，痊愈 20 例，显效 5 例，好转 4 例，无效 1 例，总有效率 83.3%。

【来源】杨红. 活血通瘀汤治疗郁积性皮炎 30 例疗效观察. 中国误诊学杂志，2004，4（5）：735－736

马齿苋合剂外洗方

马齿苋 30g　荷叶 15g　白及 15g　地榆 15g　明矾 10g　何首乌 15g　地肤子 15g　白鲜皮 15g

【用法】上药加水 3000ml，温火煎 30 分钟后取汁 2000ml，去渣倒入盆中温洗患处，2 次/天。7 天为 1 个疗程。

【功效】养血通络，清热除湿，祛风止痒。

【适应证】**郁积性皮炎**。

【临证加减】肤色发红剧痒者加白蒺藜、苦参；皮肤渗出糜烂明显者加大马齿苋用量为 60g，并加败酱草、枯矾；皮疹坚硬者加皂角刺、红花、鸡血藤。

【疗效】本方治疗 50 例患者中，痊愈 34 例，显效 12 例，有效 3 例，无效 1 例，总有效率 92%。

【来源】杨杰，秦录，任翠莲. 中药湿敷治疗郁积性皮炎 50 例. 长春中医药大学学报，2011，27（4）：642－643

苏木红花外洗方

苏木 30g　红花 30g　石榴皮 30g　黄柏 20g　地肤子 30g　白蒺藜 30g　艾叶 60g　芒硝 20g

【用法】将上方药品加水 2000ml 左右浸泡 1 小时，置纱布或干净棉毛巾放于药液中共同煮沸备用。创面红肿明显，渗出较多者取药液冷洗冷敷；创面灰暗、干燥、渗出物较少，温洗温敷。每日 2 ~ 3 次。溃疡创口用大小相当的一层湿纱布覆盖，外覆无菌纱布包扎固定，每日 1 ~ 2 次。每剂药可连用 2 天。

【功效】活血通滞，清热除湿解毒。

【适应证】郁积性皮炎。

【疗效】治愈 32 例，好转 43 例，未愈 3 例，总有效率 96.15%。78 例治疗过程中未见药物副作用发生。

【来源】张玉镇. 中药外洗方治疗郁积性皮炎/溃疡 78 例. 中医外治杂志，2011，21 (3)：29

第五节 汗 疱 疹

汗疱疹又称出汗不良或出汗不良性湿疹，是发生于掌跖及指趾的复发性水疱性疾病。因其发病与汗腺或出汗无明显关系，故多数学者认为这一名称应该摒弃。

本病多见于青壮年男女，常与手足多汗并存，一般于春末夏初开始发病。好发于掌跖及指趾侧面，对称分布。皮损为许多深在性小水疱，约米粒大小，呈半球形，疱壁紧张，内含清澈浆液，其周围皮肤正常，无炎性反应，一般不自行破裂。自觉瘙痒和灼热感。水疱经 2 周可自行吸收，干涸后形成领圈状脱屑。本病通常易复发，进入冬季后逐渐痊愈，常每年定期反复发作。

🌸 加味芍药甘草汤

杭白芍　淮牛膝　煅龙骨　煅牡蛎各30g　生甘草　五味子各10g　桂枝　桑枝各6g　明矾3g

【用法】上方加清水浸泡 20 分钟，再添水约没药面一指节为度，文火煎煮 45 分钟，每日 1 剂，煎 2 道，早晚饭后温服。同时取中药明矾 50g 以温水半盆溶解后浸泡患处约 20 ~ 30 分钟，每日 1 次。

【功效】平肝和营，敛汗消疹。

【适应证】**汗疱疹**。症见：手足部多数粟粒至米粒大深在性、群集性、对称性半球形水疱，自觉灼热、瘙痒或无自觉症状。

【疗效】本方治疗 45 例患者中，痊愈 34 例，显效 5 例，有效 4 例，无效 2 例，总有效率为 95.56%。

【来源】余育承，郑秀东，林科忠，等. 加味芍药甘草汤治疗汗疱疹 45 例. 中华皮肤科杂志，2004，37（3）：171

❀ 土茯苓洗剂

土茯苓 60g　白鲜皮 30g　地肤子 30g　黄柏 30g　薏苡仁 30g　白矾 30g　生地榆 30g

【用法】水煎约 1500～2000ml，待温稍凉更好，浸泡患处，每次 30 分钟，每天 2 次，两天用药 1 剂。

【功效】渗湿清热，止痒收敛。

【适应证】**汗疱疹**。症见：多数水疱，局部多汗，肤色较红，灼热及有痒感，春末夏季多见。

【疗效】56 例全部治愈（指疱疹全部消退，无任何症状），用药 2 剂者 37 例，3 剂者 19 例。总有效率 100%。

【来源】马建国，阮福. 复方土茯苓洗剂治疗汗疱疹 56 例. 中医外治杂志，1997，1：28－29

❀ 三仁汤

杏仁 8g　薏苡仁　淡竹叶各 10g　白蔻仁　制半夏各 5g　川厚朴 7g　滑石 9g　通草　甘草各 3g

【用法】水煎，第一煎口服，第二煎熏洗双手。5 剂为一疗程。

【功效】清热利湿，行气健脾。

【适应证】**汗疱疹**。症见：典型损害为位于表皮深处的小水疱，米粒大小，略高于皮面，分散或成群发生于手掌、手指侧面及指端，干涸后形成脱皮，有不同程度的瘙痒及烧灼感，每年定期发作，反复不已。

【临证加减】热盛，加金银花 12g；气虚，加党参、茯苓各 10g。

【疗效】28 例患者用药 5 天，1 日 1 剂；10 例患者用药 10 天。痊愈（全部皮损消失）35 例，有效（皮损消失 1/3 者）2 例，无效（无变化者）1 例。总有效率为 97.4%。

【来源】李婷，瞿伟，韩丽安．三仁汤治疗汗疱疹 38 例．四川中医，2004，22（9）：80

乌蛇蝉蜕汤加减

乌梢蛇 10g　蝉蜕 8g　荆芥 10g　赤芍 10g　丹皮 10g　佩兰 10g　土茯苓 30g　苦参 10g　藿香 10g　薏苡仁 15g　牡蛎 20g

【用法】内服结合外洗：每日 1 剂，水煎 2 次 500ml，口服 2 次/日，第 3 次煎液浸泡外洗。

【功效】祛风止痒，清热凉血，解毒利湿，收敛止汗。

【适应证】**汗疱疹**。症见：皮疹为多数粟粒至米粒大深在性水疱，呈半球形，略高出皮面，分散或成群发生在手掌或手指侧面和指间，对称分布。

【临证加减】心烦、失眠加栀子、竹叶、茯神，大便秘结加生大黄、芒硝，瘙痒明显加白鲜皮、地肤子。

【疗效】治愈 29 例，好转 5 例，无效 2 例。总有效率为 94%。

【来源】程晓平．乌蛇蝉蜕汤加减治疗汗疱疹 36 例．甘肃中医，1999，12（3）：26－27

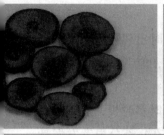
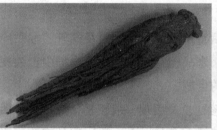
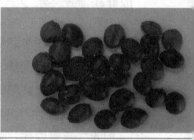

第六章
荨麻疹类皮肤病

第一节 荨麻疹

荨麻疹是一种由于皮肤黏膜小血管扩张和渗透性增加而产生的暂时性局限水肿。典型表现为瘙痒性红斑和风团，部分严重患者可伴发腹痛、呕吐、胸闷、呼吸困难或血压降低等系统表现；急性者常在 1～3 周痊愈，慢性者则可持续数月到数年甚或数十年。

本病为皮肤科常见疾病，约 15%～20% 的人一生中至少发生过一次。根据病程，荨麻疹分为急性和慢性两类，前者在短时期（6 周）内能够痊愈，后者则反复发作达数月（至少 6 周以上）到数年，甚或数十年之久。

（1）急性荨麻疹　以药物、食物和感染为较常见的病因，起病急，发展快。表现为皮肤突然瘙痒，随之出现大小不等的红斑、红色或苍白色或肤色的风团，呈圆形、椭圆形或不规则形，开始时孤立或散在，逐渐扩大，融合成片；真皮乳头水肿使毛囊口向下凹陷，皮肤凹凸不平，呈橘皮样外观；数小时内水肿减轻，风团变成红斑而渐消失，原皮损处不留任何痕迹，持续时间一般不超过 24 小时，但新风团此起彼伏，不断发生，多以傍晚较多。偶见风团表面形成水疱，则称为水疱性荨麻疹，此是由于真皮长时间水肿致使真皮内出现裂隙所致；损伤重时还可出现血疱，即出血性荨麻疹。患者皮肤划痕征阳性。病情严重者可伴有心慌、烦躁、恶心、呕吐甚至血压降低等过敏性休克表现，部分可因胃肠黏膜水肿出现腹痛，剧烈时颇似急腹症，亦可发生腹泻，出现里急后重及黏液稀便，累及气管、喉黏膜时出现呼吸困难甚至窒息；若伴有高热、寒战、白细胞升高等全身中毒表现，应考虑有感染或严重感染如败血症等的可能。

（2）慢性荨麻疹　全身表现一般较轻，红斑、风团时多时少，瘙痒时轻时重，反复发作，持续 2 个月以上，常达数月或数年之久；部分患者发病具有时间性，如晨起或临睡前加重，有的则无一定规律。本型对患者生活、工作及情绪影响较大。

🪷 加味玉屏风散

黄芪 25g　白术 12g　防风　太子参　白芍　蒺藜　地黄各 15g　蝉蜕 8g　当归 10g　紫草 12g　龙骨 20g　牡蛎 20g

【用法】水煎服，每天 2 次，每日 1 剂。同时运用长效三环类抗组胺药地氯雷他定口服。

【功效】益气固表，祛风止痒，调和营卫。

【适应证】**慢性荨麻疹反复发作。**

【临证加减】疹红热甚者，加生石膏 15g、知母 15g；疹淡而肿者，加薏苡仁 15g、茯苓 12g；疹黯受压即发者，加地龙 15g、丹参 20g；心烦夜作者，加珍珠母 20g、磁石 15g。

【疗效】连续使用 4 周后，48 例患者中，痊愈 34 例，显效 12 例，无效 2 例，总有效率 95.8%。

【来源】刘真. 加味玉屏风散治疗慢性荨麻疹疗效观察. 广西中医药，2009，32（1）：16－17

🪷 桂枝麻黄各半汤

桂枝 15g　芍药 15g　麻黄　杏仁　甘草各 10g　生姜 6 片　大枣 6 枚

【用法】水煎服，每天 3 次，每日 1 剂，4 天为 1 个疗程，时间 1~3 个疗程。在服药期间宜清淡饮食，忌辛辣、鱼虾、酒类等腥荤发物之品。

【功效】调和营卫，散风祛邪。

【适应证】**急性荨麻疹**。症见：先有皮肤瘙痒，很快出现风团，呈扁平水肿性隆起，皮损为红色、皮色或白色。风团形状不一，大小不等，可遍布全身，时隐时现，自觉瘙痒，愈搔愈痒。

【疗效】本方治疗 72 例患者中，治愈 56 例，显效 14 例，无效 2 例。总有效率为 97%。72 例中服药最少者 3 剂，最多者 12 剂。

【来源】韩耀军，王玉玺，王松岩. 王玉玺教授运用桂枝麻黄各半汤治疗急性荨麻疹 72 例. 辽宁中医药大学学报，2010，12（3）：110

❀ 四物汤加味

　　熟地黄　当归　白芍　黄芪　地骨皮　沙苑子各 15g　川芎 9g
荆芥炭 12g　防风 12g　甘草 10g

【用法】水煎服，每天 2 次，每日 1 剂。

【功效】滋阴养血，疏风祛邪。

【适应证】**妇女产后慢性荨麻疹**。症见：皮疹平坦，色淡红或等同肤色，瘙痒或不甚痒，皮损发无定所，多迁延日久。伴有过劳则症状加重，午后或傍晚加剧，或有心烦热，失眠多梦，乳少，月经量少，烦躁，冷热不适，小便少，大便干，舌质红或淡，脉沉或细数。

【临证加减】恶风寒者，加细辛 3g；气短乏力者，加白术 12g、白扁豆 12g；畏寒肢冷，加肉桂 9g；面色无华者、语言无力，加龙眼肉 15g；四肢烦热，加地黄 15g；失眠多梦，加生龙骨 20g、生牡蛎 20g。

【疗效】32 例患者，均用药 6 剂见效。均随访 1 年无复发。

【来源】梁发胜. 四物汤加味治疗妇女产后慢性荨麻疹. 光明中医，2009，25（5）：877

❀ 荆防苦参熏洗方

　　防风　艾叶　荆芥　白鲜皮　蛇床子各 20g　苦参 30g　乌梢蛇 30g

【用法】上药加水 1500ml，置熏蒸机蒸锅中，煮沸 15 分钟后，令患者坐入温度适宜的熏蒸机内熏蒸。

【功效】清热祛风止痒。

【适应证】**荨麻疹**。症见：先有皮肤瘙痒，随即出现风团，大小和形态不一，颜色苍白或鲜红，少数病例亦可仅有水肿型红斑。患者自觉瘙痒难忍，夜晚常严重瘙痒，影响睡眠。

【疗效】本方治疗 42 例患者中，其中痊愈 12 例，显效 22 例，有效 6 例，无效 2 例，总有效率为 95.24%。

【来源】刘燕婷，刘妍妍，沈敏娟. 全身中药熏蒸治疗慢性荨麻疹 42 例. 中医外治学杂志，2009，18（1）：38

🪷 多皮饮加味

五加皮　桑白皮　地骨皮　牡丹皮　干姜皮　陈皮　扁豆皮　茯苓皮　白鲜皮　大腹皮　当归　浮萍各 10g

【用法】水煎服，每天 2 次，每日 1 剂。同时与西药氯雷他啶 10mg 口服，每晚 1 次。

【功效】调和阴阳气血，兼以清热散寒，疏风祛湿。

【适应证】**慢性荨麻疹**。

【临证加减】风盛者，加僵蚕 10g、蝉蜕 6g；热重者，加黄芩 10g；气虚者，加生黄芪 15g、何首乌 15g；血虚者，加地黄 30g；阴虚者，加熟地黄 10g、银柴胡 10g；瘙痒重者，加沙苑子 15g、地肤子 15g；睡眠不佳者，加酸枣仁 15g、合欢皮 12g。

【来源】杨桂莲. 多皮饮加味联合西药治疗荨麻疹疗效观察. 四川中医，2010，28（3）：107 – 108

🪷 四逆汤加味

熟附子（先煎）15g　干姜 10g　炙甘草 10g　荆芥穗 5g　肉桂 5g

【用法】水煎服，每天 2 次，每日 1 剂。

【功效】温阳散寒祛风。

【适应证】**慢性荨麻疹**。症见：神情倦怠、畏寒、肌肤不温、口不渴或渴喜热饮、小便清、夜尿多、舌淡嫩、脉弱等少阴病阳虚里寒表现。

【来源】李东海，张横柳，李勇. 从三阴病论治慢性荨麻疹体会. 四川中医，2009，27（2）：107

🪷 蝉萍汤

蝉蜕 15g　浮萍 15g　连翘　赤小豆　桑白皮　白鲜皮　蛇床子

地肤子各 12g　麻黄 6g

【用法】水煎服，每天 2 次，每日 1 剂，5 天为 1 个疗程。

【功效】祛风解表，透疹止痒。

【适应证】**风热型荨麻疹。**

【来源】杨忠俊. 自拟"蝉萍汤"治疗荨麻疹 32 例. 中医药研究, 1996, (6): 10, 24

❀ 变通阳和汤

麻黄　炮姜各 5g　白芥子 10g　红花 10g　熟地黄　桂枝各 12g 鹿角霜　荆芥　防风各 15g　黄芪 18g　炙甘草 6g

【用法】水煎服，每天 2 次，每日 1 剂。

【功效】温卫散寒，养血益气，祛风消疹。

【适应证】**寒冷性荨麻疹。**

【来源】司在和. 变通阳和汤治疗寒冷性荨麻疹 50 例. 广西中医药, 1991, 20, (1): 467

❀ 消风散合苦参洗剂

内服方：荆芥　防风　蝉蜕　苦参　地肤子　当归　知母　牛蒡子各 10g　生地黄　白鲜皮各 15g　苍术 9g　甘草 6g

外用方：苦参　白鲜皮　威灵仙各 30g　地肤子 18g　蛇床子 15g 百部 21g

【用法】内服方水煎服，日 1 剂，外用方水煎搽浴，每日 2 次。

【功效】疏风养血，清热除湿。

【适应证】**荨麻疹。**

【疗效】30 例中，治愈 22 例，好转 3 例，无效 5 例。总有效率占 83.3%。

【来源】曲少华，郑玉玲. 消风散配合苦参洗剂治疗荨麻疹 30 例疗效观察. 新疆中医药, 2005, 23 (6): 16

❀ 活血祛风汤

当归　鸡血藤各 12g　生地 18g　丹参　荆芥　防风各 10g　蝉蜕

6g　浮萍　神曲各9g　甘草3g

【用法】水煎服，每天2次，每日1剂。

【功效】活血祛风。

【适应证】**慢性荨麻疹**。

【临证加减】风盛者加桑叶、白蒺藜、僵蚕；热重者加金银花、丹皮、地丁；湿重者加苍术、泽泻、茯苓；阴虚者加地骨皮、麦冬、玉竹；卫气不固者加黄芪。

【疗效】本方治疗66例患者中，痊愈34例，显效27例，有效3例，无效2例，总有效率92.4%。

【来源】张云平．活血祛风汤治疗慢性荨麻疹66例疗效观察．中国皮肤性病学杂志，2005，19（4）：243

当归饮子加减

　　当归　白芍　川芎　生地黄　炒白蒺藜　防风　荆芥穗各30g
何首乌　黄芪各3g　甘草15g

【用法】上方每日1剂，水煎2次，取汁300ml，分早晚2次口服。前4周每日1剂，分3次服用，小儿处方剂量按比例酌减。第5～6周改为2日1剂，第7～8周，每周2剂。

【功效】调和气血，疏风止痒。

【适应证】**慢性荨麻疹（气血两虚）**。症见：风疹块反复发作，延续数月或数年，劳累后则发作加剧，神疲乏力，舌质淡苔薄，脉细弱。

【临证加减】大便干者，加大黄；痒甚加地肤子；热甚者，加蝉蜕、石膏；血热明显者，加赤芍、丹皮。

【疗效】本方治疗66例患者中，痊愈53例，显效8例，有效5例，无效0例，总有效率为100%。

【来源】任永振．当归饮子加减治疗慢性荨麻疹66例临床观察．云南中医中药杂志，2012，33（9）：38－39

加味六味地黄汤

　　山药　蒺藜　赤芍　熟地黄各15g　防风　蝉蜕　山茱萸　泽泻

各 10g 牡丹皮 9g 茯苓 12g 全蝎（冲）6g

【用法】水煎服，每天 2 次，每日 1 剂。

【功效】扶正祛邪，行血通络，搜风消疹止痒。

【适应证】**慢性荨麻疹。**

【临证加减】若夹湿热者加土茯苓、白鲜皮、薏苡仁各 30g，苦参 15g；阴虚内热者加地骨皮、知母各 15g，黄柏 10g；受热即发者，加牛蒡子 15g，紫草 30g；受风寒即发者加桂枝 10g，苍耳子 15g，蛇床子 30g；便秘者加大黄（后下）8g。

【疗效】共治疗 30 例，总有效率为 96.67%。

【来源】陈双彪. 加味六味地黄汤治疗慢性荨麻疹 30 例. 新中医，2001，33（1）：65－66

慢荨治愈汤

白鲜皮 30g 苦参 20g 黄柏 20g 蛇床子 30g 当归 20g 防风 10g 荆芥 9g 升麻 3g 甘草 6g 川芎 10g

【用法】水煎服，每天 2 次，每日 1 剂。

【功效】祛风除湿止痒。

【适应证】**慢性荨麻疹。**

【临证加减】体虚者加黄芪 15g，党参 10g。

【疗效】共治疗 253 例，总有效率 90.8%。

【来源】刘运梅，张连爱. 慢荨治愈汤加减治疗慢性荨麻疹 253 例疗效观察. 中国社区医师，2004，6（19）：52

阳和汤加减

麻黄 5～10g 熟地黄 30g 肉桂 5～10g 鹿角胶 10g 白芥子 10～15g 当归 10g 苦参 10～30g 防风 10～30g 荆芥 10～20g 蝉蜕 10g 黑芝麻 20g 甘草 10g

【用法】每日 1 剂，水煎早晚分服，7 天为 1 个疗程，治疗 1～4 个疗程。治疗期间停服其他相关药物。嘱忌食辛辣食物及海鲜鱼腥。

【功效】温经补血，散寒通滞。

【适应证】**慢性荨麻疹（血虚型）**。症见：躯干皮肤散在大小不一的淡红白色风团疹块，以双下肢为重，大的融合成环状，瘙痒，伴神疲头晕，劳累后易复发，舌质淡红，苔薄白，脉细。

【临证加减】偏气虚者加白术 10～30g，茯苓 10～30g；舌苔白厚或白腻偏湿者，改熟地黄为生地黄，加苍术 10～30g，白鲜皮 15g；妇女经前出现的冲任不调证加仙茅 10g，淫羊藿 10g。

【疗效】治愈 33 例（1 个疗效治愈 6 例，2 个疗程治愈 15 例，3 个疗程治愈 9 例，4 个疗程治愈 3 例），好转 5 例，未愈 1 例。总有效率 97.4%。

【来源】王少龙，吴素芹. 阳和汤加减治疗慢性荨麻疹 39 例. 山东中医杂志，2000，19（6）：336

🌸 加味麻黄连翘赤小豆汤

赤小豆 20g　连翘　桑白皮　刺蒺藜　金银花　白鲜皮　当归　丹皮　乌梢蛇各 15g　蝉蜕　杏仁各 9g　麻黄　甘草各 6g

【用法】水煎内服，每日 1 剂，日服 3 次。1 个月为一疗程。

【功效】养血活血，祛风除湿。

【适应证】**慢性荨麻疹**。

【临证加减】阴虚内热者加地骨皮、知母各 15g；血虚风燥者加赤芍、生地各 15g；受热即发者加牛蒡子 15g；便秘者加大黄（后下）6g；反复发作者加槐花、紫草各 20g。

【疗效】30 例中治愈 21 例，显效 8 例，总有效率为 96.67%。

【来源】徐树槐. 加味麻黄连翘赤小豆汤治疗慢性荨麻疹 30 例. 四川中医，2004，22（2）：81

🌸 防风通圣散加减

麻黄　荆芥　防风各 10g　薄荷（后下）6g　酒大黄 10g　芒硝 10g　生石膏（先煎）20g　黄芩　当归　白术各 10g　滑石 20g　川芎　连翘　栀子　桔梗各 10g　白芍 15g　甘草 6g

【用法】水煎服，每天 2 次，每日 1 剂。急性荨麻疹 1 周为 1 个疗程，慢性荨麻疹 2 周为 1 个疗程，2 个疗程后统计结果。治疗期间忌食辛辣、鱼、虾等食物。

【功效】疏风解表，通腑泄热，养血和营。

【适应证】**各型荨麻疹**。急性荨麻疹以防风通圣散汤剂为主，慢性荨麻疹以防风通圣散丸剂为主。

【临证加减】病程长、久治不愈者，可加乌梢蛇、僵蚕各15g。

【疗效】痊愈28例，好转10例，无效4例，总有效率90.4%。

【来源】孙旭. 防风通圣散加减治疗荨麻疹42例. 中医杂志，2009，50（S1）：188–189

补阳还五汤加减

黄芪50g　当归15g　赤芍12g　川芎15g　地龙10g　桃仁9g　红花9g

【用法】水煎服，每天2次，每日1剂。治疗期间，不加用任何抗过敏西药、皮质类固醇激素及物理疗法。忌食鱼、虾等腥荤动风之品。

【功效】补益气血，活血行瘀。

【适应证】**慢性荨麻疹（气血虚弱）**。症见：躯干、四肢肌肤泛发大小不等之风疹块，色淡红，皮肤增厚，粗糙，瘙痒难耐，舌质淡，苔薄白，脉沉细而涩。

【临证加减】若风团色红，遇热则发，得冷则减者为兼风热，伍用荆芥、连翘、桑叶、菊花、蝉蜕；若风团色淡，遇冷或风吹即发，得暖可缓者为兼风寒，加葛根、防风、桂枝、荆芥，阳虚寒盛四肢欠温者加用附子；腹泻便溏，肢酸乏力者为兼脾虚湿盛，酌加白术、茯苓、薏苡仁、白鲜皮；瘙痒甚者加用乌梢蛇、珍珠母。

【疗效】20例患者中，痊愈10例，显效6例，有效3例，无效1例，总有效率95%。最短者用药4天，最长者用药15天。

【来源】许跃. 补阳还五汤加味治疗慢性荨麻疹20例. 云南中医学院学报，2003，26（4）：39–41

刘氏消疹汤

葛根　大青叶　酸枣仁各30g　桑白皮　地骨皮　金银花各15g
白鲜皮12g　蝉蜕11g　竹叶　白芷各10g　大黄5~30g

【用法】每天 1 剂，水煎，取汁 100ml，频服。治疗 5 周为一疗程，疗程中每 6 剂药间歇 1～2 天，1 个疗程后观察疗效。治疗期间衣服需清洁柔软，饮食清淡，保持情志舒畅、大便通畅。

【功效】祛风止痒，清热解毒，调和营卫。

【适应证】**慢性荨麻疹。**

【临证加减】风热盛者，加生地黄、牡丹皮、薄荷；风湿盛者，加苍术、黄柏祛风利湿；风毒盛者，加蒲公英、紫花地丁以祛风清热解毒；热盛者，大黄用 10～20g；湿盛者，大黄用 5～10g。

【疗效】治疗组治愈 49 例，好转 13 例，无效 2 例，总有效率为 96.9%。

【来源】刘仁斌，王飞，等．消疹汤治疗慢性荨麻疹 64 例．新中医，2009，41（12）：77－78

❧ 黄芪祛风汤

黄芪 30g 夜交藤 12g 生地 18g 当归 丹参 荆芥 防风各10g 蝉蜕 6g 浮萍 9g 甘草 3g

【用法】水煎服，日 1 剂。

【功效】益气养血，活血祛风固表，调和营卫。

【适应证】**慢性荨麻疹。**

【临证加减】风盛者，加桑叶、白蒺藜、僵蚕；热重者，加金银花、丹皮、紫花地丁；湿重者，加苍术、泽泻、茯苓；阴虚者，加地骨皮、麦冬。

【疗效】本方治疗 48 例患者中，痊愈 23 例，显效 14 例，好转 5 例，无效 6 例，总有效率 87.5%。

【来源】王均．黄芪祛风汤治疗慢性荨麻疹 48 例小结．中医药导报，2009，15（12）：47

第二节 丘疹性荨麻疹

丘疹性荨麻疹又称荨麻疹性苔藓、婴儿苔藓、剧痒性婴儿苔藓，是一种以婴幼儿及儿童多见、以瘙痒性、风团样丘疹和（或）风团样丘疱疹为特征的季节性皮肤病。

临床表现以春、夏、秋季节容易发病，冬季偶有散发。一般幼儿及儿童患者较多，成人较少，如是呈流行性群体发病，常多见于幼儿园、学校、或集体宿舍等。皮损为躯干及四肢伸侧分布的群集性或散在性、绿豆至花生米大小的、略呈纺锤形或椭圆形的红色风团样丘疹和（或）丘疱疹，有的皮损可有伪足，顶端常有小水疱，有的发生后不久便成为半球形隆起的紧张性大水疱，内容清，周围无红晕，疱壁呈皮肤色或淡红色或淡褐色，新旧皮损常同时间隔存在；一般幼儿患者红肿明显、并有大疱，常因剧痒而影响睡眠，搔抓可引起继发感染；一般无全身表现，局部淋巴结不肿大。皮损经1～2周消退，留下暂时性色素沉着，如有新皮损陆续发生可使病程迁延而容易复发。

韩氏消疹汤

荆芥10g 防风10g 蝉蜕12g 金银花 白鲜皮 地肤子 沙苑子各15g 地黄10g 赤芍10g

【用法】每剂药物用凉水浸泡半小时，加水浸过药面，用武火煎沸后，用文火煎沸15分钟，滤出药汁，1天内分2～3次服完，第2次煎药时，加水量适当增加，沸后倒入脸盆中，用纱布或毛巾蘸药液进行全身洗浴，每天2次（避免着凉感冒）。治疗期间避免食鱼虾及辛辣刺激性食物。

【功效】清热利湿，祛风止痒。

【适应证】**丘疹性荨麻疹。**

【临证加减】有水疱者，加车前子8g；继发感染者，加蒲公英15g、紫花地丁15g、野菊花10g、马齿苋10g；鱼虾等食物引起者，加紫苏叶8g、胡黄连6g；消化不良者，加焦三仙（即山楂、神曲、大麦芽）各15g；有便秘者，加生大黄8g、玄明粉3g（冲服）。

【疗效】治疗3天，皮疹消退者125例；治疗4天，皮疹完全消退者58例；治疗5天以上，皮疹完全消退者36例。1年后随访178例，占患者总数的81.3%，未再发病者167例，占93.8%，再次发病者11例，占6.2%。所有观察病例均未发现不良反应。

【来源】韩敬桥，张吉凤，杜显霞．自拟消疹汤治疗丘疹性荨麻疹219例临床观察．河北医学，2001，7（7）：666－667

🏵 三仁汤加减

薏苡仁 30g 杏仁 15g 豆蔻 竹叶 厚朴 半夏 通草各 10g 滑石 15g 防风 15g 荆芥 10g

【用法】共煎 2 次。水煎取汁 250ml。2~6 岁,每日 80ml;6~12 岁,每日 125ml;>12 岁,每日 250ml。另取水煎剂湿敷或外搽,每日 3~5 次。药液分早晚 2 次服。本方以 7 日为 1 个疗程。

【功效】宣畅气机,清利湿热。

【适应证】**丘疹性荨麻疹**。症见:身重疼痛,舌白,不渴,脉弦细而濡。

【疗效】45 例患者中,痊愈 38 例,显效 4 例,有效 2 例,无效 1 例。总有效率 97.8%。

【来源】陈信生,刘文静. 三仁汤加减治疗丘疹性荨麻疹 45 例. 河北中医,2009,31(3):392

🏵 荆防汤

荆芥 防风 蒲公英各 12g 牛蒡子 15g 鸡内金 茯苓 连翘各 10g 金银花 15g 蝉蜕 6g 赤芍 10g 甘草 6g

【用法】水煎服,每天 3 次,每日 1 剂。禁食鱼虾、辛辣食物。3 天为 1 个疗程,视病情治疗 1~10 个疗程。

【功效】疏风清热,健脾利湿止痒。

【适应证】**丘疹性荨麻疹**。

【临证加减】湿盛者,加泽泻 10g、赤小豆 15g、白鲜皮 9g;热盛者,加知母 10g、石膏 15g。

【疗效】58 例患者中,痊愈 49 例,有效 8 例,无效 1 例,总有效率为 98.27%。

【来源】吴显凤. 中药治疗丘疹性荨麻疹 58 例. 中国中医急症,2007,16(4):389

🏵 消疹止痒酊

苦参 薄荷 白鲜皮 蛇床子 地肤子 百部各 30g 60% 酒精 1200ml

【用法】将上药入酒精中浸泡1周，过滤后贮瓶中，用时以毛刷蘸药酊外搽，每日5次，或感觉瘙痒即搽，直至皮疹消退，瘙痒消失。治疗期间忌食鱼、虾等物。

【功效】清热燥湿，祛风止痒。

【适应证】**丘疹性荨麻疹**。症见：皮疹表现为黄豆粒至蚕豆粒大小、红色纺锤型丘疹，散在分布于躯干或四肢。

【疗效】109例患者中，痊愈88例，显效21例，总有效率为100%。

【来源】刘艳.消疹止痒酊治疗丘疹性荨麻疹109例.中国民间疗法，2007，15（1）：17

止痒消疹搽剂

白鲜皮　蛇床子　地肤子　浮萍　薄荷　炉甘石粉各50g　冰片20g　蒸馏水1000ml　呋喃西林粉10g

【用法】将上药入酒精中浸泡1周，过滤后贮瓶中，用时以毛刷蘸药酊外搽，每日5次，或感觉瘙痒即搽，直至皮疹消退，瘙痒消失。治疗期间忌食鱼、虾等物。

【功效】清热祛风止痒。

【适应证】**丘疹性荨麻疹**。

【疗效】129例患者中，痊愈104例，显效25例，总有效率100%。

【来源】马建国.止痒消疹搽剂治疗丘疹性荨麻疹129例.中医外治杂志，2001，10（5）：4

第三节　血管性水肿

血管性水肿又名血管神经性水肿、Quincke水肿、巨大型荨麻疹、急性界线性皮肤水肿等，以皮下组织疏松部位的皮肤或黏膜突然发生、界限不清、局限性水肿为特点，可分为获得性血管性水肿和先天性血管性水肿两种类型。

遗传性血管性水肿的发病率极低（有人报道其不足1%），绝大多数为获得性血管性水肿。两型的主要临床表现相似，均为突然发生的局限性水肿，多见于皮下组织疏松处（如眼睑、口唇、包皮、手、足、头皮、耳廓等部位），口腔黏膜、舌、喉亦可发生。水肿处皮肤紧张发亮，境界不明显，呈淡红色、皮肤色或苍白色，质软，为非凹陷性；水肿约经 2~3 天消退，部分患者可持续 1 周，消退后不留痕迹。自觉不痒或有轻痒、麻木、灼烧或其他不适感；一般无全身表现，如喉头黏膜发生水肿时可出现气闷、喉部不适、声嘶、呼吸困难，甚至引起窒息而死亡；如累及消化道可有腹痛、腹泻、恶心和呕吐等表现；本病的水肿性损害常常在同一部位反复发生，同时合并荨麻疹者较多。

🌸 清热散风汤

荆芥　山栀子　制大黄各 9g　黄柏 12g　蝉蜕 6g　车前子 9g（包）　生甘草 6g

【用法】水煎服，每天 2 次，每日 1 剂。

【功效】散风，清热，利湿。

【适应证】**血管性水肿**。

【临证加减】水肿甚者加猪苓、茯苓各 12g，泽泻 9g；恶心呕吐者黄连 3g，姜半夏 9g；腹泻者加黄芩炭、银花炭各 9g。

【疗效】治疗 60 例患者中，痊愈 42 例，有效 16 例，无效 2 例，总有效率 96.7%。

【来源】王金芳. 清热散风治疗血管性水肿 60 例. 中国中医急症，1998，7（1）：26

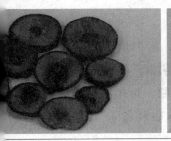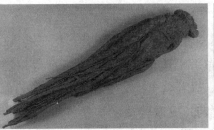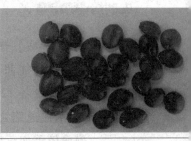

第七章

血管性皮肤病

第一节　过敏性紫癜

过敏性紫癜是主要侵犯皮肤或其他器官毛细血管和细小血管的一种过敏性血管炎。临床特点为非血小板减少性紫癜，表现为皮肤黏膜上出现瘀点及瘀斑，可同时伴有腹痛，关节肿痛及肾脏病变，男性儿童多见。

本病好发于3～10岁人群，男性发病率高于女性。好发于下肢伸侧及臀部，对称分布，重者可累及上肢及躯干。发病前常有上呼吸道感染表现并伴有低热、全身乏力不适、头痛、食欲不振等症状，继而皮肤及黏膜出现小而散在瘀点或呈稍隆起的斑丘疹出血性紫斑，有融合倾向，也可发生水疱或溃疡，2～3周后瘀点、瘀斑颜色由暗红变为淡黄褐色而渐消退，皮损可成批反复出现。

🪷 紫癜汤

当归　川芎　地黄　白芍各10g　白茅根　紫花地丁　蒲公英牡丹皮　侧柏炭　仙鹤草　阿胶珠　槐花炭　甘草各6g

【用法】水煎服，每天2次，每日1剂。10日为1个疗程。

【功效】活血化瘀，凉血止血。

【适应证】**过敏性紫癜**。症见：双下肢紫斑，颜色鲜血，并高出皮面为深丘疹，压之不褪色，偶有腹痛，关节肿痛，尿血，舌红，苔薄黄。

【临证加减】热盛者加紫草、徐长卿、栀子各6g，水牛角4g，以清热凉血；阴虚者加茜草、旱莲草、女贞子各10g等以滋阴清热凉血；气虚者加黄芪、党参各12g以补气健脾；关节肿痛者加鸡血藤、川牛膝、威灵仙各6g等活血通络之药；皮肤紫癜者加白鲜皮、蝉蜕、防风各4g等祛风之品，瘀血较重加三棱、莪术、水蛭各4g以活血瘀。

【疗效】本方治疗40例患者中，除1例因肾脏损伤较重，尿检无明显改善外，余39例，痊愈25例，好转14例（均合并有肾脏损伤，尿红细胞未消失），总有效率97.5%。

【来源】杨丽荣. 紫癜汤加减治疗过敏性紫癜40例. 陕西中医，2003, 24（12）：1096-1097

消斑汤

牡丹皮10g　地黄15g　赤芍12g　黄芩10g　栀子10g　当归15g　茜草12g　槐花10g

【用法】水煎服，每天2次，每日1剂。10～15日为1个疗程。

【功效】清热凉血，解毒消瘀，兼以清肝止血。

【适应证】过敏性紫癜。

【临证加减】发热者，加银花15g，连翘10g，板蓝根20g；便血者，加地榆10g，炒蒲黄10g，血余炭5g；尿血者，加大、小蓟各10g，琥珀末3g（冲服）白茅（20g）；鼻衄者，加玄参15g，藕节20g；腹痛者，加白芍药15g，玄胡索10g，广木香10g（后下）；关节炎肿痛者，加防己10g，乳香3g，没药3g；肢体浮肿者，可酌加车前子20g，泽泻15g，茯苓皮15g。

【疗效】本方治疗51例患者中，痊愈43例，好转4例，有效4例，总有效率为72.6%。

【来源】原冬亚，李霞丽，路世亮. 消斑汤加味治疗过敏性紫癜51例. 中国医疗前沿，2009, 23：20

紫蝉抗敏汤

紫草12g　蝉蜕10g　水牛角粉10g　地黄炭15g　牡丹皮10g　赤芍15g　白芍15g　三七粉6g　茜草根12g　白茅根30g　大黄炭6g

甘草 10g　大枣 10g

【用法】水煎服，每天 2 次，每日 1 剂。7 日为 1 个疗程，共 1~5 个疗程。

【功效】活血化瘀，清热解毒。

【适应证】**过敏性紫癜**。

【临证加减】①热伤营血型：初起斑色鲜红，逐渐变紫，伴有皮肤瘙痒或风团，分布密集，紫癜对称分布，出没迅速，以下肢伸侧及臀部多见，舌红，苔薄黄，脉数。方用紫蝉抗敏汤加连翘 12g，风团明显加防风 10g，关节肿胀加秦艽 15g，瘙痒剧烈加苦参、蛇床子各 10g。②阴虚火旺型：斑色紫红，色不鲜明，时发时止，分布稀疏，兼见颧红，潮热盗汗，伴鼻血或月经过多，手足心热，口干，舌红少苔或光苔，脉细数。治宜滋阴降火、养阴清热，方用紫蝉抗敏汤加青蒿 15g、栀子 10g、地骨皮 15g。③统摄不固型：时愈时起，病程缓慢，病程较长，斑色暗淡，精神萎靡，面色无华，头晕目眩，心悸气短，舌淡苔薄，脉沉细无力。治宜健脾益气、益气摄血，方用紫蝉抗敏汤加黄芪 15g、白术 15g，去紫草加山药 10g、枣仁 20g、远志 12g。④脾肾阳虚型：病程较长，斑色紫暗，腰膝酸软，纳少，腹痛，舌淡，脉弦涩。治宜补肾摄血、安络止血，方用紫蝉抗敏汤加附子、肉桂各 10g，纳少加焦三仙各 10g。⑤紫癜肾型：除皮肤紫癜症状外，尿血，便血，水肿，蛋白尿，舌红少苔，脉濡细。治宜利湿清热、益气摄血，方用紫蝉抗敏汤加茯苓 12g、车前子 10g、龙眼肉 10g、白术 15g、益母草 15g。

【疗效】本方治疗 60 例患者中，治愈 47 例，有效 12 例，无效 1 例（肾型），总有效率 98%。治疗 1 个疗程内 26 例，2 个疗程内 20 例，3 个以上疗程 12 例，平均治疗 21.7 天。

【来源】杨磊，张志发. 紫蝉抗敏汤治疗过敏性紫癜 60 例. 现代中西医结合杂志，2010，8：986－987

芦根外洗汤

鲜芦根 15~30g　鲜茅根 15~30g　鸡血藤 15g　金银花（藤）15g　牛膝　茯苓皮　牡丹皮　白鲜皮　赤芍　丹参各 9g　赤小豆 15g

【用法】水煎外洗患处，每天 2 次。同时采用维生素 C 0.1g，每日 3 次口服，维生素 P 20mg，每日 2 次口服；中药青紫合剂（青黛、紫草、白芷、丹参等组成，本院制剂）口服，另加对症治疗。

【功效】凉血止血。

【适应证】**过敏性紫癜。**

【来源】史学，王静. 中药外洗配合中西药口服治疗小儿过敏性紫癜50例. 中国中西医结合杂志，2005，25（10）：906

🪷 紫草荆芥外洗方

紫草　地榆　荆芥　大黄　仙鹤草各30g　赤芍20g

【用法】水煎外洗患处，每日1~2次。

【功效】凉血止血。

【适应证】**过敏性紫癜。**

【来源】范瑞强，禤国维. 中西医结合治疗皮肤病性病. 广州：广东人民出版社，1996

🪷 小儿紫癜方1

何首乌10g　生地20g　蝉蜕6g　炙僵蚕20g　全蝎3~5g　紫珠草10g　阿胶珠10g　血见愁10g　丹皮10g　墨旱莲10g　金银花藤10g　青风藤10g　徐长卿5~10g　甘草5g

【用法】水煎服，每天2次，每日1剂。

【功效】祛风清热，凉血止血。

【适应证】**小儿过敏性紫癜（急性期）。**

【临证加减】血尿明显加小蓟10g，白茅根10g；尿检有蛋白加荠菜花10g，玉米须10g；尿检有白细胞加石韦10g，凤尾草10g；浮肿明显加生麻黄3~5g，车前子（布包）10g；关节痛明显加川牛膝10g，怀牛膝10g，腹痛加杭白芍20g，元胡10g；头痛加钩藤10g，白蒺藜10g。

【疗效】治疗组显效54例（90.0%），有效6例（10.0%），总有效率为100%。

【来源】李荣平. 中药辨证治疗小儿过敏性紫癜60例. 辽宁中医杂志，2007，34（4）：455-466

🪷 小儿紫癜方 2

何首乌 10g　生地 20g　玄参 6g　北沙参 10g　麦冬 10g　紫丹参 10g　参三七 10g　丹皮 10g　赤芍 10g　紫珠草 10g　墨旱莲 10g　徐长卿 5～10g　甘草 5g

【用法】水煎服，每天 2 次，每日 1 剂。

【功效】滋阴清热，化瘀止血。

【适应证】**小儿过敏性紫癜（恢复期）。**

【临证加减】血尿明显加小蓟 10g，白茅根 10g；尿检有蛋白加荠菜花 10g，玉米须 10g；尿检有白细胞加石韦 10g，凤尾草 10g；浮肿明显加生麻黄 3～5g，车前子（布包）10g；关节痛明显加川牛膝 10g，怀牛膝 10g，腹痛加杭白芍 20g，元胡 10g；头痛加钩藤 10g，白蒺藜 10g。

【疗效】治疗组显效 54 例（90.0%），有效 6 例（10.0%），总有效率为 100%。

【来源】李荣平. 中药辨证治疗小儿过敏性紫癜 60 例. 辽宁中医杂志，2007，34（4）：455－466

第二节　变应性皮肤血管炎

变应性皮肤血管炎是一种主要累及真皮浅层小血管及毛细血管的炎症性坏死性皮肤病。

本病为急性发病，患者多为青年。皮损呈多形性，初发皮损为粟粒及绿豆大小的褐色丘疹及瘀点、瘀斑，逐渐发展为深红色红斑结节、紫癜性斑丘疹等，压之不褪色，在此皮损上可发生水疱、血疱、坏死及溃疡，上覆干性血痂，也可出现多形红斑或圆环状紫癜及结节，溃疡愈合后常留有萎缩性瘢痕，临床上虽以多种皮损同时发生，但以紫癜、结节、坏死、溃疡为临床主要特征；皮损好发于下肢、臀及踝部，对称分布，也可发生在全身其他部位如上肢及胸背部。自觉瘙痒、疼痛及烧灼感，极少无自觉症状，可伴轻度发热、头痛、乏力及全身关节酸痛不适等；部分患者同时有内脏损害，约 1/3 患者肾脏受累，胃肠道受累可发生腹痛及便血，周围或中枢神经系统受累患者可出现头痛、感觉及运动障碍、复视、出血性视网膜炎、吞咽困难等，有些患者肺部有弥漫性、结节样损害及心、肝、脾多脏器损害，此型称为变应性皮肤－系统性血管炎。本病病程慢性，常反复发作，迁延数月，甚达数年。

🪷 崔氏药方

柴胡9g　黄芩12g　葛根30g　浮萍20g　蝉蜕20g　白茅根30g　水牛角20g　薏苡仁30g　香附15g　甘草10g

【用法】水煎服，每天2次，每日1剂。

【功效】凉血化瘀，消斑理气。

【适应证】**变应性皮肤血管炎**。症见：下肢出现对称散在的如杨梅或更大的疼痛性皮下结节，病程长、反复发作。

【临证加减】阴虚有热明显者，可加生地、丹皮，缓解期为助阳通络可加制附子。

【疗效】治愈：症状、体征消失，2年内无复发25例；好转：症状、体征明显改善但有复发者6例；无效：症状、体征无改善甚则进展，共1例，总有效率96.7%，有效病例疗程平均32.4天。

【来源】吴建萍，崔炎.崔公让中药治疗变应性皮肤血管炎32例.辽宁中医杂志，2010，37（11）：2171－2172

🪷 清热利湿饮

金银花　土茯苓各30g　黄芩　龙胆草　当归　柴胡　栀子　泽泻各9g　牡丹皮　车前子（包）　生地各15g　甘草6g

【用法】水煎服，每天2次，每日1剂。

【功效】清热利湿。

【适应证】**变应性皮肤血管炎**。

【临证加减】溃疡者加薏苡仁30g，牛膝15g，黄柏9g；瘀点瘀斑较重者加紫草、茜草、侧柏叶各10g。

【疗效】痊愈21例，显效6例，有效2例，无效3例，总有效率为90.63%。5例患者出现轻度腹泻但坚持服药未影响治疗，对症加入健脾类中药（如炒白术15g）后症状消失。

【来源】侯慧霞，陈子良．清热利湿饮治疗变应性皮肤血管炎 32 例疗效观察．山西中医，2012，28（7）：17－18

桃红四物汤合四妙散

当归 15g　赤芍药　桃仁各 12g　生地黄 15g　红花　川芎各 9g　丹参 18g　王不留行 9g　川牛膝 12g　苍术 9g　黄柏 12g　薏苡仁 15g　苦参 20g

【用法】水煎服，每天 2 次，每日 1 剂。

【功效】清热燥湿，活血化瘀，通络散结。

【适应证】**变应性皮肤血管炎**。

【临证加减】发热者加荆芥、黄芩各 9g；咽喉肿痛者加山豆根、射干各 9g；关节疼痛者加独活 12g；水肿明显者加益母草 12g，茯苓 15g；结节不红而硬者去生地黄加三棱、莪术各 9g；全身疲乏困倦明显者加黄芪 18g，党参 15g。

【疗效】症状、体征消失，1 年内无复发，共 13 例；好转：症状、体征明显改善或症状、体征虽消失，但 1 年内又复发者，共 15 例；无效：症状、体征无改善，仍反复发作，共 4 例。总有效率为 87.5%，有效病例疗程平均为 32.4 日。

【来源】张玉怀．桃红四物汤合四妙散治疗皮肤变应性结节性血管炎 32 例．河北中医，1999，21（5）：282－283

五根一皮汤

白茅根 30g　紫草根　茜草根　板蓝根　栝楼根（天花粉）各 20g　牡丹皮 10g

【用法】水煎服，每天 2 次，每日 1 剂。30 天为 1 个疗程。药物组成及用量在治疗期间不作加减。症状消失后再坚持服药 1 个疗程。

【功效】凉血活血，清热解毒。

【适应证】**变应性皮肤血管炎**。症见：以皮损为首发及主要表现，皮损表现呈多形性，多双侧同时出现。皮损多伴有瘙痒或疼痛。

【疗效】本方治疗 46 例患者中，治愈 38 例，好转 7 例，无效 1 例。总有效率为97.8%。

【来源】张力，覃锋，张春霞．五根一皮汤治疗变应性血管炎46例临床观察．新中医，2011，43（7）：68-69

清热利湿方

金银花10g　玄参10g　当归12g　黄柏10g　苍术10g　土茯苓10g
生薏苡仁20g　川牛膝10g　鸡血藤12g　川芎10g　红花10g　甘草6g

【用法】水煎服，每天2次，每日1剂。

【功效】清热利湿，活血通络。

【适应证】**变应性皮肤血管炎（湿热阻络，血热瘀结型）**。症见：皮损以紫癜性斑丘疹、风团、血疱、瘀斑、溃疡等为主，皮疹鲜红，舌红，苔薄黄或腻，脉滑数。

【临证加减】热盛酌加凉血解毒之品。下肢肿胀者，可随证加生薏苡仁、泽泻、泽兰；关节疼痛者，加海风藤、秦艽；结节难退者，加川贝母、夏枯草；溃疡痛甚者，加乳香、没药。

【来源】刘源，陆原，杨玉峰，等．变应性皮肤血管炎中医辨证治疗临床研究．中国中西医结合皮肤性病学杂志，2011，10（1）：16-19

益气活血方

黄芪15g　当归10g　桃仁10g　红花10g　川芎10g　金银花10g
玄参10g　牛膝10g　鸡血藤12g　土茯苓10g　半夏10g　甘草6g

【用法】水煎服，每天2次，每日1剂。

【功效】益气活血，托毒去湿。

【适应证】**变应性皮肤血管炎（气虚血瘀，痰湿凝阻型）**。症见：皮疹反复发作，留有色素沉着，或结节日久，或萎缩性瘢痕，或溃疡经久不愈，腐肉不脱，新肉难生，伴有气短、纳少、倦怠、头晕，舌淡或有瘀斑，脉细涩无力。

【临证加减】下肢肿胀者可随证加生薏苡仁、泽泻、泽兰；关节疼痛者，加海风藤、秦艽；结节难退者，加川贝母、夏枯草；溃疡痛甚者，加乳香、没药。

【来源】刘源，陆原，杨玉峰，等．变应性皮肤血管炎中医辨证治疗临床研究．中国中西医结合皮肤性病学杂志，2011，10（1）：16－19

🌸 温阳散寒方

熟地黄10g　白芥子10g　肉桂8g　黄芪15g　当归10g　川芎10g　牛膝10g　仙茅10g　仙灵脾10g　半夏10g　制附子10g　甘草6g

【用法】水煎服，每天2次，每日1剂。

【功效】温阳散寒，利湿化瘀。

【适应证】**变应性皮肤血管炎（阳虚寒凝，瘀湿阻络型）**。症见：病程日久，反复发作，皮疹颜色灰暗，结节日久难消，脓液稀薄，新肉不生，伴下肢浮肿，腰膝酸软，畏寒肢冷，面色苍白，舌质淡胖，苔白滑，脉沉细。

【临证加减】下肢肿胀者，可随证加生薏苡仁、泽泻、泽兰；关节疼痛者，加海风藤、秦艽；结节难退者，加川贝母、夏枯草；溃疡痛甚者，加乳香、没药。

【来源】刘源，陆原，杨玉峰，等．变应性皮肤血管炎中医辨证治疗临床研究．中国中西医结合皮肤性病学杂志，2011，10（1）：16－19

第三节　结节性红斑

结节性红斑是发生于皮下脂肪的结节性炎症性疾病，真皮脉管及脂膜受累。

患者多为青年女性，有文献报道男女比例可达（6~7）：1，大部分年龄在20~35岁之间，好发于春秋季节。发病前常有前驱症状，如低热（少数高达38℃以上）伴肌痛、关节酸痛及全身乏力不适，数日后在双胫前外侧常突然发生疼痛性结节，周围组织水肿，略高出皮面，有压痛，表面鲜红至暗紫红色，少数可发生在大腿及上臂上，皮损约经数周后可自行消退，不发生溃疡、瘢痕及萎缩，但常反复发作。临床上有部分患者结节持久不退，即慢性结节性红斑或迁移性结节性红斑，病程常可持续1~2年，多发于女性小腿前侧，炎症及疼痛轻微，不发生溃疡。

四妙勇安汤加味

金银花　玄参　忍冬藤各30g　当归　蒲公英　鸡血藤　川牛膝各15g　泽兰10g　青风藤15g　海风藤15g　生牡蛎30g　甘草6g

【用法】水煎服，每天2次，每日1剂。

【功效】和营凉血，清热利湿。

【适应证】**结节性红斑**。

【临证加减】发热、咽痛、头痛者，加荆芥、牛蒡子；肢节酸痛者，加羌活、独活、威灵仙、木瓜；下肢肿甚者，加赤小豆、泽泻。

【疗效】47例患者临床治愈44例，占93.6%；症状减轻3例，占6.4%。其中治愈患者半年内随访均无复发。

【来源】朱鑫鸿.四妙勇安汤加味治疗结节性红斑47例.甘肃中医学院学报，2001，18（1）：42

复元活血汤加减

桃仁　红花　当归各12g　天花粉　柴胡　炒穿山甲各10g　大黄6g

【用法】水煎服，每天2次，每日1剂。服药3周为1个疗程。

【功效】活血化瘀，益气扶正。

【适应证】**结节性红斑**。

【临证加减】急性发病，结节鲜红，高出皮肤，触之灼热，关节疼痛，舌红苔黄，脉滑数者，加白花蛇舌草、虎杖、连翘、金银花藤、牡丹皮、紫草等；缓慢发病，结节鲜红或紫红，伴下肢沉重，肢节酸痛，舌苔黄厚腻，脉濡者，加泽兰、广防己、川萆薢、苍术、生薏苡仁、黄柏、牛膝等；结节反复发作，病程数年，结节略高于皮肤表皮，按之可及，皮色淡暗，按压轻痛，舌淡苔白，脉沉细者，加生黄芪、党参、白芍、炒白术、丹参、大血藤等；结节不消达数月，色暗，触之不热，按之酸胀轻痛，伴关节酸胀，发紧麻木，活动不利，时轻时重，咳嗽，胸闷者，加半夏、胆天南星、僵蚕、炒白芥子、水蛭等。

【疗效】本方治疗30例患者中，痊愈7例，显效11例，有效9例，无效3例。总有效率为90%。

【来源】王玉明，张云云.复元活血汤加减治疗结节性红斑30例.湖南中医杂志，

2003，19（2）：59

🪷 苦柏汤

苦参 15~30g　黄柏 12g　薏苡仁 30g　苍术 10g　地黄 15g　玄参 12g　丹参 15g　麦冬 10g　川牛膝 30g

【用法】水煎服，每天 2 次，每日 1 剂。

【功效】清热利湿。

【适应证】**结节性红斑**。症见：胫骨两侧出现结节，结节开始色鲜红，1 周左右逐渐变成黯红色，界限清楚、压痛明显、不破溃、愈后不留瘢痕；结节数目几个至数十个，为花生米至核桃大小圆形或椭圆形皮下硬结，有时几个结节融合在一起，或对称性分布。

【临证加减】若表证明显者加金银花 30g，连翘、荆芥各 10g；骨节酸痛者加赤芍、威灵仙各 15g；下肢肿甚者加防己 10g、赤小豆 12g、冬瓜皮 18g；若湿热重者，加豨莶草 10g、木瓜 30g、萆薢 10g，以祛湿热、强筋骨；若下部湿疮，可加赤小豆、土茯苓各 30g；结节疼痛明显加乳香、没药、香附各 6g；关节痛加威灵仙、独活、泽兰各 10g；水肿明显加车前子 10g、益母草 15g；纳呆、呕恶、舌苔黄厚腻者，加陈皮 10g、竹茹 15g、制半夏 15g；气虚明显者，加党参 15g、龙眼肉 10g、黄芪 15g；红肿痛甚、反复不愈、功能受限者，加白花蛇舌草 15~30g 或土茯苓 15g。

【疗效】本方治疗 37 例患者中，治愈 33 例，好转 4 例，总有效率为 100%。疗程最短 12 天，最长 45 天，平均 19.53 天。

【来源】高新娅，李晓为. 苦柏汤加减治疗结节性红斑疗效观察. 中国中医药信息杂志，2008，15（4）：74-75

🪷 实脾饮

茯苓 10g　白术 10g　炙甘草 10g　附子（先煎）　干姜　厚朴　木香　草果　木瓜各 6g

【用法】水煎服，每天 2 次，每日 1 剂。连用 10 天为 1 个疗程，视病情治疗 1~3 个疗程。

【功效】健脾利湿。

【适应证】结节性红斑。

【临证加减】关节酸痛者加元胡 10g、鸡血藤 10g；伴咽痛头痛加木蝴蝶6g、牛蒡子 6g；皮肤灼热红肿、结节色红，加连翘 10g、金银花 10g；皮损在下肢加牛膝 6g，上肢加桑枝 6g。

【疗效】本方治疗 56 例患者中，痊愈 30 例，显效 17 例，有效 6 例，无效 3 例。总有效率为 94.64%。

【来源】李霞. 实脾饮加减治疗结节性红斑 56 例. 中国医疗前沿（学术版），2008，3（11）：89－90

🪷 二猫解毒消斑汤

猫爪草　忍冬藤　土茯苓各 30g　牡丹皮　赤芍　玄参　广防己各 12g　黄药子　鬼箭羽　黄柏　猫眼草各 10g　海桐皮 20g

【用法】水煎服，每天 2 次，每日 1 剂。疗程为 2 周。

【功效】清湿热，通经络，散瘀结，止疼痛。

【适应证】结节性红斑。

【疗效】本方治疗 50 例患者中 36 例治愈（红斑消退，自觉症状消失），10 例好转（红斑消退 30% 以上，自觉症状明显减轻），4 例未愈（红斑结节无变化或有新的皮损出现）。总有效率为 92%。

【来源】王志良，杨锡明，马晓晋，等. 二猫解毒消斑汤治疗结节性红斑 50 例. 浙江中医杂志，2010，45（2）：141

🪷 凉血消斑外洗方

蒲公英 30g　丹参 30g　紫草 30g　大黄 30g　牡丹皮 20g　白芷20g　黄柏 30g

【用法】水煎，外洗患处。

【功效】凉血解毒，消斑。

【适应证】结节性红斑。

【来源】范瑞强，禤国维. 中西医结合治疗皮肤病性病. 广州：广东人民出版社，1996

萆薢渗湿汤加减

黄柏 12g　萆薢 15g　茯苓 30g　生薏苡仁 30g　丹皮 20g　泽泻 10g　滑石 30g　元胡 15g　银花藤 30g　茜草 15g　川牛膝 10g

【用法】水煎服，每天 2 次，每日 1 剂。饭前服，若胃肠功能较差者可饭后服。

【功效】清湿热，通经络，散瘀结，止疼痛。

【适应证】结节性红斑。

【临证加减】伴发热者加芦根 30g，金银花 30g，连翘 15g；关节疼加秦艽 10g，桑寄生 15g，鸡血藤 15g；舌苔黄厚者加黄连 5g，石菖蒲 15g，厚朴 6g；胸闷纳呆、舌苔白腻加陈皮 12g，麦芽 15g，佩兰 10g；疼甚加白花蛇舌草 30g，威灵仙 15g；下肢肿甚加赤小豆 15g，车前子 30g；咽疼加桔梗 10g，牛蒡子 10g，鱼腥草 30g。

【疗效】痊愈 62 例，其中 10 天为一疗程，1 个疗程痊愈者 31 例，2 个疗程痊愈者 15 例，3 个疗程痊愈者 17 例，平均 17.9 天痊愈。显效 6 例，有效 5 例，无效 7 例，总有效率 91.25%。

【来源】常贵祥. 萆薢渗湿汤加减治疗结节性红斑 80 例. 光明中医，2007，22 (3)：89-90

除湿凉血汤

生地 15g　丹皮 15g　赤芍 12g　紫草 12g　水牛角粉 10g（冲服）黄柏 12g　川牛膝 12g　萆薢 15g　车前子 10g　丝瓜络 12g　甘草 6g

【用法】水煎服，每天 3 次，每日 1 剂。疗程为 10 天。

【功效】清热凉血，除湿通络。

【适应证】结节性红斑。

【临证加减】伴畏寒发热、头痛、咽痛等表证者加金银花、连翘、牛蒡子；伴关节、肌肉疼痛者加羌活、独活、威灵仙、木瓜；下肢肿甚者加防己、赤小豆、冬瓜皮；皮疹色紫红、质硬、日久不消，伴见舌质紫有瘀点、脉弦涩，为血瘀之证，可加桃仁、红花、香附；病久伴神疲乏力、少气懒言、舌淡苔白，脉虚无力者加黄芪、升麻、党参。

【疗效】治疗 40 例患者中，痊愈 25 例，显效 8 例，有效 6 例，无效 1

例，总有效率为97.5%。

【来源】吴波，龙莉等．除湿凉血汤加味治疗结节性红斑临床观察．四川中医，2008，26（7）：92－93

当归四逆汤

金银花20g　当归　生地　丹皮　知母　黄芩　黄柏　蒲公英
泽膝各10g　川牛膝　甘草各6g

【用法】水煎服，每天2次，每日1剂。

【功效】清热利湿，活血化瘀。

【适应证】**结节性红斑（湿热型）**。症见：发病急骤，头痛、咽痛，下肢红斑结节酸胀疼痛、皮损鲜红灼热，伴有口渴，大便干，小便黄，舌质微红，舌苔黄，脉滑数。

【疗效】52例中治愈41例，有效8例，无效3例，总效率为94.2%。

【来源】戴惠玲．辨证分型治疗结节性血管疾病52例．陕西中医，2006，27（4）：421－422

活血通络方

当归　赤芍　红花　川牛膝　青皮　陈皮　路路通　蚤休　元胡
泽兰各10g　乳香　没药　甘草各6g

【用法】水煎服，每天2次，每日1剂。

【功效】活血化瘀，通络止痛。

【适应证】**结节性红斑（气滞血瘀型）**。症见：皮损紫暗，质硬、疼痛、拒按，舌质暗紫，或边有瘀点，脉沉涩。

【疗效】52例中治愈41例，有效8例，无效3例，总效率为94.2%。

【来源】戴惠玲．辨证分型治疗结节性血管疾病52例．陕西中医，2006，27（4）：421－422

除湿活血汤

当归　茯苓　白术　桃仁　鸡血藤　猪苓　苍术各10g　红花
砂仁各6g　连翘15g

【用法】水煎服，每天 2 次，每日 1 剂。

【功效】健脾除湿，活血化瘀。

【适应证】**结节性红斑（湿滞血瘀型）**。症见：下肢红斑结节，色黯紫，质硬固，肢肿，关节疼痛，身体困乏，脉弦滑或滑数，舌胖有瘀点，苔白或白腻。

【来源】戴惠玲. 辨证分型治疗结节性血管疾病 52 例. 陕西中医，2006，27（4）：421－422

🪷 阳和汤

当归 金银花各 15g 红花 桃仁 桔梗 川芎 生黄芪 五灵脂 川牛膝 连翘各 10g 制附子 6g

【用法】水煎服，每天 2 次，每日 1 剂。

【功效】温化寒湿，活血化瘀。

【适应证】**结节性红斑（寒湿凝滞型）**。症见：皮肤结节凝聚不消，其色紫暗，破溃难愈，或此伏彼起，患者面色苍白，心悸肢凉，脉细弱，舌淡苔白。

【来源】戴惠玲. 辨证分型治疗结节性血管疾病 52 例. 陕西中医，2006，27（4）：421－422

🪷 实脾饮

茯苓 10g 白术 10g 炙甘草 10g 附子 6g（先煎） 干姜 6g 厚朴 6g 木香 6g 草果 6g 木瓜 6g

【用法】水煎服，每天 2 次，每日 1 剂。连用 10 天为一疗程，视病情治疗 1～3 个疗程。

【功效】温阳实脾，行气利水。

【适应证】**结节性红斑**。

【临证加减】关节酸痛者加元胡 10g、鸡血藤 10g；伴咽痛头痛加木蝴蝶 6g、牛蒡子 6g；皮肤灼热红肿、结节色红，加连翘 10g、金银花 10g；皮损在下肢加牛膝 6g，上肢加桑枝 6g。

【疗效】痊愈 30 例，显效 17 例，有效 6 例，无效 3 例。总有效率为 94.64%。

【来源】李霞. 实脾饮加减治疗结节性红斑 56 例. 中国医疗前沿, 2008, 22 (3)：89 - 90

四妙丹参汤

黄芪　金银花　丹参各30g　当归6g　川牛膝　元胡各15g　甘草10g

【用法】水煎服, 每天 2 次, 每日 1 剂。10 日为 1 个疗程。

【功效】活血益气, 温阳, 解毒。

【适应证】**结节性红斑**。症见：皮损发于两小腿伸侧, 为鲜红色疼痛性红肿结节, 略高于皮肤, 蚕豆大至杏核大, 对称性分布, 若数个融合在一起, 则大如核桃, 皮损周围水肿, 但界限清楚, 皮肤紧张, 自觉疼痛, 压之更甚, 颜色由鲜红渐变为黯红。

【疗效】本组 72 例, 痊愈 56 例, 好转 15 例, 无效 1 例。总有效率为 98.61%。

【来源】王振华, 巫秀玲. 四妙丹参汤治疗结节性红斑 72 例. 河北中医, 2007, 21 (2)：126

理湿散结汤

鸡血藤30g　萆薢　薏苡仁　苍术　丝瓜络各15g　茯苓　白术黄柏　车前草各12g　泽泻　丹皮　白芥子　赤芍　牛膝各10g

【用法】水煎服, 每天 3 次, 每日 1 剂。同时用药渣煎汤外敷小腿皮疹20分钟, 每日 2 次。

【功效】理湿, 兼活血化瘀, 行气化痰, 通络散结。

【适应证】**结节性红斑**。

【临证加减】疼痛明显者加元胡 10g, 下肢肿胀较甚者, 加防己 10g, 结节坚硬者, 加桃仁、红花各 12g。

【疗效】治疗 30 患者中, 痊愈 18 例, 好转 9 例, 未愈 3 例, 总有效率90%。

【来源】贺成彪, 辜淑英. 理湿散结汤内服外敷治疗结节性红斑 30 例. 现代中西医

🪷 刘氏凉血解毒汤

生地　玄参　丹皮各30g　地榆　当归　土茯苓　黄柏　苦参
金银花　赤芍　丹参　川牛膝各15g

【用法】水煎服，每天2次，每日1剂。

【功效】凉血活血，解毒消斑。

【适应证】**结节性红斑（血热毒盛证）**。症见：口干舌燥、喜冷饮；大便秘结、小便黄赤，手足心热，或心烦易怒，舌质红，部分患者舌边尖可见瘀点、瘀斑，苔薄黄或黄腻；皮损处色红、结节大小不一，疼痛较明显，局部皮温略有升高。

【临证加减】局部疼痛明显者加乳香6g，没药15g，便秘者加生首乌30g，生大黄10g。

【疗效】治疗组34例，痊愈11例，显效17例，有效4例，无效2例，总有效率94.1%。

【来源】刘雪山，杨国利．凉血解毒汤配合消炎痛治疗结节性红斑34例．陕西中医，2011，32（1）：42-43

🪷 龚氏凉血解毒汤

黄柏10g　生地15g　玄参15g　丹皮10g　赤芍15g　丹参15g
鸡血藤15g　金银花15g　连翘15g　野菊花15g　蒲公英15g　板蓝根15g　紫草根15g　生薏苡仁15g　甘草6g

【用法】水煎服，每天2次，每日1剂。饭前服，若胃肠功能较差者可饭后服。

【功效】清热祛湿，凉血活血解毒。

【适应证】**结节性红斑**。症见：皮损对称发于小腿，结节略高于皮面，大小约在0.5~3cm之间，颜色鲜红，自觉疼痛。发病前有发热、咽喉疼痛、关节痛、全身不适等症状。

【临证加减】若关节疼痛加秦艽10g，桑寄生15g；舌苔黄厚者加黄连5g，石菖蒲15g，厚朴6g；胸闷纳呆、舌苔白腻加陈皮12g，麦芽15g，佩兰10g；

119

痛甚加白花蛇舌草 10g，威灵仙 15g；下肢肿甚加赤小豆 15g，车前子 15g；咽痛加桔梗 10g，牛蒡子 10g，鱼腥草 15g。

【疗效】本组 37 例中，治愈 34 例，好转 3 例，总有效率为 100%。疗程最短者 12 天，最长者 45 天，平均 19.53 天。

【来源】龚秀英，袁轶峰，周青．凉血解毒汤治疗结节性红斑 37 例小结；中国医药导报，2010，16（4）：60

🪷 搜风解毒汤

土茯苓 30g　白鲜皮　金银花　薏苡仁　防风　木通　木瓜　皂角各 12g

【用法】水煎服，早晚分服，每天 2 次，每日 1 剂。1 周为一疗程。

【功效】清热利湿，活血化瘀。

【适应证】结节性红斑。

【临证加减】结节红者加赤芍、紫草；高热不退者加石膏、知母；咽痛者加牛蒡子、桔梗；关节疼痛者加威灵仙、鸡血藤；肢体浮肿者加车前子；大便秘结者加生大黄；结节较大，甚则融合成片者，加牡蛎、桃仁；肾阳虚者加附子、淫羊藿等。

【疗效】结果治疗组 36 例，显效 20 例，有效 12 例，无效 4 例，总有效率 88.89%。

【来源】钱焕祥．搜风解毒汤治疗结节性红斑 36 例．四川中医，2005，23（12）：86

第四节　色素性紫癜性皮肤病

色素性紫癜性皮肤病是一组由淋巴细胞介导的红细胞外渗所致的毛细血管炎，临床表现及组织病理均相似。临床上包括进行性色素性紫癜性皮肤病、毛细血管扩张性环状紫癜和色素性紫癜性苔藓样皮炎 3 种类型。

（1）进行性色素性紫癜性皮肤病　又称 Schamberg 病，临床上少见，多发于男性。好发于胫前区。呈对称性色素沉着，初起为斑片群集的针尖大红色瘀点，渐密集呈斑片状向外扩展，中心部分色泽渐成棕褐色，在陈旧的瘀斑及其周围仍不断有新鲜的瘀点出现，称辣椒粉样斑点，数目不等，直至陈旧皮损消退。一般无明显自觉症状，或有轻度痒感。病程慢性，反复发作，可持续数年才会自行缓解。部分患者合并其他色素性紫癜性皮肤病，临床上表现为泛发苔藓样丘疹，类似淋巴瘤。

（2）毛细血管扩张性环状紫癜　又称 Majocchi 病，临床上可发生在任何年龄，男女均可，女性多见。好发于小腿伸侧，可发展至大腿及躯干。初为紫红色环状斑疹，直径 1～3cm，斑疹中或周边毛细血管扩张，伴有点状针尖大小紫红色瘀点，皮损渐成暗紫红色、黄褐色，中央可渐消退或出现轻度萎缩，周边扩大呈环状、半环状、多环状、弧形或同心圆样表现。病情反复迁延至数年。

（3）色素性紫癜性苔藓样皮炎　又称 Sougerot-Blum 病，临床上多见于中年男性。好发于小腿，也可累及大腿、躯干或上肢。皮损为细小铁锈色苔藓样丘疹，伴有紫癜样损害，可融合成边缘不清的斑片状或斑块，斑块内有红斑、鳞屑及色泽不同的丘疹。痒感程度不一。病程缓慢，可迁延数月至数年。

❀ 健脾凉血汤

　　白术 10g　茯苓 20g　山药 30g　砂仁 10g　陈皮 10g　猪苓 30g
车前子 30g　生薏苡仁 30g　丹皮 20g　赤芍 20g　板蓝根 30g　大蓟
小蓟各 10g

【用法】水煎服，每天 2 次，每日 1 剂。饭后服用，共治疗 40 天。

【功效】健脾凉血。

【适应证】**色素性紫癜性皮肤病**。症见：小腿部位的群集性，针尖大小红色瘀点，以后中央可变为棕褐色，周围又发生新的瘀点，迁延难愈。

【疗效】本方治疗 46 例患者中，治愈 29 例，有效 12 例，无效 5 例，总有效率89.1%。其中治愈时间最短 19 天，最长 36 天，平均28.6 天。

【来源】姜燕生. 健脾凉血汤治疗进行性色素性紫癜性皮肤病46 例疗效观察. 北京中医，2003，22（5）：43－44

❀ 凉血五根汤

　　茜草根 15g　紫草根 10g　板蓝根 15g　栝楼根 15g　白茅根 30g

白芍 10g　生地 15g　丹皮 10g　丹参 15g　赤芍 10g

【用法】水煎服，每天 2 次，每日 1 剂。4 周为 1 个疗程，1～3 个疗程。

【功效】凉血活血，清热解毒，消斑。

【适应证】**色素性紫癜性苔藓样皮肤病**。症见：好发于双小腿伸侧及足背，有的可蔓延至大腿、下腹部；散发或成片的铁锈色苔藓样丘疹，间有紫癜性损害，消退后留下淡褐色色素沉着；明显瘙痒。

【临证加减】若痒甚加白鲜皮、地肤子。

【疗效】本方治疗例 32 患者中，28 例痊愈，2 例显效，1 例有效，1 例无效，有效率为 93.75%。

【来源】肖永泽. 凉血五根汤治疗色素性紫癜性苔藓样皮肤病体会. 中国中西医结合皮肤性病学杂志，2002，1（1）：38

凉血益肾汤

生地黄 15g　紫草根 15g　白茅根 30g　鹿茸草 12g　小蓟 10g　白芍 10g　鸡血藤 15g　丝瓜络 10g　当归 12g　旱莲草 12g　女贞子 12g　木瓜 6g　牛膝 10g

【用法】水煎服，每天 2 次，每日 1 剂。连服 3 周，不合并使用其他药物。

【功效】清热凉血，活血消斑。

【适应证】**进行性色素性紫癜性皮肤病**。

【临证加减】如有瘙痒，加川槿皮 6g，白鲜皮 15g；下肢肿胀者加黄柏 10g，泽泻 10g。

【疗效】皮疹多发生于小腿伸面，为针尖至针头大小瘀点组成的大小、形状不一的橘红色或棕红色斑片，消退后可遗留棕褐色或褐色斑片、斑点。

【来源】何慧英，汤连君. 凉血益肾汤治疗进行性色素性紫癜性皮肤病. 浙江中医学院学报，2003，27（3）：41

桃红四物汤加减

桃仁 10g　红花 10g　生地 15g　赤芍 12g　川芎 10g　当归 10g　丹参 10g　牛膝 15g　鸡血藤 10g　王不留行 10g

【用法】水煎服，每天 2 次，每日 1 剂。连服 1 个月为 1 个疗程。

【功效】活血化瘀。

【适应证】**进行性色素性紫癜性皮炎，色素性紫癜性苔藓样皮炎，细血管扩张性环状紫癜。**

【临证加减】瘀血重症加三棱 10g、莪术 10g、泽兰 12g、穿山甲 10g；血热加丹皮 10g、槐米 15g、紫草 10g、茜草 10g、玄参 15g、山栀 10g；夹风加蝉蜕 6g、白鲜皮 10g、地肤子 10g；气虚加党参 10g、黄芪 20g、白术 10g。

【疗效】进行性色素性紫癜性皮炎 26 例，痊愈 11 例，显效 8 例，好转 5 例，无效 2 例。色素性紫癜性苔藓样皮炎 34 例，痊愈 12 例，显效 9 例，好转 8 例，无效 5 例。毛细血管扩张性环状紫癜 5 例，痊愈 3 例，显效 1 例，好转 1 例。三病总有效率 89.2%，一般 7 天左右见效。

【来源】常永胜．桃红四物汤加减治疗色素性紫癜性皮肤病 65 例．江苏中医，2000，21（4）：21

四妙勇安合凉血五根汤

　　炒槐花 30g　银花 30g　玄参 12g　当归 12g　甘草 10g　茜草 12g
紫草 12g　白茅根 15g　板蓝根 18g　丹皮 12g　生地 25g

【用法】水煎服，每天 2 次，每日 1 剂。

【功效】清热凉血安络。

【适应证】**色素性紫癜性皮肤病（血热妄行证）。**症见：病程短，起病急，表现为双下肢群集性瘀点、瘀斑，似辣椒粉样，新的瘀点陆续出现，部分有痒感，舌红苔黄，脉弦。

【临证加减】瘙痒明显者，加荆芥炭 10g、白鲜皮 30g；伴肢浮肿者，加汉防己 12g；皮肤粗糙者，加首乌藤 20g、麦冬 12g。

【疗效】所有 56 例治疗后痊愈 36 例，显效 12 例，无效 8 例，总有效率为 85.7%。

【来源】高飞凌．辨证治疗色素性紫癜性皮肤病 56 例．临床研究与经验，2008，9（5）：29－30

生地凉血方

　　生槐花 15g　生地 30g　白茅根 15g　丹参 15g　紫草根 15g　土茯

苓 30g　蒲公英 15g　赤芍 15g　鸡血藤 30g　甘草 5g

【用法】水煎服，每天 2 次，每日 1 剂。

【功效】清热凉血，活血。

【适应证】**慢性色素性紫癜性皮肤病（血热血瘀型）**。症见：双小腿出现弥漫暗红色针尖大小的紫癜样皮疹，其间杂以棕红色斑点及融合成片的暗紫色斑块，指压不褪色逐渐增多并扩散，部分皮疹消退留下色素沉着并不断有新疹出现逐渐加重。

【疗效】治愈 18 例，有效 5 例，无效 3 例，总有效率 88.46%。

【来源】陈明子. 中药治疗慢性色素性紫癜性皮肤病. 中国现代医药杂志，2007，9（8）：123

🪷 紫草清热方

紫草根 15g　茜草根 15g　白茅根 15g　鸡血藤 20g　赤芍 15g　黄柏 15g　土茯苓 30g　木瓜 10g　牛膝 10g　甘草 5g

【用法】水煎服，每天 2 次，每日 1 剂。

【功效】清热利湿，凉血化瘀。

【适应证】**慢性色素性紫癜性皮肤病（湿热瘀阻型）**。症见：双下肢可见针尖状斑点，色红，部分融合成不规则的斑片，部分消退可留下淡棕黄色斑片，伴大便溏烂不畅，四肢困重，下肢沉重，午后肿胀无力踝部及足背轻度肿胀，舌苔黄，苔腻，脉数。

【疗效】治愈 18 例，有效 5 例，无效 3 例，总有效率 88.46%。

【来源】陈明子. 中药治疗慢性色素性紫癜性皮肤病. 中国现代医药杂志，2007，9（8）：123

🪷 凉血四根汤

紫草根 15g　茜草根 15g　板蓝根 20g　白茅根 20g　生地 15g　丹皮 10g　丹参 15g　赤芍 15g　白芍 15g　当归 10g　白鲜皮 15g　木瓜 10g　牛膝 10g

【用法】水煎服，每天 2 次，每日 1 剂。2 周为 1 个疗程。

【功效】清热凉血，活血消斑。

【适应证】**色素性紫癜性皮肤病**。症见：皮损主要位于双下肢，尤以小腿伸面、踝与足背部为重，多为红棕色小丘疹性紫癜，斑点疏密不一、界线鲜明、部分不规则地相互融合，玻片压迫不褪色。病情时重时轻，舌质多为暗红、苔薄黄、脉弦。

【疗效】痊愈 5 例，显效 13 例，有效 16 例，无效 6 例，总有效率 85%。

【来源】周沛华. 自拟凉血四根汤治疗色素性紫癜性皮肤病 40 例. 云南中医中药杂志，2007，28（5）：60

第五节　急性发热性嗜中性皮病

急性发热性嗜中性皮病又称 Sweet 综合征，为 1964 年首先由 Sweet 报道。主要表现为发热，四肢、面、颈部突然出现痛性、暗红色斑块、结节的皮肤病，末梢血中中性粒细胞增多，组织病理真皮有密集的中性粒细胞浸润。

本病中年女性好发，夏秋季节易发，大多起病急骤。多发生在面部、颈项、肩、四肢、躯干上半部，可两侧分布但不对称。皮损初为渗出性斑丘疹，红色或紫红色，渐融合成扁平隆起的圆形、椭圆形斑块，边缘清楚、陡峭，表面可有水疱样外观的颗粒状假性水疱，间或有水疱、脓疱、大疱，不发生糜烂溃疡，小皮损直径约 0.5cm，大者可近 10～12cm；口腔黏膜较少受累，可有糜烂及小溃疡。自觉疼痛和触痛。皮损约经 1～2 月可渐自行消退，但易复发，局部不留瘢痕，可仅留暂时性褐色沉着斑。

约 90% 患者有不同程度全身症状，如发热、肌肉酸痛，近 50% 患者伴有关节痛或关节肿胀，疼痛为游走性，各处关节均可受累；有文献报道约 11%～70% 患者可有肾脏受累，一般较轻，可有蛋白尿、血尿、管型及颗粒；病情进展者容易发生眼部表现，常有结膜炎、浅表巩膜炎。

❀ 清解汤

金银花 20g　连翘 15g　柴胡 15g　葛根 15g　栀子 10g　豆豉 10g
芦根 30g　元胡 15g　茅根 30g　茜草 15g　白花蛇舌草 30g　青蒿 15g

薄荷 10g　夏枯草 30g

【用法】水煎服，每天 2 次，每日 1 剂。2 周为一疗程。

【功效】清热解毒，散邪。

【适应证】急性发热性嗜中性皮病。

【临证加减】发于上肢加桑枝 10g；下肢加川牛膝 10g；面部加桑叶 15g、菊花 15g；咳嗽加前胡 10g、杏仁 10g；关节疼加秦艽 15g、威灵仙 15g；大便干加玄参 10g、大黄 10g（后下）。

【疗效】痊愈 14 例，显效 3 例，有效 3 例，无效 0 例。有效率 100%。

【来源】常贵祥. 清解汤治疗急性发热性嗜中性皮病. 四川中医，2007，25（10）：94

第六节　雷诺病

雷诺病又称肢端动脉痉挛症，为 Raynaud 首先报道的单纯血管痉挛引起的无潜在其他疾病的肢端小动脉阵发性痉挛；临床上将继发伴随于某些疾病出现表现者称为雷诺现象。

本病多见于青年女性，起病缓慢，易在寒冷季节受冷后发病。好发于双侧手指，偶可见于趾、面颊、外耳。发作时典型表现可分为苍白—青紫—潮红三期，初期手指皮肤发白，从指尖始渐波及手指及手掌，皮肤温度降低伴冷汗，自觉局部有针刺样疼痛及其他异常感觉，发作可持续数分钟；二期可见皮肤出现紫绀色，可持续数小时或数日后皮肤转为潮红，反应性充血，伴有烧灼、肿胀、搏动性疼痛的三期表现；发作间歇期，患者除手足有寒冷感外无其他不适。病程进展缓慢，部分患者发作频繁，个别严重者发作呈持续状态，可出现局部组织萎缩、关节挛缩、指甲纵向弯曲、变形、指尖溃疡、变细、皮肤硬化等营养障碍表现。临床上常有不典型发作者，仅有苍白无青紫，或无苍白仅有青紫，或从苍白、青紫渐恢复正常肤色。

桂枝附子汤

桂枝 15g　熟附子 10g　当归 20g　赤芍　白芍各 15g　川芎 15g

黄芪 30g　杜仲 10g　大血藤 20g　茯苓 15g　陈皮 10g　干姜 5 片

【用法】水煎服，每天 2 次，每日 1 剂。

【功效】温阳行痹，调和气血。

【适应证】**雷诺现象**。

【疗效】本方治疗 32 例患者中，治愈 23 例，占 72%，显效 5 例，占 16%，无效 4 例，占 12%；总有效率为 88%。

【来源】喻红兵，宋道飞．桂枝附子汤治疗雷诺现象 32 例．现代中西医结合杂志，2009，18（23）：2824－2825

温阳五虫通痹汤

熟地 30g　肉桂 3g　麻黄 6g　白芥子 9g　干姜 6g　桂枝 9g　白芍 9g　丹参 30g　当归 15g　川芎 15g　鹿角胶（烊化）9g　黄芪 30g　全蝎 5g　蜈蚣 3g　䗪虫 6g　水蛭 3g　蝉蜕 6g　甘草 6g

【用法】水煎服，每天 2 次，每日 1 剂。15 天为 1 个疗程。

【功效】温通血脉，益气活血，和营，通瘀。

【适应证】**雷诺病**。症见：肢端小动脉阵发性痉挛，出现苍白、发绀、剧烈疼痛，长时间反复发作，肢端皮肤硬化或溃疡形成。

【临证加减】阳虚寒盛者加炮附子 9g；病在手指加片姜黄 9g；病在足趾加牛膝 15g。

【疗效】本方治疗 30 例患者中，痊愈 11 例，显效 10 例，有效 6 例，无效 3 例，总有效率 90%。

【来源】李建军，孙爱文．温阳五虫通痹汤治疗雷诺综合征 30 例．实用医技杂志，2004，11（6）：1028－1029

暖经通痹汤

桂枝 12g　麻黄 6g　细辛 6g　羌活 10g　防风 10g　黄芪 20g　党参 20g　熟附子（先煎）15g　威灵仙 15g　伸筋草 15g　乳香 10g　䗪虫 10g　水蛭 10g　丹参 15g　当归 15g　制马钱子（研末吞服）0.6g

【用法】水煎服，每天 2 次，每日 1 剂。注意本方长期使用时，因水蛭素具有极强的抗凝作用，因此服药期间应定期检查出凝血时间，以确保用药安全的前提下取效。

【功效】温通经脉，散寒除痹。

【适应证】**雷诺现象**。症见：血管神经功能紊乱所引起的肢端小动脉痉挛，以阵发性四肢肢端（主要是手指）对称的间歇发白、紫绀和潮红为其临床特点。

【疗效】本方治疗64例患者中，治愈45例，好转12例，无效7例，总有效率89.1%。

【来源】盖燎原，孙仕田，孙金良．暖经通痹汤配合熏洗治疗雷诺现象64例疗效观察．河北中医，2009，31（2）：186－187

温经养血通脉方

制附子10g　干姜10g　甘草10g　人参5～10g　桂枝10～20g
细辛3g　丹参30g　当归10～15g　赤芍15～20g　黄芪40g　地龙10g
青风藤15～20g　血藤30g

【用法】水煎服，每天2次，每日1剂。

【功效】温经散寒，养血益气，活血通脉。

【适应证】**雷诺现象**。症见：常因情绪激动或寒冷刺激诱发，发作时手指皮肤颜色发白，继则青紫，逐渐变为潮红，最后恢复正常皮色，伴有手指发凉、麻木、疼痛、感觉异常等症状，呈对称性，症状持续2年以上，排除任何器质性疾病所致的"雷诺现象"。

【临证加减】冷痛明显者，加羌活10g、独活10g、元胡10g、肉桂5g；情绪易激动者，加柴胡、八月札各10g。

【疗效】经过3个疗程治疗，22例中临床控制4例，显效12例，有效4例，无效2例，总有效率为91%。治疗前冷水实验或握拳实验阳性率为100%（22例），治后为27%（6例），治疗后较治疗前激发实验诱发雷诺现象明显减少。

【来源】杨集群．温经养血通脉治疗雷诺病22例．中国实用医药，2007，2（29）：68

四逆散加味

柴胡10g　枳实15g　白芍15g　炙甘草10g　姜黄20g　桑枝30g

桂枝 15g　枸杞子 30g　黄芪 30g　当归 20g　鸡血藤 30g　川芎 15g　赤芍 20g　红花 10g　地龙 15g　细辛 7g　炙附子 8g

【用法】水煎服，每天 2 次，每日 1 剂。连服 30 天为 1 个疗程，共 1 ~ 3 个疗程。

【功效】疏肝理气，温阳复脉，养血活血。

【适应证】**雷诺现象**。

【来源】于伟田 . 四逆散加味治疗雷诺现象 38 例临床观察 . 中国中医药科技，2009，16（3）：170

🪷 通痹汤

柴胡　香附　肉桂　川芎　枳壳各 10g　白芍 30g　桂枝 20g　穿山甲 6g　蜈蚣 1 条

【用法】水煎服，每天 3 次，每日 1 剂。

【功效】温经散寒通络。

【适应证】**雷诺现象**。

【临证加减】周身畏寒者，加肉苁蓉、细辛、薤白；情绪紧张者，加郁金、远志；气血不足者，加黄芪、黄精、大血藤、当归。

【来源】罗涛 . 通痹汤治疗雷诺现象 39 例 . 实用中医药杂志，2005，21（3）：141

🪷 荆防秦艽外洗方

荆芥 10g　防风 10g　芒硝 30g　花椒 15g　苏木 30g　秦艽 10g　红花 10g　细辛 10g　威灵仙 20g

【用法】每日 1 剂，水煎，先熏后洗，每日 2 次。

【功效】温通经脉，散寒除痹。

【适应证】**雷诺现象**。

【来源】盖燎原，孙仕田，孙金良 . 暖经通痹汤配合熏洗治疗雷诺现象 64 例疗效观察 . 河北中医，2009，31（2）：186 - 187

🪷 透骨草熏洗方

透骨草 50g　生川乌 10g　姜黄 25g　广防己 20g　泽兰 15g　威灵

仙 20g　三棱 10g　莪术 15g　伸筋草 20g　急性子 15g　桂枝 10g

【用法】每日 1 剂，煎水取汁约 1500ml，水温约 50℃泡洗肢端，每次 20~30 分钟，每日 2 次。

【功效】辛热散寒，通络止痛。

【适应证】雷诺现象。

【来源】杨集群．温经养血通脉治疗雷诺现象 22 例．中国实用医药，2007，2 (29)：68

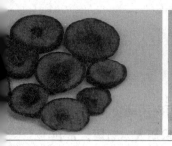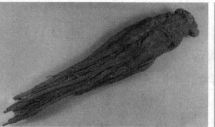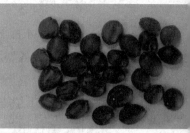

第八章

药　疹

❧ 清瘟败毒饮加减

　　生石膏30g（先煎）　生地15～30g　黄连6g　栀子10g　黄芩10g　知母10g　赤芍20g　金银花30g　连翘10g　丹皮10g　竹叶10g　蝉蜕20g　白鲜皮20g　生甘草10g

【用法】水煎服，每天2次，每日1剂。同时停用其他抗过敏药物。

【功效】清营凉血，清热解毒。

【适应证】**氨苄青霉素过敏性重症皮疹**。有氨苄青霉素静滴史，全身出现大片皮疹，剧痒，烦躁不安，全身可见大小不等之风团及潮红如猩红热样皮疹，大部分融合成片，有灼热感。舌质红，苔薄黄，脉滑数。

【疗效】治疗20例，服药2～4剂后皮疹均消退而痊愈。服药2天后皮疹消退者6例，占30%；服药3天后皮疹消退者11例，占55%；服药4天后皮疹消退者3例，占15%。治疗中除3例患者有轻度恶心外，未发现其他不良反应。

【来源】王希初，刘爱玲．清瘟败毒饮加减治疗氨苄青霉素过敏性重症皮疹20例．中级医刊，1995，30（9）：51－52

❧ 清营汤化裁

　　水牛角30g　玄参10g　生地15g　麦冬10g　黄连6g　金银花10g　连翘10g　竹叶6g　丹参10g　升麻10g　葛根10g　蝉蜕6g

【用法】水煎服，每天 2 次，每日 1 剂。3 日为一疗程。荨麻疹型服药 2 个疗程，其余各型服药 1 个疗程。

【功效】清营解毒，养阴透疹。

【适应证】**药物性皮疹（热毒入营证）**。发病前有明确用药史；有一定的潜伏期，首次用药多在 3～16 天后发病，重复用药则潜伏期大为缩短，常在 1 天内，也可缩至 2 小时以内急剧发病；皮疹的形态多种多样，但多以 1～2 种皮疹为主。皮疹多为泛发性，对称性分布，色泽鲜艳；自觉瘙痒灼热，可伴有发热，恶心，呕吐，倦怠等全身症状，舌红无苔，脉弦数。

【临证加减】若湿重症见皮疹中央有水疱或糜烂渗液者，加用土茯苓 30g、地肤子 30g、白鲜皮 15g；若风重症见瘙痒明显者，加用荆芥 10g、防风 10g、牛蒡子 10g。

【疗效】治疗 38 例，其中：固定性红斑型 21 例，荨麻疹型 7 例，麻疹样型 6 例，多形性红斑型 4 例。经治皮疹均消退，仅部分病例遗留色素沉着，自觉症状亦均消失，全部达到治愈标准。

【来源】王宗源. 清营汤化裁治疗药物性皮疹 38 例. 江苏中医，1999，20（1）：29

🪷 消风散加减

生地 30g　苦参 30g　连翘 30g　银花 30g　蝉蜕 10g　木通 10g 知母 15g　生石膏（先煎）50g　荆芥 6g　苍术 6g　生甘草 6g

【用法】水煎服，每天 2 次，每日 1 剂。3 日为一疗程。

【功效】疏风清热解毒。

【适应证】**药物性皮疹（热毒壅遏肌肤）**。症见全身大小不等之风团及粟米样大小红色皮疹，有水样渗出。舌质稍红，苔薄黄，脉浮数有力。

【疗效】治疗 1 例，服药 2 剂后皮疹大部分消退，瘙痒减轻，续服 3 剂而愈。

【来源】应辰芳. 消风散加减治疗药物性皮疹. 浙江中医杂志，1997，（5）：214

🪷 哈氏消疹汤

荆芥穗 9g　防风 9g　净蝉蜕 6g　银花 15g　苦参 9g　苍耳子 12g 白鲜皮 12g　地肤子 15g　赤芍 6g　丹皮 6g　甘草 3g

【用法】水煎服，每天 2 次，每日 1 剂。3 日为一疗程。

【功效】清热解毒，疏风止痒。

【适应证】**过敏性药疹（湿热内蕴，风邪外束证）**。症见四肢，躯干及头面部散发大小不等，形状不一的粉红色风团块，稍有隆起，周绕红晕，部分皮疹突出皮表，四肢见有抓痕及血痂，眼睑，环唇明显肿胀，不断搔头挠臂；伴头晕，恶心，胸闷，纳差，便秘，溲黄，脉弦细数，舌苔白，边尖红。

【临证加减】皮疹色红，自感灼热，加蒲公英、紫花地丁各 15g；发热加生石膏、银花各 15g；皮疹色白，遇风冷加剧，酌加麻黄、桂枝；颜面肿胀，加茯苓皮 15g、薏苡仁 15～30g；恶心，胸闷，加枳壳、苏梗各 6g；便秘加川大黄 6～9g；腹泻加白术、藿香梗各 9g；呼吸困难，喘憋，加苏子 6g、杏仁 9g、麻黄 3g；气血虚者，于病情缓解后，继以八珍汤加减善后。

【疗效】皮损消退，皮肤完好或留有遗痕，瘙痒消失。治疗 90 例，痊愈 63 例，显效 24 例，无效 3 例，总有效率为 97%。

【来源】哈孝贤. 自拟消疹汤治疗荨麻疹及过敏性药疹. 天津中医学院学报，1984，(1)：38

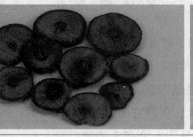 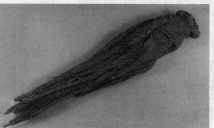 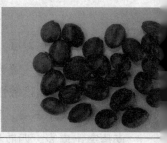

第九章
性传播疾病

第一节 梅 毒

梅毒是由苍白螺旋体或称梅毒螺旋体（TP）感染引起的一种全身性、慢性性传播疾病。早期主要表现为皮肤黏膜损害，晚期可造成心血管、中枢神经系统、骨骼及眼部等多器官组织的病变。主要由不洁性交传染，偶尔通过接吻、哺乳，或接触患者污染的衣物、输血等途径间接传染。

一期梅毒主要表现为疳疮（硬下疳），发生于不洁性交后约 2~4 周，常发生在外生殖器部位，常为单个，偶为多个，初为丘疹或浸润性红斑，继之轻度糜烂或成浅表性溃疡，其上有少量黏液性分泌物或覆盖灰色薄痂，边缘隆起，边缘及基底部软骨样硬度，无痛无痒，圆形，呈牛肉色，局部淋巴结肿大。

二期梅毒一般发生在感染后 7~10 周或硬下疳出现后 6~8 周。早期症状有流感样综合征，表现为头痛，恶寒，低热，食欲差，乏力，肌肉及骨关节疼痛，全身淋巴结肿大，继而出现皮肤黏膜损害（玫瑰疹、扁平湿疣、梅毒性白斑及梅毒性脱发）、骨损害（骨膜炎及关节炎）、眼梅毒（虹膜炎、虹膜睫状体炎、视神经炎和视网膜炎等）、神经梅毒等。

三期梅毒亦称晚期梅毒。此期特点为病程长，易复发，除皮肤黏膜损害（结节性梅毒疹、树胶样肿、近关节结节、上腭、鼻中隔穿孔及马鞍鼻等）外，常侵犯多个脏器，导致梅毒性主动脉炎、梅毒性主动脉瓣闭锁不全、梅毒性主动脉瘤和梅毒性冠状动脉口狭窄、麻痹性痴呆、脊髓痨、视神经萎缩等。

胎传梅毒（先天梅毒）是母体内的梅毒螺旋体由血液通过胎盘传入到胎儿血液中，导致胎儿感染的梅毒。胎传梅毒不发生硬下疳，常有严重的内脏损害，对患儿的健康影响很大，病死率高。

五宝散

煅钟乳石 60g　琥珀 6g　朱砂 3g　冰片 3g　珍珠 3g

【用法】上药共研为细面分成 12 剂，每日用土茯苓 60g 煎汤送下 1 剂，12 天为一疗程。

【功效】祛湿解毒，温肺壮阳，镇定安神。

【适应证】**活动梅毒及潜伏梅毒（湿热蕴阻证）**。症见：咽痛，全身不适，头痛，体重减轻，不规则发热，关节痛，肌肉痛等，或见近关节结节性梅毒疹，鼻咽部树胶肿，心血管梅毒等，舌红，苔白或腻，脉濡数。

【来源】多继诚.50 年代 391 例梅毒五种方剂临床研究.内蒙古中医药，1990，(2)：13－15

通仙五宝散

锻钟乳石 60g　琥珀 6g　朱砂 6g　冰片 1.5g

【用法】上药共研细面分成 12 付，每日用土茯苓 60g 煎汤送下 1 付，12 天为一疗程。

【功效】祛湿解毒，温肺壮阳，镇定安神。

【适应证】**活动梅毒及潜伏梅毒（湿热蕴阻证）**。

【来源】多继诚.50 年代 391 例梅毒五种方剂临床研究.内蒙古中医药，1990，(2)：13－15

解毒紫金丹

醋龟板 60g　石决明 18g　朱砂 1.8g

【用法】上药其研细面，炼蜜为丸，每丸重 9g，每日以土茯苓 60g 煎汤早晚各送下 1 丸，12 天为一疗程。

【功效】祛湿解毒，平肝潜阳，安神定志。

【适应证】**活动梅毒及潜伏梅毒**（**湿热蕴阻证**）。

【来源】多继诚.50 年代 391 例梅毒五种方剂临床研究.内蒙古中医药,1990,(2)：13 – 15

🪷 土茯苓马齿苋合剂

马齿苋30g　土茯苓30g　金银花15g　蒲公英15g　生甘草6g

【用法】水煎服，每天 2 次，每日 1 剂，30 天为一疗程。

【功效】清热祛湿解毒，化瘀散血消肿。

【适应证】**此方专供梅毒孕妇患者用**（**湿热蕴阻证**）。

【来源】多继诚.50 年代 391 例梅毒五种方剂临床研究.内蒙古中医药,1990,(2)：13 – 15

🪷 加味遗粮汤

木瓜 3g　金银花 3g　当归 3g　川芎 3g　防风 3g　木通 3g　白鲜皮 3g　苍术 3g　威灵仙 3g　生甘草15g　皂角子 5 枚　土茯苓60g

【用法】水煎服，每天 2 次，每日 1 剂，30 天为一疗程。

【功效】祛湿解毒，祛风通络。

【适应证】**活动梅毒及潜伏梅毒**（**湿热蕴阻证**）。症见咽痛，全身不适，头痛，体重减轻，不规则发热，关节痛，肌肉痛等，或见近关节结节性梅毒疹等，舌红，苔白或腻，脉濡数。

【来源】多继诚.50 年代 391 例梅毒五种方剂临床研究.内蒙古中医药,1990,(2)：13 – 15

第二节　淋　　病

淋病是由淋病奈瑟菌（简称淋病双球菌或淋球菌）引起的泌尿生殖系统的化脓感染的性传播疾病，也可包括眼、咽、直肠、盆腔淋球菌感染和播散性淋球菌感染，但以前者最常见。临床上因感染人群、感染部位、临床表现等的差别可分为男性淋病、女性淋病、儿童淋病、其他淋病和无表现淋病；按病期和合并症的有无分为无合并症淋病、有合并症淋病和播散性淋病。主要通过性交传染，极少数也可通过污染的衣物等间接传染。

本病的诊断要点是：有不洁性交或间接接触传染史。潜伏期一般为 2～10 天，平均 3～5 天。临床特点是尿道刺痛和尿道口排出脓性分泌物。

毒淋汤加减

金银花 20g　败酱草 20g　茯苓 20g　海金沙 15g　丹参 15g　山豆根 15g　石韦 10g　甘草梢 10g　芍药 12g　绵茵陈 12g

【用法】水煎服，每天 2 次，每日 1 剂。10 日为 1 疗程，一般治疗 2～3 个疗程。

【功效】清热解毒，利湿通淋。

【适应证】**慢性淋病**（湿热下注证）。尿痛轻微，排尿时仅感到尿道灼热或轻度刺痛，常可见终末血尿。伴有腰痛，会阴部坠胀感，夜间遗精，精液带血，排尿困难等。舌红苔黄腻，脉弦滑。

【临证加减】湿热瘀毒偏重加萆薢、瞿麦、牛膝、琥珀；肾虚加车前子、黄柏、石菖蒲、益智仁、肉从蓉、龙骨、牡蛎、菟丝子，或加知柏地黄丸；脾虚加茯苓、莲子、芡实、苍术、白术、淮山药。

【疗效】治疗 43 例，临床治愈 25 例，好转 14 例，无效 4 例，总有效率为 90.7%。

【来源】吴锦发，卢泰坤. 毒淋汤加减治疗慢性淋病 43 例. 福建中医药，1993，24（4）：13－14

龙胆泻肝汤加减

龙胆草 15g　柴胡 6g　栀子 15g　黄芩 20g　生地 30g　车前子 30g　泽泻 20g　当归 10g　木通 20g　甘草 3g　白茅根 30g　金钱草 20g　虎杖 30g

【用法】水煎服，每天 2 次，每日 1 剂。7 日为一疗程，一般治疗 1～2 个疗程。

【功效】清肝胆实热，泻下焦湿热。

【适应证】**淋病**（**湿热毒邪蕴结下焦证**）。有婚外性行为，嫖娼史或配偶感染史，或与家中淋病患者共用物品史。症见：尿频，尿急，尿痛，尿道红肿和流脓等症状，舌红苔薄黄或黄腻，脉濡数。

【临证加减】脓多者重用龙胆草20g；痛甚者加木香20g、枳壳10g；病程长，脓液清稀者加鱼腥草30g，龙胆草、黄芩减量。

【疗效】临床症状全部消失，尿液澄清，透明，不含淋丝，常规检查阴性。治疗76例，治愈57例，总有效率75%。

【来源】张华，孟辉．龙胆泻肝汤治疗淋病76例小结．湖南中医杂志，1991，（1）：11-12

❀ 萆薢分清饮加减内服与外洗

萆薢20g　益智仁15g　乌药15g　土茯苓50g　鱼腥草20g　苦参15g　黄柏20g　黄芪20g　蜈蚣2条（去头足）　元胡15g　滑石15g　甘草15g

【用法】内服：水煎服，每天2次，每日1剂，3剂为一疗程。外洗：用上方煎第三遍，出锅后先熏至温，冲洗外阴后，坐浴半个小时。治疗期间夫妻禁性生活，夫妻同治，忌食辛辣及酒。

【功效】清热利湿解毒，行气杀虫止痛。

【适应证】**急性淋病**（**湿热毒邪蕴结下焦证**）。病程2~7天。多在不洁性生活后2~3天尿道口红肿，溢出膏脂样的脓性分泌物，伴尿频，尿急，尿痛，脓性白带增多等症状。舌红苔薄黄或黄腻，脉濡数。尿道及宫颈分泌物涂片及细菌培养淋球菌阳性。

【疗效】尿频，尿急，尿痛，脓性白带增多等症状消失，阴道无脓性分泌物。治愈12例，治愈率92.3%，好转1例（因夫妻未同时治疗）。其中1个疗程治愈12例；2疗程好转1例。

【来源】余淑英．萆薢分清饮加减治疗急性淋病13例．皮肤病与性病，2002，24（4）：44-45

❀ 淋通治

金银花20g　板蓝板20g　土茯苓25g　黄柏15g　车前子20g　木

通 15g　萹蓄 15g　泽泻 15g　甘草 16g

【用法】水煎服，每剂服 3 次，每日服 2 次，停用一切西药，12～18 剂为一疗程，停药后 4～5 天检菌。

【功效】益气活血化瘀。

【适应证】**慢性淋病（湿热蕴结，气滞血瘀证）**。肠镜下见充血，水肿，溃疡，糜烂，假息肉等。舌紫红或有瘀斑，苔黄腻，脉濡数。

【疗效】本方能较好抑制淋菌生长。共治疗 72 例，其中痊愈 54 例，有效 13 例，无效 5 例，总有效率 93.1%。

【来源】何荣桂，王力．"淋通治"治疗慢性淋病 72 例疗效分析．实用中医内科杂志，1991，5（4）：24

清化淋带汤

土茯苓 30g　鱼腥草 30g　马齿览 30g　车前草 30g　木通 10g　滑石 10g　萆薢 10g　鸭跖草 10g　黄柏 10g　赤芍 15g　蒲公英 15g　生大黄 15g

【用法】上方加水 1000～1500ml 武火煎，每次服 150～200ml，每日 3 次，1 日 1 剂；将药渣浓煎后坐浴 15 分钟，1 日 1 次；10 天为一疗程，连用 2 个疗程。

【功效】清热解毒，化瘀通淋。

【适应证】**淋病（湿热毒邪蕴结下焦证）**。症见：尿频，尿急，涩痛，甚至终末血尿等。舌红苔薄黄或黄腻，脉濡数。

【临证加减】少腹坠胀者加乌药、青皮疏利下焦气机；夹血者加小蓟、藕节炭、地榆炭、丹皮清热凉血止血；经久不愈者去车前草、木通、滑石、黄柏，加丹参、马鞭草、莪术、琥珀（研末冲服）；脓多者加炮山甲、皂角刺、白芷、天花粉以增强清热排脓之效。

【疗效】治疗 68 例，62 例痊愈（临床症状消失，实验室检查转阴），占 91.18%；5 例显效（临床症状明显减轻，实验室检查仍为阳性），占 7.35%；1 例无效（临床症状改善不明显，实验室检查阳性），占 1.47%。

【来源】郑青松，卓儒杰．清化淋带汤治疗淋病 68 例疗效观察．浙江中医杂志，1997，（5）：214

第三节　非淋菌性尿道炎

非淋菌性尿道炎是一种以衣原体和支原体为主要致病微生物导致的泌尿生殖器黏膜非化脓性炎症，主要通过性接触传染，以性活跃期的中青年多见，临床过程隐匿、迁延，临床表现轻微，常伴发上生殖道感染。

本病的诊断要点是：临床表现似淋病而症轻，男性主要表现为尿道炎，可有尿频、尿急、尿痛、尿道刺痒、尿道口潮红，有清稀的黏液性分泌物，亦可并发附睾炎和前列腺炎。女性尿道炎症状常轻微，甚至无症状，可有宫颈炎、宫颈充血水肿、糜烂、分泌物增多，还可并发前庭大腺炎、阴道炎、子宫内膜炎等。如治疗不当、反复发作可导致不育症，部分患者可发生 Reiter 综合征。

❀ 清淋汤配毒淋丸

萆薢 20g　土茯苓 20g　蒲公英 20g　虎杖 20g　马鞭草 20g　薏苡仁 20g　王不留行 20g　地肤子 10g　生黄芪 20g　败酱草 20g　金银花 10g　生甘草 3g

【用法】水煎服，2 日 1 剂，每日 3 次，分 3 次服。毒淋丸按药品说明书服用。

【功效】破血消瘀，利湿通淋。

【适应证】非淋菌性尿道炎（湿热瘀阻及毒热证）。症见：尿频尿急，尿道刺痒，尿道有稀薄黏液分泌物，耻骨会阴、腰骶疼痛不适。舌红苔薄黄或黄腻，脉濡数或滑数。

【疗效】120 例中，治愈 70 例，显效 36 例，好转 8 例，无效 6 例，总有效率 95%。

【来源】高天明，高尹岗. 毒淋丸配清淋汤治疗非淋菌性尿道炎 120 例疗效观察. 云南中医中药杂志，2003，24（1）：15

益肾通淋汤

白花蛇舌草 30g　土茯苓 30g　金钱草 30g　苦参 20g　丹参 20g
金银花 15g　生地黄 15g　赤芍 15g　地肤子 15g　沙苑子 12g　桑寄生
12g　苍术 10g　怀牛膝 10g　生甘草 10g

【用法】水煎服，每天 2 次，每日 1 剂，7 天为一疗程。

【功效】清热解毒，益肾通淋。

【适应证】**非淋菌性尿道炎（肾虚湿热证）**。症见：尿痛，尿道刺痒，尿道口红肿伴腰膝酸软，神疲等肾虚症状。舌红苔薄黄或腻，脉濡数，尺部细而无力。

【临证加减】尿道刺痒严重者加蛇床子；尿道口红肿者加牡丹皮、栀子；睾丸胀痛者加荔枝核、橘核、乌药、元胡；便秘者加大黄；伴有前列腺肥大者加王不留行。

【疗效】最短治疗 4 个疗程，最长治疗 6 个疗程。治愈 14 例，显效 5 例，有效 8 例，无效 1 例，总有效率 92.9%。

【来源】曹贵东，王焕平，荣军．益肾通淋汤治疗非淋菌性尿道炎的临床观察．中医药研究，1999，15（1）：10－11

加味四逆散

柴胡 10g　枳壳 10g　白芍 15g　炙甘草 6g　土茯苓 20g　虎杖 15g
丹皮 10g　泽泻 10g　元胡 10g　川楝子 10g　远志 6g　石菖蒲 10g　鹿衔草 15g

【用法】水煎服，每天 2 次，每日 1 剂，20 天为 1 个疗程。

【功效】疏肝行气解郁，清热利湿解毒。

【适应证】**非淋菌性尿道炎（肝郁气滞，余毒不清）**。症见尿频，尿急，尿痛等尿道刺激征，并见情绪不稳，口苦，食后易腹胀，时有便秘，精神紧张，情志不遂等症，舌红苔薄或腻，脉弦。

【临证加减】尿频，尿急症状明显者加败酱草、红藤、金钱草等；少腹疼痛明显者加川牛膝、荔枝核、橘核等；肾虚阳痿者加仙茅、仙灵脾等；精神紧张，烦眠明显者加生龙牡、酸枣仁、合欢皮等。

【疗效】治疗 40 例，治愈 22 例，显效 9 例，好转 6 例，无效 3 例，有效率 77.5%。

【来源】王万春，严张仁. 加味四逆散治疗淋病后及非淋菌性尿道炎后综合征 40 例疗效观察. 江西省第五次皮肤科学术交流会论文集：152－153

🪷 龙胆泻肝汤内服外治

龙胆草 15g　栀子 10g　黄芩 10g　柴胡 10g　生地 15g　车前子（单包）25g　泽泻 10g　木通 5g　甘草 5g　当归 10g

【用法】每日 1 剂，头煎加水约 500ml，先泡 20 分钟，武火煮沸后，改小火再煮沸 30 分钟，取液约 150ml 口服，二煎加水 1500ml，煎成 1000ml 溶液，趁热先熏阴部，待药液温热时再坐浴 15 分钟，每日 1 次，共 10 天。

【功效】清热利湿，解毒通淋。

【适应证】非淋菌性尿道炎（湿热下注证）。尿痛，尿道痒，尿道分泌物少，稀薄，黏液性或黏膜脓性；较长时间不排尿（如晨起）尿道外口可溢出少量稀薄分泌物等尿道炎症状。女性见白带增多，呈脓性，或有异常出血如经间期出血，性交后出血，常伴有腰酸及下腹部不适等宫颈炎症状。舌红苔黄腻或无苔，脉濡数或滑数。

【疗效】明显缓解自觉症状，抑制病原体扩散。治疗 164 例，治愈 119 例，好转 34 例，无效 11 例，总有效率 93.3%

【来源】李亚平，孙家荣. 龙胆泻肝汤治疗非淋菌性尿道炎 164 例疗效观察. 中医杂志，1991，40（3）：179

🪷 通淋解毒汤

白花蛇舌草 15g　瞿麦 15g　萹蓄 15g　车前子 15g　蒲公英 12g　丹皮 12g　赤芍 12g　猪苓 12g　大黄 10g　黄连 10g　黄柏 10g　炮山甲 10g　木通各 10g　甘草 6g

【用法】水煎服，每天 2 次，每日 1 剂，7 天为 1 个疗程。

【功效】下焦湿热，血瘀夹毒。

【适应证】非淋菌性尿道炎（下焦湿热血瘀证）。典型尿道刺激症状者（尿频，尿急，尿痛）；尿液混浊者；肉眼血尿者；尿道口有脓样分泌物者；并发附睾炎者；并发急性前列腺炎者；并发急性盆腔炎者（女性）。舌红苔黄腻，脉濡数或滑数。

【临证加减】小便混浊加萆解、莲须；血尿加白茅根、茜草；并发附睾炎加青皮、橘核；并发前列腺炎加地龙、败酱草；并发盆腔炎加椿根皮、益母草。

【疗效】共治疗 165 例，治愈（自觉症状消失，尿检各项参数正常）159例；显效（尿检各项参数正常，尚有自觉症状）6 例。

【来源】邓光远．通淋解毒汤治疗非淋菌性尿道炎 165 例临床观察．吉林中医药，1995，(5)：11－12

第四节　尖锐湿疣

尖锐湿疣又称生殖器疣、性病疣，是由人类乳头瘤病毒所引起的一种良性赘生物。以皮肤黏膜交界处，尤其是外阴、肛周出现淡红色或污秽色表皮赘生物为临床特征。主要通过性接触传染，也可通过接触污秽的内裤、浴巾、浴盆等方式间接传染。本病男女均可罹患，主要发生在性活跃的人群。有一定的自限性，部分病例治愈后复发，少数尖锐湿疣有癌变的可能。

本病的诊断要点是：有与尖锐湿疣患者不洁性交或生活接触史。潜伏期1～12 个月，平均 3 个月。皮损好发于外生殖器、肛周、会阴、宫颈、阴道等处。基本损害为淡红色或污秽色、柔软的表皮赘生物。赘生物大小不一，单个或群集分布，表面分叶或呈棘刺状，湿润，基底较窄或有蒂，但在阴茎体部可出现基底较宽的"无蒂疣"。由于皮损排列分布不同，外观上常表现为点状、线状、重叠状、乳头瘤状、鸡冠状、菜花状、蕈状等不同形态。本病常无自觉症状，部分患者可出现局部疼痛或瘙痒。疣体易擦烂出血，若继发感染，分泌物增多，可伴恶臭。巨大的尖锐湿疣，多见于男性，且好发于阴茎和肛门附近，女性则见于外阴部。偶尔可转化为鳞状细胞癌。

中医学认为，本病主要为性滥交或房室不节，秽浊不洁，感受秽浊之毒，毒邪蕴聚，酿生湿热，湿热下注皮肤黏膜而产生赘生物。治疗上多采用利湿化浊、清热解毒为主。

🌸 内服清疣解毒汤，外用清疣散

清疣解毒汤：夏枯草 30g　丹参 30g　土茯苓 30g　蒲公英 30g　赤芍 15g　海藻 15g　昆布 15g　黄柏 15g　苦参 20g　牡蛎（兑煎）20g

清疣散：雄黄　冰片　狼毒　硫黄各 15g

【用法】清疣解毒汤：水煎服，每天 2 次，每日 1 剂。10～15 天为一疗程。

清疣散：①上药共研极细面。装入瓶中封好备用。②将独头紫皮大蒜三颗捣成蒜泥，再用少许香油与药面调成糊状，装入瓶中封好备用。③临床上将阴茎尖锐湿疣分为 3 期。1 期（湿疣初起，疣体较小），用清疣散抹擦疣体及局部，每日 3 次，7 天为一疗程，约 1～2 个疗程，疣体自行脱落痊愈。2 期（疣体较大，阴茎龟头冠状构包皮系带或包皮上，动膜上皮组织和纤维组织呈如鸡冠花或菜花样）；先用 75% 酒精消毒疣体及局部，针刺疣的根部，轻度捻转 1 分钟左右，每日 1 次，见血最好。然后把清疣散敷于疣体上，每日换药 2 次，10 天为一疗程，约 1～2 个疗程疣体枯萎而自行脱落。3 期（疣块逐渐增大，反复发作易引起局部恶变）；用 75% 酒精消毒疣体后，针刺疣的根部和体部，每日 1 次，中度捻转约 1～2 分钟。用备好的无菌刀或剪刀割破疣的头部，以见血为度。然后把清洗散敷于疣体上，每日换药 3 次。

【功效】清热利湿，解毒杀虫，活血化瘀。

【适应证】**尖锐湿疣**（**湿热蕴阻证**）。症见：皮损向外发展呈肿瘤样增生，以局部病变为主，生殖器或肛周等潮湿部位出现丘疹，乳头状，菜花状或鸡冠状肉质赘生物，表面粗糙角化；醋酸白试验阳性；舌红苔黄根厚，脉弦数。

【疗效】可使疣体逐渐枯萎而自行脱落等。本方治疗 83 例，痊愈 52 例，有效 23 例，无效 8 例。总有效率为 90.36%。

【来源】崔永志．中医药治疗尖锐湿疣的研究概况．上海中医药杂志，1991，（9）：27

🌸 清疣煎

紫草 30g　木贼 30g　板蓝根 30g　黄柏 30g　薏苡仁 30g　莪术

30g 红花 30g 香附 30g 桃仁 30g 当归 30g 枯矾 20g（后下）

【用法】上药加水 1500ml，水煎 30 分钟后滤渣取汁，趁热先熏病损部 5 分钟，待药液温度降到皮肤能耐受的温度时，用药液坐盆或浸泡患处 20 分钟，同时用干净消毒小毛巾或纱布蘸药液轻轻擦洗患部，女性患者（已婚者）用一次性妇科冲洗器将干净药液灌洗阴道壁及子宫颈周围。每日 1 剂，分早晚各煎洗 1 次，20 天为一疗程。

【功效】清热解毒燥湿，活血祛瘀除疣。

【适应证】**反复发作的尖锐湿疣及尖锐湿疣亚临床感染症状（湿热血瘀证）。** 后者指临床上肉眼所见改变不明显或表现为微小的无蒂疣或乳头状隆起（皮损呈谷穗状或扁平疣状），有的表现为外观正常的环状病损，舌红苔薄或无苔，脉弦数或弦滑。

【临证加减】伴肝胆湿热症状较严重者配服龙胆泻肝丸，脾虚湿浊甚者配服除湿胃苓汤化裁。

【疗效】有效控制尖锐湿疣的反复发作及清除其亚临床感染症状等。治疗 67 例，痊愈 31 例，有效 34 例，无效 2 例。总有效率为 97.02%。

【来源】李红阳. 清疣煎. 广西中医药，1999，2：32－33

🪷 龙胆泻肝汤加减

煎服：龙胆草 10g 赤芍 10g 柴胡 10g 车前子 10g 泽泻 15g 大青叶 15g 当归 15g 夏枯草 15g 生地 15g 生薏苡仁 30g 马齿苋 30g 板蓝根 30g 木通 6g 生甘草 6g

外洗：龙胆草 10g 车前子 10g 板蓝根 30g 蒲公英 30g 苦参 30g 鸦胆子 15g 黄芩 15g 当归尾 15g 木通 6g 生甘草 6g

【用法】煎服方 1 剂/天，分 2 次早晚服。水洗方加水 1500ml，水煎 30 分钟后滤渣取汁，趁热先熏蒸局部 5 分钟，待温度降至皮肤黏膜能耐受时，趁热坐盆或浸泡患处 20 分钟，同时可用干净消毒的小手绢或纱布蘸药液轻轻擦洗患部，女性患者同时用一次性妇科冲洗器将干净药液通过阴道灌洗阴道壁及宫颈。每天 1 剂，早晚各煎煮熏洗 1 次。10 天为 1 个疗程。

【功效】以清热解毒，利湿杀虫为主，佐以活血散结。

【适应证】**尖锐湿疣（肝胆湿热型）。** 疣体多呈软性丘疹，结节或菜花状突起。有一定潜伏期，可无明显自觉症状，或以瘙痒，不适紧缩感为主，舌红苔黄腻，脉弦数或弦滑。

【临证加减】气虚者加黄芪 30g，柴胡、龙胆草适当减量；皮损灰黯，丘疹暗红而软者加红花 6g；病程较长，丘疹灰白而硬者加贝母 10g、穿山甲 15g；分泌物多而腥臭，阴部瘙痒者为湿热过盛，加苍术 15g，黄柏、苦参各 10g；兼见发热，疲乏，纳差为继发感染，加连翘 15g、蒲公英 30g；阴部瘙痒甚者加白鲜皮、地肤子各 10g。

【疗效】能清洁局部，抗菌消炎，抑制病毒繁殖和抗肿瘤，抑制疣体增生，因而能有效破坏及去除疣体，修复局部皮损和避免尖锐湿疣的反复发作。47 例中痊愈 21 例，显效 14 例，有效 10 例，无效 2 例，总有效率 95.74%。

【来源】何秀堂，毕晓菊. 中药龙胆泻肝汤加减综合治疗尖锐湿疣 47 例临床观察. 辽宁中医杂志，2005，32（11）：1163

🪷 内服金钱草汤，局部用湿疹散

金钱草汤：金钱草 30g　车前草 10g　皂角刺 10g　土茯苓 30g　金银花 30g　连翘 10g　夏枯草 10g

湿疹散：代赭石 40g　枯矾 5g　冰片 5g（共研成细末，分装为 10~20g 一包备用）

【用法】金钱草汤：每付用水 1000ml 浸泡 1 小时后，武火煮沸，分 3 次服。每日 1 剂，10 剂为一疗程。

湿疹散：共研成细末，分装为 10~20g 一包备用。外用适量，用茶水调为糊状敷于患处，或直接用湿疹散干扑于患处。每天 2 次，直至痊愈为止。

【功效】清热利湿解毒，止痒杀虫收敛。

【适应证】尖锐湿疣（湿毒内蕴证）。

【疗效】自觉症状明显消失，皮损消退。7 例患者痊愈 5 例，显效 2 例，总有效率 71.4%，未发现不良反应。治愈时间 10~20 天，平均 16 天。

【来源】叶之龙. 中医治疗尖锐湿疣. 云南中医杂志，1988（5）：19

🪷 祛疣洗方

白矾 50g　土槿皮 30g　蜂房 30g　蛇床子 30g　苍术 30g　地肤子 30g　五倍子 30g　三棱 30g　莪术 30g　皂角刺 30g

【用法】上药水煎取汁约1500～2000ml，用药液先熏局部，待温后再浸泡坐浴，每次20分钟，每日2次，每剂药用3日。洗后擦干用棉签蘸苯酚点蚀疣体，每日1次，直至疣体消退。为巩固疗效，防止复发，治愈后应再用祛疣洗方治疗1周。

【功效】清热燥湿，软坚散结。

【适应证】**尖锐湿疣**（**湿毒内蕴证**）。男性发于阴茎龟头，包皮冠状沟，尿道口，肛周；女性发于大小阴唇内侧，阴道，肛门会阴处。皮损表现为大小不一暗红灰污色乳头状隆起，表面呈菜花样湿润，凹凸不平，伴有恶臭分泌物。曾经冷冻、激光治疗效果不佳者。舌红苔黄腻，脉濡数。

【疗效】治疗31例，其中男性14例，女性17例；病程3周～4个月。全部治愈（疣体消退，患处皮肤平复，无任何后遗症状）。其中用药6剂治愈者13例，8剂治愈者18例。

【来源】马建国，吴海华. 祛疣洗方治疗尖锐湿疣31例. 中国民间疗法，2003，11（12）：16

消疣汤

苦参30g　银花30g　白鲜皮30g　板蓝根30g　大青叶30g　香附30g　木贼30g　土茯苓30g　苍术10g

【用法】上药加水煎至100ml，趁热先熏洗患处，待温度适中，再以干净纱布沾药水，擦洗患处，稍用力以不擦破为度。每次15分钟（皮损大者可延长至30分钟），每日2次，10天为一疗程。

【功效】清热解毒，除湿散结。

【适应证】**尖锐湿疣**（湿热蕴毒证）。

【疗效】使皮损消失，疣体缩小或脱落，降低复发率。治疗60例，其中男42例，女18例，痊愈52例，显效7例，无效1例，总有效率为98.3%。治疗时间最短1个疗程，最长4个疗程。愈后患者经随访1年，均未复发。

【来源】朱军. 消疣汤熏洗治疗尖锐湿疣60例. 山西中医，2004，20（1）：36

鸦胆子油调血竭外用

鸦胆子30g　血竭0.3g

【用法】取中药鸦胆子 30g 捣细入 100ml 香油内浸泡 1 周备用。血竭为中国科学院西双版纳热带植物园制药厂生产的雨林牌血竭胶囊内之药末，规格为 0.3g/粒。每次排便后温水肛门坐浴 5~10 分钟，如有皮损炎症则用 1/5000 高锰酸钾液坐浴。根据湿疣范围大小与多少用备好的邪胆子浸泡油调血竭药末 1~2g（3~6 粒）成糊状，摊在消毒纱布敷料上，对准湿疣区覆盖。最后用胶布固定，1 日 1 次，1 周为 1 个疗程，疗程之间可间隔 2~3 天。一般 2~3 个疗程疣体枯萎脱落而愈，疣体较大者需 4~5 个疗程。治疗期间忌食膏粱厚味，辛辣酒之发物。

【功效】清热燥湿，杀虫解毒，腐蚀赘疣。

【适应证】肛周尖锐湿疣（湿热蕴毒证）。

【疗效】治疗 50 例，以疣体全部脱落，肛周皮肤恢复正常，3 个月以上未复发者为治愈，计 46 例，治愈率 92%；复发 4 例，复发率 8%，复发者继用上述方法治疗仍有效。复发者不排外重复感染之可能。

【来源】柳鑫生．鸦胆子油调血竭外用治疗肛周尖锐湿疣 50 例．江西中医药，2003，8（8）：13

🪷 湿疣灵

擦剂组成：苦参 20g　板蓝根 20g　木贼 20g　蜂房 15g

坐浴液组成：乌梅 12g　明矾 12g　土茯苓 15g　薄荷 12g　五倍子 15g

【用法】擦剂：将上药加水 500ml，文火煎 1 小时，去渣过滤，密闭避光备用。用干棉签将尖锐湿疣及周围正常组织擦干，用 0.1% 新洁尔灭液消毒，然后用棉签蘸湿疣灵擦剂涂患处。每日 3~5 次，2 周为一疗程。坐浴液用水煎至 1500ml，过滤去渣，倒入盆中，待水温热后坐浴 30 分钟，每日 2 次。10 天为 1 疗程。如同时诊断有滴虫，霉菌感染者应合用西药灭滴灵或制霉菌素阴道上药治疗；合并有淋病者加用头孢曲松；合并支原体、衣原体感染者加用阿奇霉素或红霉素等口服。治疗过程中，嘱患者注意外阴卫生，坚持坐浴，禁止性生活。有滴虫感染的已婚妇女其丈夫也应服用灭滴灵。

【功效】清热解毒，祛风杀虫，燥湿止痒。

【适应证】尖锐湿疣（湿毒内蕴证）。

【疗效】根据尖锐湿疣的病损程度将病变分为轻、中、重三度。皮损小，湿疣为丘疹样，丛状生长的为轻度，共50例，使用湿疣灵1~2个疗程全部治愈；病损程度较重，湿疣数目较多呈乳头状者为中度，共26例，在用湿疣灵的同时，对个别顽固的湿疣配以波姆光治疗，效果良好；皮损重，疣体较大呈菜花状者为重度，共4例，首先采取局部麻醉切除病灶，止血消炎后，用湿疣灵继续治疗。4例均已治愈且无复发。

【来源】郑遵法，匀慧．自拟湿疣灵治疗尖锐湿疣80例．吉林中医药，2004，24（4）：28

第五节　生殖器疱疹

生殖器疱疹是由单纯疱疹病毒（HSV）感染泌尿生殖器及肛门部位皮肤、黏膜而引起的一种慢性、易复发、难治愈的性传播疾病。HSV有两种类型：HSV-1和HSV-2，多数生殖器疱疹是由HSV-2引起。好发于15~45岁性活跃期男女，临床表现的轻重及复发频率受病毒型别和宿主免疫状态等因素的影响。

本病的诊断要点是：好发部位为男女生殖器及会阴部，少见部位为肛周、腹股沟、股臀部及阴囊，男性同性恋者常见肛门、直肠受累。皮损初为红斑，继而在红斑基础上发生数个或数十个针尖大小的、簇集成群的小丘疱疹或水疱，内含透明浆液，数日后疱破糜烂，轻度渗出，逐渐干燥，结淡黄或淡褐色痂，1~2周痂皮脱落而愈，但易复发。

生殖器疱疹属于中医学"阴部热疮"的范畴，多由或因肝胆湿热下注，阻于阴部而成；或由反复发作，热邪伤津，阴虚内热所致。治疗上多采用清热利湿解毒、养阴清热解毒为主。

🪷 解毒清热汤内服外洗

蒲公英30g　野菊花30g　大青叶30g　紫花地丁15g　蚤休15g

天花粉15g　栀子10g　木通10g

【用法】煎服方每日1剂，分2次早晚服。服药2周后上方加入生黄芪30g。水洗方加水1500ml，水煎30分钟后滤渣取汁，趁热先熏蒸局部5分钟，待温度降至皮肤黏膜能耐受时，趁热坐盆或浸泡患处 20 分钟，同时可用干净消毒的小手绢或纱布蘸药液轻轻擦洗患部，女性患者同时用一次性妇科冲洗器将干净药液通过阴道灌洗阴道壁及宫颈。每天 1 剂，早晚各煎煮熏洗 1 次。

【功效】清热解毒，利湿补虚。

【适应证】**生殖器疱疹（湿热壅盛证）**。症见：皮疹多数粟粒大丘疹，水疱，可彼此融合成片。自觉灼痒，疼痛，可伴有尿痛，排尿困难，尿道口有黏液性分泌物。女性可见宫颈糜烂，溃疡，白带增多。患者腹股沟淋巴结肿大，压痛，但不会发生化脓及破溃。舌红苔薄黄或黄腻，脉濡数。

【临证加减】热重者加鱼腥草 10g、半枝莲 10g、生大黄 5g。

【疗效】能明显缓解瘙痒及疼痛，减少黏液分泌物渗出。40 例患者全部治愈。

【来源】郭玉琴. 解毒清热汤加减治疗生殖器疱疹 40 例疗效观察. 北京中医，1999，(4)：14

🪷 花草清毒汤

金银花 30g　蒲公英 30g　龙胆草 6g　白花蛇舌草 30g　鱼腥草 30g　苦参 10g　萆薢 10g　薏苡仁 18g　黄芪 18g　党参 12g　当归 15g　生甘草 6g

【用法】水煎服，每天 2 次，每日 1 剂。20 天为 1 个疗程。

【功效】清热解毒，凉血泻火，收敛利湿。

【适应证】**生殖器疱疹（热盛湿滞正虚）**。外阴生殖器或肛周部位出现多个群集小水疱，疱壁薄，疱液清，易溃破形成浅表糜烂。舌质红，苔薄黄或腻，脉濡细或数。

【疗效】治疗 20 天后观察 18 个月，1 周内皮损基本愈合，自觉症状消失明显。治疗 60 例，痊愈 31 例，显效 18 例，有效 7 例，无效 4 例，总有效率 93.33%。

【来源】晏勇，刘长山，陈希琳. 花草清毒汤治疗生殖器疱疹 60 例. 江西中医药，2007：5（5）：45

🪷 龙胆泻肝汤合青雄散

龙胆泻肝汤加减：龙胆草 10g　柴胡 10g　黄芩 10g　泽泻 10g

童木通 10g　黑栀 10g　白花蛇舌草 30g　板蓝根 30g　生甘草 5g　土茯苓 30g　蒲公英 30g

青雄散：青黛 8g　雄黄 10g（拌匀即得）

【用法】龙胆泻肝汤：水煎服，1 剂/天。自拟青雄散：涂药前上方药渣浓煎后，清洗外阴。若水疱未破，表面干燥者用青雄散加麻油调成糊状，涂于患处，2 次/天。若水疱已破，表面糜烂渗液者，则药粉直接撒于疱面上，消毒纱布覆盖，2 次/天。

【功效】清热利湿解毒。

【适应证】**生殖器疱疹（肝胆湿热证）**。症见：外阴灼痛，水疱糜烂化脓，或伴心烦口苦，身热，舌红苔黄腻，脉数。

【临证加减】小便短赤者加黄柏；便秘者加生大黄；湿热蕴毒者加金银花、丹皮。

【疗效】全部病例在 4~8 天内痊愈，平均 6 天。4 天内痊愈 15 例，8 天内痊愈 17 例。

【来源】毛水乔. 龙胆泻肝汤加减治疗生殖器疱疹 32 例. 中国中西医结合外科杂志，1999，5（1）：32

丹栀银龙汤

牡丹皮 15g　栀子 15g　金银花 15g　龙胆草 10g　柴胡 10g　黄芩 10g　白芍 20g　山豆根 10g　白花蛇舌草 20g　炙黄芪 30g　女贞子 10g

【用法】水煎 2 次，每次取汁 150ml，混合，分 2 次口服。煎煮第 3 次，再加用苦参 15g，黄柏 15g 同煎，取汁 150~200ml，凉温后将外生殖器浸泡药汁中约 30 分钟，每日 2 次，轻洗，男性患者休息时要求包皮上翻，暴露龟头，保持局部通风干燥。女性患者盆中外洗，纱布块浸湿外敷。要求不能刺破疱疹，保持疱壁完整，清洁。治疗期间，严格停止性活动，使用安全套也不能完全防止病毒的传播。治疗期间停用抗病毒药物及免疫制剂。2 周为一疗程，易复发者可坚持治疗 2~3 个疗程。

【功效】清肝泻火，燥湿解毒。

【适应证】**生殖器疱疹（肝胆湿热证）**。症见：男性龟头、包皮、冠状沟等部位出现散在性成簇样水泡，红斑，丘疹，局部灼热，疼痛或刺痒，数日后发生糜烂或溃疡；女性位于阴唇、阴蒂、宫颈处，局部灼热，疼痛或刺痒，因潮湿、摩擦，水泡常不明显，多表现为小片浸渍糜烂面或形成浅溃疡；伴发尿频尿急尿痛，尿潴留；腹股沟淋巴结肿大疼痛，周身不适，头痛，发热，乏力等；舌质红，苔黄腻，脉弦滑或滑数。

【疗效】75 例患者均在 1~3 个疗程结痂痊愈，治愈率 100%。治疗中，除 1~3 例有轻度腹胀胃脘不适外，未见其他明显不良反应发生。

【来源】胡彦军，李芳琴. 丹栀银龙汤内服外洗治疗生殖器疱疹 75 例. 长春中医药大学学报，2011，27（4）：633－634

🪷 壮药扶莲解毒补虚方

扶芳藤 30g 黄花倒水莲 20g 半边莲 15g 半枝莲 15g 白花蛇舌草 30g 甘草 6g

【用法】水煎服，每天 2 次，每日 1 剂。

【功效】补益气血，健脾祛湿，活血解毒。

【适应证】**复发性生殖器疱疹（气阴两伤证）**。症见：发病前局部感觉异常或自觉轻度刺痒和烧灼感，生殖器或肛周起群簇小水疱，容易破溃形成糜烂面或浅表溃疡，自觉症状很轻微，水疱消退后容易反复发作，病程一般为7~10 天，舌质红，苔白腻或黄，脉濡弱。

【疗效】治疗 50 例，痊愈 42 例，显效 4 例，有效 2 例，无效 2 例，总有效率 84.0%。

【来源】欧柏生，魏飞，冯杲，等. 壮药扶莲解毒补虚方治疗复发性生殖器疱疹 50例. 广西中医药，2012，35（5）：29－30

第六节 软 下 疳

软下疳又称第三性病，属经典性病，是由杜克雷嗜血杆菌所引起的生殖器溃疡性疾病，困扰许多发展中国家。其临床特点为生殖器疼痛性溃疡和腹股沟淋巴结病变。

本病的诊断要点：发病前有性接触史，尤其是不洁性交史，典型的临床表现和经过，较短的潜伏期后发生软而扁的丘疹、脓疱、溃疡，单侧性的化脓性淋巴结炎，直接镜检和培养检出杜克雷嗜血杆菌，PCR 检测杜克雷嗜血杆菌 DNA，即可作出诊断。

软下疳属于中医学"疳疮"的范畴，多由肝胆湿热下注，阻于阴部而成；或由反复发作，热邪伤津，阴虚内热所致。治疗上多以清热利湿解毒为主。

❀ 真人活命饮

内服真人活命饮：炮山甲 12g　皂角刺 12g　金银花 15g　天花粉 15g　连翘 10g　土茯苓 20g　生地 15g　赤芍 15g　紫草 15g　黄柏 10g　土菊花 15g　人参 6g

外洗方：苦参 50g　蒲公英 30g　大黄 50g　黄柏 30g

【用法】真人活命饮：水煎服，每天 2 次，每日 1 剂，连服 7 天为一疗程；外洗方每日 1 剂，每次冲洗 20 分钟左右。

【功效】清热解毒，消痛散结，消肿排脓。

【适应证】**软下疳**。

【疗效】治疗 32 例，其中男 17 例，女 15 例，痊愈 20 例，好转 11 例，无效 1 例。总有效率 96.88%。

【来源】黄国泉．加减真人活命饮治疗软下疳．吉林中医药，1995，（4）：21

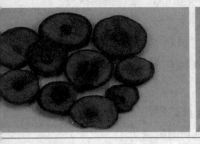 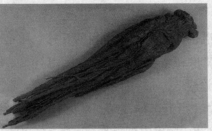 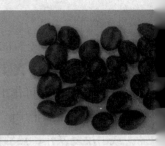

第十章
物理性皮肤病

第一节 痱 子

痱子是由于高温、潮湿环境所致的小汗腺导管和毛孔堵塞，导致汗液潴留、汗管破裂、汗液外溢并形成丘疹和水疱。

痱子属于中医学"痊痹"范畴，多因夏日暑热蕴蒸皮肤、汗泄不畅或体肥多热，热邪阻闭于毛窍所致。治疗上常采用清热解毒、利湿散结为主。

❁ 彭氏外洗方

蒲公英 15g　野菊花 15g　金银花 15g　黄柏 10g　黄芩 10g　大黄 5g　苦参 15g　地肤子 15g

【用法】加水煎至 1/3 脸盆后，待水温适度后，反复洗患处，每次洗 15 分钟，每日 2 次。

【功效】疏风清热，解毒，燥湿止痒。

【适应证】**痱子（痱毒型）**。症见：头部、前额、颈部及上胸背部出现浅表性的针头大、小米大至粟粒大的黄色小脓疱，周围红晕，密集成片，一般不融合，部分溃破有渗液，搔抓不安，汗多，食欲欠佳，睡眠不安，口干渴，舌质红苔薄白或薄黄，脉数。

【疗效】本方治疗 36 例，均痊愈，有效率 100%。

【来源】彭秀芳，王宜健. 中药外洗治疗痱毒 36 例. 实用中医药杂志，2009，25(2)：94

第二节 冻 疮

冻疮是一种由寒冷所致的末梢部局限性肿胀性红斑炎症性皮肤病。

本病诊断要点：多见于儿童和末梢血运不良者，常反复发作。皮损好发于手、足、耳、面等暴露部位。表现为肿胀性紫红色斑块，局部温度变低，按压时可褪色，压力除去后，红色逐渐恢复；病性严重时可出现水疱、大疱，后者破溃后形成糜烂、溃疡，愈后留有色素沉着或萎缩性瘢痕。盘状红斑狼疮、系统性红斑狼疮和冷球蛋白血症患者也常出现冻疮样皮损。

冻疮乃皮肤肌肉受严寒侵袭，气血运行不畅致气血凝滞而成；平素气血衰弱或疲劳过度，暴热着冻，暴冻着热也会使本病生成。故中医临床治疗以化瘀消肿，温经散寒，活血止痛为主。

❁ 补阳还五汤加味

黄芪45g　赤芍30g　当归12g　川芎9g　桃仁9g　红花6g　川牛膝12g　浙贝母9g

【用法】水煎服，每天 2 次，每日 1 剂。3 日为一疗程，用药 1～3 个疗程。

【功效】补气托疮，活血化瘀。

【临证加减】平素畏寒肢冷者加桂枝9g，生姜6g；有水疱、甚则溃烂者加皂角刺15g，苍术15g，紫草15g。

【适应证】**冻疮（寒邪凝滞型）**。症见：自觉瘙痒；皮损初为丘疹或水疱，迅速变为有炎性红晕的脓疱，散在分布；好发于颜面、四肢等暴露部位。

【疗效】总有效率94.1%。

【来源】岑迎东. 补阳还五汤化裁治疗冻疮34 例. 实用中医药杂志，2006，（11）：

68

❀ 包氏验方

甘草　芫花　花椒各 10g

【用法】嘱患者回去后放入滚烫开水浸泡 5 分钟，将有冻疮的手、足放入浸泡的药水中约 30 分钟，如水温降低，可继续加入热水以保持水温；每天泡 1 次，5 天为 1 个疗程。

【功效】活血化瘀，温经散寒。

【适应证】冻疮（寒邪凝滞型）。症见：自觉瘙痒；皮损初为丘疹或水疱，迅速变为有炎性红晕的脓疱，散在分布；好发于颜面、四肢等暴露部位。

【疗效】总有效率 98.5%。

【来源】包志伟. 中药外用治疗手足冻疮 67 例疗效观察. 中国卫生学校，2006，27（11）：927

❀ 黄芪桂枝五物汤加减

黄芪 15g　桂枝 9g　赤芍 9g　红花 12g　桃仁 9g　姜黄 9g　干姜 6g　甘草 3g

【用法】水煎服，每天 2 次，每日 1 剂。每晚用药渣热敷患处。

【功效】温经散寒，活血化瘀。

【适应证】冻疮（寒邪凝滞型）。症见：双手背及无名指、小指伸侧起紫红色水肿性斑块，小者如豆大小，大者如一分钱大小，触之冰冷疼痛，压之退色，舌质淡，苔薄白，脉沉。

【来源】景红梅. 黄芪桂枝五物汤在皮肤科新用. 辽宁中医杂志，2007，34（6）：824－825

❀ 洗四方熏洗

大罗伞 50g　鸡血藤 50g　鸡骨香 50g　三叉苦 50g　细辛 20g　宽筋藤 50g　白背叶 50g　艾叶 20g　穿破石 50g　川芎 50g

【用法】上药共用水煎得 6～8L 置桶中，先以热气熏蒸患足或患手，蒸至药液稍温（约 40℃～50℃）时，即将患处浸洗，共约 30 分钟。每天 1～2 次，当天汤药可重复煎沸再用，3～5 天为 1 个疗程。

【功效】祛风散寒，活血化瘀，舒筋活络，行气止痛。

【适应证】**冻疮（寒邪凝滞型）**。症见：局部红、肿、痒、痛，或伴硬结，均无皮肤溃烂。

【疗效】治疗 63 例，治愈 55 例，好转 8 例，总有效率为 100%。

【来源】韦秋萍，伍艳靖. 洗四方熏洗治疗手足冻疮 63 例. 广西中医药，2009，32（1）：40

🪷 当归四逆汤加减

　　赤芍 10g　当归 15g　干姜 15g　桂枝 12g　生姜黄 6g　炙甘草 10g　鹿角胶 10g　细辛 3g　大枣 4 枚

【用法】每 1 剂，水煎，分早、中、晚温服，第三煎药液泡洗冻疮局部 15～30 分钟，小儿用量酌减。10 天为 1 个疗程，一般用药 1～2 个疗程。

【功效】养血散寒，温通经脉。

【适应证】**冻疮（阳气不足型）**。症见：手指手掌紫红色充血性红斑，温度过低，接触热后手瘙痒、疼痛明显，舌淡，苔薄白，脉沉细。

【临证加减】阳气不足者加黄芪 15g。

【疗效】总有效率为 100%。

【来源】刘和平，孟凡颖. 当归四逆汤加减治疗冻疮疗效观察. 中国医药导报，2011，8（3）：85－86

🪷 中药冻疮洗剂

　　辛荑 20g　白芷 30g　红花 30g　甘松 30g　山柰 60g　附子 15g　干姜 30g

【用法】将以上诸药冷水浸泡 1 小时后，文火煮沸 30 分钟，趁热熏洗，待水温感觉冻疮处能忍受后，将患处放入药液搓洗 30 分钟；如为面部、耳部或股臀部位，则以 2 块 8 层厚纱布蘸取药液，2 块纱布交替进行热敷患处 30 分钟。

【功效】温经通阳，散寒化瘀，通脉消肿。

【适应证】**冻疮（寒邪凝滞型）**。

【临证加减】如冻疮已形成浅表溃疡，则加入儿茶 30g，乳香 15g。

【疗效】治疗 63 例，治愈 55 例，好转 8 例，总有效率为 100%。

【来源】刘景卫，程年生. 中药冻疮洗剂治疗冻疮 320 例临床观察. 中国中西医结合皮肤性病杂志，2005，4（2）：106

第三节　鸡　　眼

鸡眼是由于受力部位因长期磨擦和受压所致局限性角质增生性皮肤病。好发于长期受压力、磨擦刺激的掌跖部，特别是足跖前中部及母趾胫侧缘。皮损为局限性淡黄色或深黄色的角质增生，表面较光滑，其下有一倒置圆锥状的角质增生栓，其顶端深达真皮，楔入的角质栓可刺激真皮乳头部丰富的神经末稍，垂直压迫皮损可引起剧烈的顶撞样疼痛，称为垂直压痛；若发生于趾间，鸡眼常因活动浸渍而发白称为软鸡眼，常好发于第四趾间。

❀ 复方生半夏软膏

生半夏 50g　甲硝唑 10g　盐酸普鲁卡因 2g　羊毛脂 3g　凡士林 27g

【用法】患处先用温水（约 35℃）浸泡约 10 分钟，待其角质层软化后，用煮沸（或 75% 乙醇浸泡）消毒过的小刀或剪刀去除鸡眼表面之角质层（全层），然后取复方生半夏软膏适量（约 0.3g），置于经上述处理过的凹陷处，胶布贴紧、固定。每 3 天换药 1 次。一般 1~2 次。

【功效】解表祛湿。

【适应证】鸡眼。

【疗效】本组 69 例，经治疗全部痊愈，无复发。其中用药 2 次治愈者 45 例，3~4 次治愈者 24 例。

【来源】刘逢生，卢恭信. 复方生半夏软膏治疗鸡眼 69 例. 福建中医药，1997，28（1）：32

第四节 手足皲裂

手足皲裂是指由多种因素所致的皮肤干燥、开裂，可为一个独立疾病，也可作为其他皮肤病的继发性损害。

本病诊断要点：本病主要发生于掌跖部位，冬季可加重。根据裂隙深浅可分为三度：Ⅰ度者裂隙仅达表皮，无疼痛和出血等表现；Ⅱ度者裂隙达真皮层，有轻微刺痛而无出血；Ⅲ度者裂隙深达皮下组织，常伴有出血、触痛和灼热感。

手足皲裂的病机在于风寒之邪扰动肌表，凝滞血脉或素体血虚，致肌肤失养，皮肤枯槁。兼感湿邪：湿性重浊，侵于肌表则秽浊不清，致肥厚、角化；湿为有形之邪，易阻滞气机，气滞则血瘀，也可致肌表不荣、干裂；湿又为阴邪，易损伤阳气，阳虚则寒，而致皲裂。本病的治则为养血收敛，生肌祛湿。

❀ 白及汤

白及 30g 川槿皮 30g 苦参 30g 川椒 30g 白鲜皮 30g 川黄连 10g 蛇床子 30g 鸡血藤 10g

【用法】温泡手足，每次 15 分钟，每天 2 次，7 天为 1 个疗程。

【功效】活血利湿，润肤生肌。

【适应证】手足皲裂。

【疗效】治疗 40 例中，治愈 28 例，显效 8 例，无效 4 例，总有效率 90%。

【来源】王曦，张美玉. 自拟白及汤治疗手足皲裂 40 例疗效观察. 中国临床医生，2008，36（11）：61

❀ 活血祛风润肤汤

防风 15g 荆芥 15g 红花 30g 地骨皮 20g 五加皮 30g 皂角 15g 柏子仁 30g 明矾 9g

【用法】水煎外洗，每次 30 分钟，2 次/日，2 周为 1 个疗程。

【功效】活血化瘀，祛风润燥。

【适应证】**手足皲裂**。

【临证加减】伴发真菌感染者可选用达克宁霜外搽，日 2 次；皲裂较重者外用复方水杨酸软膏，日 1 次；皮肤粗糙者外用尿素软膏。

【疗效】本组 81 例，痊愈 21 例，显效 44 例，有效 10 例，好转 2 例，无效 3 例，总有效率为 95.06%。

【来源】段振宁，杜长路，马秀贞. 活血祛风润肤汤外洗治疗手足皲裂 81 例临床观察. 河北中医，2002，26（8）：593

第五节　褶　烂

褶烂是皮肤皱褶部位由于温暖、潮湿、相互磨擦所致的浅表性炎症性皮肤病。

本病诊断要点：本病好发于肥胖个体或婴儿。常累及皮肤皱褶部位如颈部、腋窝、乳房下、脐部、腹股沟、会阴部指和趾蹼等处，婴儿则多发于颈部和肛周。初起为与相互摩擦皮肤皱面一致的水肿性暗红色斑片，若处理及时，皮损可很快消退，反之可出现丘疹、水疱甚至糜烂、渗液、溃疡；自觉灼痛；好发于湿热季节，糜烂面易继发细菌、真菌感染。

🪷 五味散

黄连 10g　黄柏 8g　苦参 2g　炉甘石粉 4g　密陀僧粉 6g

【用法】局部用双氧水洗净，然后将药粉撒于其上。1 天 3 ~ 4 次，7 天为一疗程。

【功效】清热燥湿，消炎解毒，干燥收敛。

【适应证】**褶烂**。

【疗效】1 个疗程治愈 4 例，不到 2 个疗程（10 天）治愈 1 例。总有效率 100%。

【来源】多运贵. 自拟五味散治疗婴儿褶烂 5 例. 中医外治杂志，2006，15（1）：53

第六节 放射性皮炎

放射性皮炎系各种类型的电离辐射所致皮肤、黏膜的炎症性损害。

急性放射性皮炎往往由于一次或多次接受大剂量辐射引起，表现为水肿性红斑、水疱、糜烂、渗液，严重者可伴全身症状如头晕、头痛、恶心、呕吐、出血及白细胞生成减少等，1~3个月可痊愈，留有色素沉着或色素脱失，皮肤萎缩甚至坏死，形成溃疡。

慢性放射性皮炎为多次小剂量放射线蓄积所致皮肤干燥、皲裂、萎缩、毛发脱落、甲增厚，晚期可引起坏死性溃疡或肿瘤，后者是由于 DNA 的非致死性突变所致基因突变所致，其发生率为 12%~30% 不等，潜伏期为 4~40 年，时间越长癌变率越高，最常见的为基底细胞癌，其次为鳞状细胞癌，此外尚有骨肉瘤、恶性黑素瘤、肉瘤等；坏死性溃疡可由放射线直接损伤，也可由慢性放射性损害加上环境因素共同作用所致，其特点为边缘明显、基底干燥、周围可见组织纤维化，溃疡深度不定，可穿透皮肤、肌肉甚达到骨组织；自觉疼痛，往往难以自愈。

❀ 双草油

甘草　紫草各 200g　冰片 75g

【用法】上药前用柔软纱布沾温开水轻洗局部，拭干，然后用消毒棉签将药油搅匀后涂局部皮损处。Ⅰ级皮炎每天涂药 3 次，连续 3 天。Ⅱ级皮炎每天涂药 3 次，连续 5~7 天，Ⅲ级皮炎每天涂药 1~2 次，维持到放疗结束。

【功效】清热祛火毒，活血生肌，祛腐。

【适应证】**放射性皮炎**。

【疗效】本组治疗 41 例，治愈 30 例，有效 10 例，无效 1 例，总有效率 97.5%

【来源】杨秀兰，田俊波. 中药双草油治疗放射性皮炎的临床观察. 中医伤残医学，2010，18（4）：111 – 112

紫草油

甘草　黄柏　黄芩　黄连　紫草各60g

【用法】暂停照射。先行放射性皮炎创面的大体清创，用洗必泰液消毒，完全清除坏死组织、脓苔及表面的渗出物，达到创面广泛渗血，然后分别放好与创面大小相适应复方紫草油及碘伏单层纱布，5～6层纱布覆盖其上。

【功效】清热凉血，解毒透疹，破积滞引瘀血，活血通络。

【适应证】**放射性皮炎。**

【疗效】治疗30例，治愈28例，有效2例，无效0例，总有效率100%。

【来源】李万胜，唐庆祥，赵斌. 复方紫草油治疗颈部放射性皮炎的临床观察. 中医社区医师，医学专业，2012，14（11）：240－241

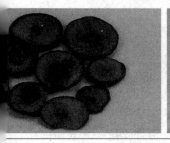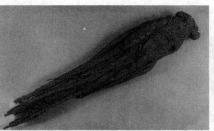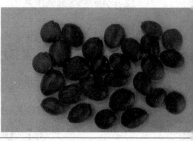

第十一章
瘙痒性皮肤病

第一节　慢性单纯性苔藓

慢性单纯性苔藓又名神经性皮炎或 vidal 苔藓，是一种以阵发性剧痒及皮肤苔藓样变为特征的慢性炎症性皮肤病，约占皮肤科初诊患者的 2.1% ~7.7%。

本病以 20~40 岁青壮年占多数，老年人少见，儿童一般不发病。病程呈慢性经过，皮损反复发作，无渗出倾向。临床上可分为局限型和播散型两种。

（1）局限型　多见。90% 以上好发于颈项部，肘、腰、骶、眼睑、阴部、会阴、股侧、小腿及前臂等处亦可发生。开始先感局部阵发性瘙痒，经搔抓或摩擦后，出现成群粟粒至米粒大肤色、淡褐色或淡红色圆形或多角形扁平丘疹，质较坚实而带光泽，表面或覆有糠秕状菲薄鳞屑，久之丘疹融合、扩大，颜色暗褐，皮脊增高，皮纹加深，互相交错，呈菱形或多角形，皮肤肥厚形成苔藓样变，皮损境界清楚；皮损及其周围常见抓痕或血痂。多数损害夏剧冬轻。

（2）播散型　皮损与局限型慢性单纯性苔藓相似，但分布广泛而弥散。既有疏散性褐色或淡红色扁平丘疹，亦有大小不一的片状苔藓样变；自觉阵发性剧痒，夜间尤甚，患者常因此失眠而情绪烦躁；头皮皮损可为多发性结节性损害，有时有渗液、结痂及鳞屑形成，称为头皮部结节性神经性皮炎，亦称头皮部痒疹。

中医学理论认为本病初起多为风热之邪阻滞肌肤，病久耗伤阴血，生风生燥，致使皮肤失去濡养而发病，故治疗以祛风止痒、润燥养血为法。

祛风养血汤合牛皮癣酊、黄连膏

内服：全蝎 6g　防风 10g　浮萍 6g　苦参 10g　白鲜皮 15g　地肤子 15g　当归 10g　生地黄 15g　夜交藤 30g

外用：①牛皮癣酊：白鲜皮 30g　蛇床子 24g　苦参 24g　大黄 24g　地肤子 30g　土槿皮 24g　石碳酸 1g　大枫子油 12g　水杨酸 8g　樟脑 12g　②黄连膏：黄连 9g　当归 15g　黄柏 9g　生地黄 30g　姜黄 9g　麻油 30ml　黄蜡 120g

【用法】内服方每日 1 剂，水煎，早晚分服。疗程 1 个月。外用药交替局部外搽，每日 2 次。疗程 1 个月

【功效】祛风止痒，润燥养血。

【适应证】慢性单纯性苔藓。

【疗效】61 例患者经过治疗，治愈 38 例，好转 20 例，未愈 3 例，总有效率为 95.1%。

【来源】马利斌. 中药内服外用治疗慢性单纯性苔藓 61 例. 上海中医药杂志，2011，45（11）：60－61

第二节　痒　疹

痒疹是指主要皮损为风团样丘疹、结节的一组急性或慢性炎症性皮肤病的总称。

（1）急性痒疹　急性单纯性痒疹即丘疹性荨麻疹，参见丘疹性荨麻疹。

（2）慢性痒疹　①成人痒疹：多见于中青年，以女性多见。好发于躯干及四肢伸侧，有时可累及头皮、面部。原发疹较多，呈小米至绿豆大小，淡红色或肤色的较坚实丘疹。瘙痒剧烈，搔抓后出现风团样斑块及丘疱疹，间有小水疱及结痂，反复发疹及搔抓引起皮肤增厚粗糙，有时可出现苔藓样变、色素沉着和（或）淋巴结肿大。②小儿痒疹：多发于 3 岁以前的儿童，一般 1 岁左右发病，多伴有营养不良、贫血、胃肠功能紊乱、情绪急躁，至青年期本病常可自行缓解。好发于四肢伸侧，下肢更多见。常发生在丘疹性荨麻疹或荨麻疹后，初为风团或风团样丘疹，逐渐增多波及全身，风团消退后遗留

米粒大小淡红、褐色坚硬小结节，即痒性小结节。瘙痒剧烈；可出现苔藓样变、湿疹样变或化脓性感染及腹股沟淋巴结肿大，即痒性横痃，无红、痛及化脓。慢性病程。

（3）症状性痒疹　皮损表现无特异性，可有风团、多形红斑样皮损、丘疱疹等；因瘙痒剧烈，搔抓后可出现脱屑、抓痕、血痂、色素沉着等变化。若发生在妊娠期中，则称为妊娠性痒疹；若发生在淋巴瘤或白血病患者，则称为淋巴瘤性痒疹或白血病性痒疹。部分学者认为，此类疾病发生可能与体内代谢产物或自身变应性因素有关。

痒疹合剂

蒲公英10g　紫花地丁10g　金银花10g　白鲜皮30g　荆芥10g蝉蜕10g　生地10g　甘草10g　紫草20g　赤芍10g

【用法】水煎服，每天2次，每日1剂。

【功效】清热祛风，凉血活血。

【适应证】痒疹。

【临证加减】热盛者重用生地、赤芍，加牡丹皮；病久血虚者去蒲公英、紫花地丁，加当归、熟地；气虚者加党参、黄芪。

【疗效】治疗组痊愈56例，显效7例，好转5例，无效2例，总有效率为97.1%。

【来源】杨浩.自拟痒疹合剂治疗痒疹70例.吉林中医药，2003，23（12）：33

熏蒸方

苦参60g　地肤子30g　白鲜皮40g　蛇床子40g　鹤虱30g　大风子20g　露蜂房15g　川大黄20g　生杏仁15g　枯矾15g　黄柏15g

【用法】上药加水1000ml，煎煮40分钟，去渣取汁500ml备用。

【功效】清热祛风利湿止痒。

【适应证】痒疹。

【疗效】治疗46例，痊愈14例，显效26例，好转5例，无效1例，总有效率为86.9%。

【来源】蒲晓英，王尚兰，陈晓霞，等.中药熏蒸治疗痒疹46例疗效观察.四川医学，2006，27（12）：1289－1290

第三节 结节性痒疹

结节性痒疹又称疣状固定性荨麻疹或结节性苔藓，是一种好发于四肢伸侧、以疣状结节性损害为主、伴剧烈瘙痒的慢性炎症性皮肤病。

本病诊断要点：好发于四肢，尤以小腿伸侧为显著。皮损初起为水肿性红色丘疹或风团样丘疱疹，逐渐转变成半球状结节，顶部角化明显，呈疣状增生，表面粗糙，红褐色或黑褐色，散在孤立，触之有坚实感，数目不等，少至数个或多至数十个以上，有时呈条状排列；由于搔抓常见表皮剥脱、出血及血痂，结节周围皮肤有色素沉着、肥厚及苔藓样变。本病病程慢性，长期不愈。

中医学认为此病多因居住潮湿雾露之地或饮食膏粱厚味之品，湿毒内蕴，复感风邪致使风邪湿毒郁于肌肤。因湿邪黏腻而滞，日久气血凝聚流行不畅故皮肤出现丘疱疹结节，颜色暗褐或黑。治疗以除湿解毒，疏风活血止痒为法。

祛风止痒汤

白蒺藜15g 当归18g 赤芍10g 白芍10g 荆芥10g 防风10g 皂角刺10g 泽泻10g 白鲜皮15g 川草薢10g 车前子10g 生地黄15g 丹参10g 红花10g 全蝎10g

【用法】水煎服，每天2次，每日1剂。10天为1个疗程，休息3天进行下一个疗程，一般服药3个疗程。

【功效】除湿解毒，疏风活血止痒。

【适应证】**结节性痒疹**。

【临证加减】气虚加黄芪；偏热皮疹局部发红，有炎性征象加金银花、蒲公英、丹皮；湿象偏重加苦参、黄柏；顽固不愈加乌梢蛇。

【疗效】总有效率100%。

【来源】晁青，晁岱金. 祛风止痒汤治疗结节性痒疹12例. 山东中医药大学学报，1997，21（5）：380

凉血熄风止痒汤

白花蛇舌草30g 黄芩15g 黄连10g 黄柏10g 银花15g 连翘10g 丹皮10g 白茅根30g 紫草19g 白鲜皮30g 地肤子10g 蒺藜10g 防风10g

【用法】水煎服，每天2次，每日1剂。

【功效】清热解毒凉血，兼以祛风。

【适应证】**结节性痒疹（血热风燥型）**。

【临证加减】剧痒者加水牛角粉10g冲服，或熊胆粉；若下肢皮损结节瘀斑多，舌苔白腻，脉濡缓，表现为湿盛者加苦参、土茯苓；夜寐不安者加茯神、远志、夜交藤、合欢皮。

【疗效】治疗25例中，痊愈4例，显效6例，好转12例，无效3例，总有效率为88%。

【来源】康景华."凉血熄风止痒汤"治疗结节性痒疹25例.江苏中医，2001，22(9)：33－34

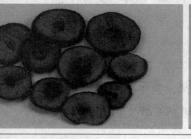
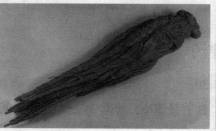
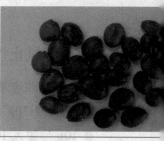

第十二章
红斑丘疹鳞屑性皮肤病

第一节　银屑病

银屑病是一种常见的慢性复发性炎症性皮肤病。其确切病因尚未清楚，认为银屑病是一次因素与环境因素等多种因素相互作用的多基因遗传病，其发生机制是一种免疫介导性疾病。初发年龄15~45岁居多，男女患病率差别不大。

本病临床上分为寻常型、脓疱型、关节病型、红皮病型四种，但寻常型占99%以上。寻常型银屑病诊断要点：①好发部位：头皮、四肢伸侧、膝肘对称发生；②皮疹特点：银白色鳞屑、薄膜现象及点状出血；③特殊病理改变：表皮改变较早，有角化不全伴角化过度。颗粒层减少或消失、棘层肥厚、表皮突规则下延，末端增宽呈杵状，真皮乳头向上延伸，乳头上方表皮层变薄，仅2~3层棘细胞，白细胞在角化不全的角质层内聚集形成 Munro 微脓疱，真皮浅层血管周围有淋巴细胞浸润。④病程慢性，多为夏轻冬重，反复发作。脓疱型：在寻常型银屑病基础上成批出现多数无菌性小脓疱，病情反复发作。关节痛型：常伴发于寻常型或脓疱型银屑病，关节病症状的轻重与皮损轻重平行。红皮病型：全身皮肤弥漫潮红干燥，大量脱屑，有银屑病史。

银屑病一般属于中医学"白疕"范畴，总因营血亏损，化燥生风，肌肤失养所致。治疗上常用清热解毒，凉血活血、养血和血，祛风润燥、活血化瘀等方法。

活血凉血汤

生槐花30g　白茅根30g　生地30g　紫草根15g　丹皮15g　茜草根15g　丹参15g　鸡血藤30g　板蓝根30g　白鲜皮15g

【功效】清热解毒，凉血活血。

【适应证】**银屑病（血热型）**。症见：皮损鲜红，皮疹不断出现，薄膜现象、点状出血阳性，同型反应阳性，伴心烦、口渴，大便干，尿黄、舌质红，舌苔黄或腻，脉弦滑或数。

【临证加减】大便干燥明显加大黄；瘙痒甚者加地肤子；伴咽痛者加黄芩、连翘；皮疹进展迅速者加羚角粉单冲。

【疗效】治疗140例，总有效率89.9%。

【来源】侯立军. 活血凉血汤加减治疗寻常型银屑病进行期临床观察. 辽宁中医药大学学报，2009，11（3）：132－133

犀角地黄汤加减

水牛角10g　生地25g　牡丹皮10g　赤芍10g

【用法】水煎服，每天2次，每日1剂。

【功效】清热解毒，凉血活血。

【适应证】**银屑病（血热型）**。症见：初发或复发不久，皮疹发展迅速，成点滴状、钱币状、混合状，色泽鲜红或深红，鳞屑干燥易脱落，可见同形反应，伴瘙痒，心烦，便秘溲黄，舌红赤，苔薄黄，或根部黄腻，脉弦滑或浮滑。

【临证加减】热毒炽盛加生石膏、连翘；兼有血瘀加桃仁、红花；血燥者加当归、丹参；瘙痒者加白鲜皮、地肤子、刺蒺藜；湿盛者加薏苡仁、土茯苓。

【疗效】40例患者，总有效率97.5%。

【来源】裴文涛，王思弄. 犀角地黄汤加减治疗寻常型银屑病40例. 甘肃中医，2009，22（3）：40－41

凉血消风散

水牛角粉20g　生地黄20g　牡丹皮15g　僵蚕15g　龙骨20g　紫

荆皮20g　合欢皮20g　甘草6g

【用法】水煎服，每天2次，每日1剂。

【功效】清热凉血，解毒润燥，祛风止痒。

【适应证】**银屑病（血热型）**。症见：皮疹多呈点滴状，发展迅速，颜色鲜红，层层银屑，瘙痒剧烈，抓之有点状出血，口干舌燥，咽喉疼痛，心烦易怒，大便干燥，小便黄赤，舌质红，苔薄黄，脉弦滑或数。

【临证加减】痒甚者加地肤子30g、刺蒺藜15g、白鲜皮20g；眠差者加珍珠母20g、石决明20g、灵磁石30g；无汗者加青蒿10g、石膏30g；皮温较高、口苦者加黄连6g、黄芩15g、黄柏15g、炒栀子15g；皮肤干燥、鳞屑较多较厚、口干者加玄参20g、麦冬10g、女贞子30g、旱莲草15g、玉竹10g；大便干结者加草决明30g、槐米30g、牛蒡子30g；大便稀溏者加南沙参30g、茯苓15g、白术15g；舌苔黄腻者加茵陈15g、佩兰15g、川藿香15g。

【疗效】治疗30例，临床痊愈7例，显效15例，有效4例，无效4例，总有效率86.67%。

【来源】张钟．凉血消风散治疗血热证寻常型银屑病临床疗效观察．成都中医药大学，2011

🪷彭氏家传验方

黎罗根30g　穿山甲10g　蜈蚣15g　全蝎20g　蕲蛇20g　乌梢蛇20g　川椒10g　蟾酥0.5g　9度白醋750ml

【用法】患部用温开水洗净，覆盖温热手巾敷至皮屑软化，用已消毒的刀片刮去皮屑，直至见到新鲜皮肤为止。取消毒棉球蘸取上述药液涂抹在去掉皮屑的患部皮肤上，每日3~5次，7天为1个疗程。大多数患者用药1~2个疗程即可痊愈。

【制法】将以上药物共研成粗末，加入9度白醋密封浸泡1个月以上，过滤去除药渣，将药液盛入瓶内密封备用。

【适应证】**银屑病**。

【注意事项】该药水为外用药，严禁内服；平时应放置在小孩拿不到的地方；皮肤敏感部位和阴部、口腔、眼部禁用此药。治疗期间尽量少吃海鲜及辛辣食物。患部保持清洁，勿与其他药物同时使用。

【疗效】治疗各种牛皮癣患者856例，痊愈839例，好转10例，无效

7 例。

【来源】彭南国．根治牛皮癣的家传验方．新农村技术，2012，(10)

🪷 化瘀通络方 1

桃仁 12g　红花 12g　当归 12g　熟地黄 12g　川芎 9g　赤芍 9g
黄芪 30g　丹参 30g　蒲公英 12g　金银花 15g　紫草 15g　鸡血藤 15g
乌梢蛇 9g　地龙 9g　蝉蜕 9g

【用法】水煎服，每天 2 次，每日 1 剂。

【功效】活血化瘀通络。

【适应证】**寻常型银屑病静止期（血瘀型）**。症见：棕红色斑块，边界清楚，基底浸润明显，表面覆盖多层干燥银白色鳞屑，刮去鳞屑可见点状出血现象。

【疗效】治疗 60 例，痊愈 20 例，显效 30 例，有效 7 例，无效 3 例，总有效率 83.33%。

【来源】郭建辉，郭雯．化瘀通络方治疗寻常型银屑病的临床观察．世界中西医结合杂志，2013，8（1）：44 – 45

🪷 化瘀通络方 2

桃仁 15g　红花 15g　当归尾 15g　熟地黄 15g　川芎 9g　赤芍药
9g　黄芪 60g　丹参 30g　蒲公英 12g　金银花 15g　紫草 15g　鸡血藤
15g　乌梢蛇 9g　地龙 9g　蝉蜕 9g

【用法】水煎服，每天 2 次，每日 1 剂。

【功效】养血活血，化瘀通络。

【适应证】**寻常型银屑病静止期（血瘀型）**。症见：棕红色斑块，边界清楚，基底浸润明显，表面覆盖银白色鳞屑，皮损肥厚浸润，颜色暗红，经久不退，舌质紫暗或见瘀斑、瘀点，脉涩或细缓。

【疗效】治疗 30 例，痊愈 10 例，显效 17 例，有效 3 例，无效 0 例，愈显率 90%。

【来源】郭建军，郭雯，李怀芝，等．从络病论治寻常型银屑病 30 例临床观察．中医药导报，2012.18（11）：40 – 41

凉血解毒汤

白鲜皮 15～20g　紫草根 15～30g　生槐花 15～30g　土茯苓 30g　蚤休 15～30g　赤芍 10～15g　生地黄 15～30g　白茅根 15～30g　大青叶 15～30g

【用法】水煎服，每天 2 次，每日 1 剂。

【功效】清热解毒，消斑止痒，活血祛瘀。

【适应证】银屑病。

【疗效】治疗 36 例，痊愈 13 例，显效 13 例，有效 8 例，无效 2 例，总有效率 94.4%。

【来源】田刚. 凉血解毒汤治疗银屑病临床疗效分析. 中医临床研究，2012，4（24）：76－77

麻黄紫梅汤

麻黄 10g　桂枝 12g　生地 20g　赤芍 12g　沙参 10g　紫草 15g　茜草 15g　白花蛇舌草 12g　乌梅 30g　土茯苓 30g　菝葜 30g

【用法】水煎服，每天 2 次，每日 1 剂。

【功效】宣肺解毒，活血调营。

【适应证】银屑病（风邪郁肺型）。症见：皮损以丘疹、斑丘疹、斑片为主，鳞屑较多，皮色鲜红，或见点状出血，可有同形反应出现，或兼见皮损呈斑块状，皮损硬厚，色黯红，鳞屑较厚，不易脱落，伴有不同程度瘙痒，病情冬季加重，夏季好转或缓解。舌质黯红，苔薄白，脉弦涩。

【临证加减】皮肤脱屑明显，舌质红，苔黄厚者调整剂量为紫草 25g，白花蛇舌草 30g，加丹皮 15g，水牛角 50g；伴口舌干燥，口渴不欲饮水者加玄参 15g，麦冬 15g；皮疹伴有出血、舌紫黯者，加黄芪 20g，当归 30g，丹参 10g。

【疗效】治疗 140 例，痊愈 73 例，显效 45 例，好转 14 例，无效 8 例，总有效率 94.3%。

【来源】黎珍娟，李均梅，郭美珍，等. 麻黄紫梅汤加减治疗寻常型银屑病临床观察. 中国美容医学，2012，21（10）：359

第二节 扁平苔藓

扁平苔藓是一种原因复杂、发生在皮肤及黏膜上的慢性炎症性皮肤病。可能与免疫、遗传、药物、精神等因素有关。本病多见于中年人，全年均可发病。

本病诊断要点：典型损害为紫红或紫蓝色多角形扁平丘疹，界清、表面干燥、有蜡样光泽，可见灰白色具有光泽的小点及浅细的网状条纹，称 Wickham 纹。好发于四肢屈侧，也可累及黏膜，自觉瘙痒，病程较长。组织病理表现为表皮角化过度，颗粒层楔形增生，棘层不规则肥厚，表皮突层锯齿状，基底细胞液化变性，真皮上部有以淋巴细胞为主的致密带状浸润，真皮乳头层可见胶样小体及噬黑素细胞。本病为慢性经过，病程数月至数年，2/3 患者在 1～2 年内自行消退，皮疹消退后可遗留淡褐色色素沉着。

扁平苔藓一般属于中医"紫癜风"范畴，主要由于外受湿热之邪，搏于肌肤所致；或久病血虚生风生燥，肌肤失于濡养而成；或因阴虚内热，气滞血瘀；或因肝肾不足，湿热下注皆可导致本病的发生。治疗上常采用祛湿清热解毒，疏肝理气解郁，滋阴养血润燥，活血祛瘀为主。

❀ 消苔散

茯苓 30g　山豆根 10g　青蒿 30g　黄连 6g　黄柏 10g　白芍 20g　薏苡仁 70g　泽泻 30g　萆薢 15g　枸杞子 20g　当归 20g　甘草 20g

【用法】水煎服，每天 2 次，每日 1 剂。

【功效】健脾益气，清热化湿，活血通络。

【适应证】扁平苔藓。

【疗效】治疗 25 例，观察 2 个月，治疗痊愈 13 例，显效 9 例，总有效率 88%。

【来源】赵阳，王争胜．消苔散治疗扁平苔藓的临床观察．甘肃医药，2010，29（3）：315－317

❀ 消藓汤

黄芪30g 黄精15g 山茱萸15g 生地15g 山药15g 合欢皮15g 菟丝子20g 桑椹子20g 制何首乌20g 当归10g

【用法】水煎服，每天2次，每日1剂。

【功效】益气养阴。

【适应证】**扁平苔藓（萎缩型）**。症见：口腔黏膜损害为特点，损害最常见于颊黏膜后侧，表现以树枝状或者网状银白色细纹或小丘疹、斑块、萎缩、糜烂、渗出或溃疡为特征，部分患者有黏膜烧灼感，同时伴五心烦热，口渴不欲饮，舌质红，苔薄，脉细数。

【疗效】治疗31例，总有效率83.87%。

【来源】高鸣芬，廉凤霞.消藓汤治疗口腔扁平苔藓萎缩型31例疗效观察.新中医，2011，43（12）：66-67

❀ 丹栀逍遥散加味

丹皮10g 栀子10g 柴胡15g 当归12g 茯苓9g 白芍10g 白术9g 桃仁12g 红花9g 川芎9g 牛膝9g 桔梗5g 枳壳6g 甘草6g

【用法】水煎服，每天2次，每日1剂。

【功效】疏肝解郁，调脾健胃，活血化瘀。

【适应证】**扁平苔藓（肝郁气滞型）**。症见：反复发作的口腔黏膜斑纹病史，病程长，口腔黏膜呈斑网花纹，或有充血、糜烂，多成对称性，周围黏膜正常，有烧灼感或刺痛，情绪不稳，处抑郁或焦虑状态，或情志不舒，多虑猜疑，心烦易怒，失眠多梦，口苦咽干，舌质暗红，舌体偏瘦，苔薄黄，脉沉弦。

【临证加减】睡眠差加酸枣仁10g、夜交藤8g；口干甚加石斛10g。

【疗效】治疗30例，显效24例，有效4例，无效2例，总有效率93%。

【来源】黎炜.丹栀逍遥散加味治疗肝郁气滞型扁平苔藓.中华中医药杂志，2010，25（10）：1717-1718

银冬珍方

金银花 10g 葫芦茶 15g 厚朴花 5g 淮山药 15g 麦冬 15g 甘草 5g 珍珠末 1 支

【用法】用清水约 0.65kg（约 3 碗），文火煎为约 0.2kg（约 1 碗），每天 1 剂，分 3 次含服。

【功效】清热解毒，健脾养阴化浊。

【适应证】**扁平苔藓**。

【疗效】治疗 45 例，显效 16 例，有效 22 例，无效 7 例，总有效率 84.44%。

【来源】廖军辉，赵瑞红，刘和强，等. 银东珍方治疗口腔扁平苔藓短期疗效观察. 实用医学杂志，2009，25（13）

引火汤

熟地黄 60g 天门冬 30g 巴戟天 30g 茯苓 30g 牛膝 15g 肉桂 5g 附子 5g 五味子 10g 砂仁 10g 黄连 5g

【用法】水煎服，每天 2 次，每日 1 剂。

【功效】滋肾降火，引火归原。

【适应证】**扁平苔藓（肾阴不足，虚火上扰型）**。症见：口腔扁平苔藓，自觉灼热刺痛，畏寒肢冷，小腿凉，口干，舌淡红，薄白苔，脉沉细小滑数。

【来源】李京玉，王玉玺. 王玉玺教授应用引火汤加减治疗口腔扁平苔藓经验. 中医药信息，2012，29（2）

补阳还五汤

黄芪 60g 当归 10g 丹参 15g 川芎 10g 桃仁 10g 红花 6g 广地龙 10g 赤芍 10g 郁金 10g 枳壳 6g 白芷 20g 穿山甲 6g 桔梗 6g 甘草 6g

【用法】水煎服，每天 2 次，每日 1 剂。

【功效】补气活血化瘀，托毒生肌敛疮。

【适应证】**糜烂型扁平苔藓**。

皮肤病效验秘方

【疗效】治疗 30 例，3 个月后痊愈 15 例，显效 8 例，有效 5 例，无效 2 例，总有效率 93.33%。

【来源】许海军，刘礼华，朱爱勤．补阳还五汤加味治疗糜烂型口腔扁平苔藓 30 例临床观察．江苏中医药，2010，42（11）：50

加味苔藓饮

枸杞子 15g　菊花 10g　胆草　柴胡各 5g　白芍 20g　决明子 10g
苍术 5g

【用法】水煎服，每天 2 次，每日 1 剂。

【功效】清热疏肝解郁。

【适应证】扁平苔藓。

【疗效】治疗 30 例，痊愈 13 例，好转 15 例，无效 2 例，总有效率 93.3%。

【来源】王艳．加味苔藓饮治疗口腔扁平苔藓疗效观察．浙江中西医结合杂志，2010，20（10）：632

清热活血方

赤芍 15g　白芍 15g　鸡血藤 30g　丹参 15g　红花 5g　虎杖 15g
青风藤 30g　沙参 30g　麦冬 30g　竹叶 10g　青蒿 15g

【用法】水煎服，每天 2 次，每日 1 剂。

【功效】清热活血。

【适应证】扁平苔藓。

【疗效】治疗 31 例，显效 19 例，有效 10 例，无效 2 例，总有效率 93.55%。

【来源】吴青菁．清热活血法治疗口腔扁平苔藓疗效观察．中国中西医结合急救杂志，2009，16（2）：78

176

第三节 多形红斑

多形红斑是以单纯疱疹病毒及支原体感染为常见病因，以多形性皮疹和虹膜样红斑为特征的自限性炎症性皮肤病，常有黏膜损害及全身症状。任何年龄均可发病，儿童、青年女性多见，发病高峰在春秋季节。

本病诊断要点：常有畏寒、发热、全身不适、乏力、关节肌肉疼痛和咽喉疼痛等前驱症状，皮疹于 12～24 小时内突然发生，对称分布，皮疹多形，可有风团、红斑、丘疹、紫癜、水泡等。临床上分为：①红斑 - 丘疹型：此型常见，发病较轻，皮损主要为红斑，之后或出现紫癜、水疱或丘疱疹，好发于四肢末端；②水疱 - 大疱型：常由红斑 - 丘疹型发展而来，因渗出较严重，形成水疱、大疱或血疱，皮损分布较广泛，并伴有乏力、关节痛、发热等全身症状；③重症型：有较重的前驱症状如高热、恶寒、头痛、关节痛等，皮疹出现迅速，其上很快出现水疱、大疱、血疱，尼氏征阳性，伴有黏膜损害。本病轻症者有自限性，可在 2～4 周内恢复。重症若出现严重并发症甚至可导致死亡。

多形红斑一般属于中医学"猫眼疮"范畴，多因禀赋不耐，风寒外袭，以致营卫不和，寒凝血滞而成；或为外感风热，风热之邪郁于肌肤而发；或因风湿热邪内蕴，毒火炽盛，气血燔灼，蕴结肌肤而致；亦可因病灶感染，药物及鱼、虾、蟹类食物过敏等引起。治疗上常用清热解毒利湿、和营祛寒化湿为主。

🪷 通络活血汤

生黄芪 15g　当归 12g　川芎 9g　䗪虫 9g　莪术 9g　水蛭 6g　泽泻 9g　茯苓 9g　木瓜 6g　草薢 15g　丹皮 12g　白术 9g　川牛膝 9g　丹参 12g　桂枝 9g

【用法】水煎服，每天 2 次，每日 1 剂。

【功效】补气通阳，活血逐瘀。

【适应证】**多形红斑（寒湿阻络型）**。症见：对称发生于四肢远端及面部等暴露部位为主，严重者可见于黏膜，皮疹呈多形性，可见红斑、丘疹、水疱，其中有彩虹状红斑。自觉皮损处有刺痒或刺痛感，温度偏低，伴口淡不渴，尿清便溏，舌淡苔润、脉沉迟。

【疗效】治疗48例，痊愈17例，显效21例，有效8例，无效2例，总有效率95.83%。

【来源】牛明珍. 自拟通络活血汤治疗多形红斑48例临床观察. 中国实验方剂学杂志，2009，15（4）：91

🪷 导赤散加味

鲜生地30g　生石膏30g　木通6g　甘草6g　淡竹叶10g　草薢20g　蝉蜕10g　制大黄10g

【用法】水煎服，每天2次，每日1剂。

【功效】清热利湿，疏风止痒。

【适应证】**多形红斑（风湿热型）**。症见：一般病程较短，皮疹表现以红斑、丘疹、水疱为主，色泽鲜红，口舌糜烂，自觉剧烈瘙痒，灼热，或有发热，口干，便秘，舌尖红、舌苔黄或黄腻，脉数或濡数。

【临证加减】大便秘结用生大黄；有感染加金银花、败酱草；湿重加苍术、厚朴、茵陈。

【疗效】治疗10例，全部有效，总有效率100%。

【来源】毛荣嘉. 辨证治疗多形红斑30例. 陕西中医，1998，14（1）：14

🪷 龙胆泻肝汤加减

龙胆草9g　柴胡9g　黄芩9g　车前子12g　生地黄30g　当归10g　薏苡仁20g　金银花15g　连翘15g　板蓝根15g　白鲜皮20g　徐长卿15g　甘草9g

【用法】水煎服，每天2次，每日1剂。

【功效】清热除湿解毒。

【适应证】**多形红斑（湿热型）**。症见：面部散在性红斑，以颧部及面颊部明显。小如扁豆，为水肿性鲜红斑，大如钱币，有的呈盘状，边缘鲜红色，中央为暗紫红色，合成片状。无溃烂，无渗出液。舌红，苔薄黄，脉浮滑。

【疗效】治疗36例，第一疗程治愈18例，第二疗程治愈11例，好转7

例，总有效率100%。

【来源】刘慧文，谭新云．龙胆泻肝汤加减治疗多形红斑36例．山东中医杂志，2006，25（10）：680－681

消斑合剂

苍术15g 苦参各15g 知母10g 荆芥10g 防风10g 当归10g 炒牛蒡子10g 蝉蜕10g 威灵仙10g 煅石膏12g 生地12g 金银花12g 何首乌12g 黄柏8g 黄连8g 石菖蒲6g 甘草3g

【用法】水煎服，每天2次，每日1剂。

【功效】祛风清热除湿。

【适应证】多形红斑（外感风邪，湿热流注肌肤型）。

【疗效】治疗165例，总有效率100%。

【来源】李兆苓，魏建刚．消斑合剂治疗多形红斑21例．湖北中医杂志，1996，2（18）：6

第四节　玫瑰糠疹

玫瑰糠疹是一种具有特征性皮损的炎症性自限性皮肤病。病因尚不明确，多认为与病毒感染有关。本病多见于中青年，春秋季节多见。

本病诊断要点：皮损好发于躯干或四肢近端，先出现一个直径2～3cm的圆形或椭圆形橙红色斑疹，上覆细小鳞屑，几日后此斑渐增大，可达2～5cm，称为母斑或先驱斑、常无自觉症状。1～2周后，渐在四肢近端及躯干出现多数斑疹，对称分布，边缘略高出皮面，呈玫瑰红色，中心略呈黄色，圆形或椭圆形，表面有少许细碎糠状鳞屑。皮损边缘鳞屑更清楚，呈领圆状，称为子斑或继发斑，其长轴与皮纹走向一致，散发或密集，很少融合，此时母斑已变暗淡或趋于消退。少数患者也可波及头面部、四肢远端，痛痒程度不等，有的患者可出现水疱、风团及紫癜，也可累及口腔黏膜。本病有自限性，约经4～8周自中央向边缘消退，一般不再复发，少数可迁延半年以上。

玫瑰糠疹一般属于中医学"风热疮"范畴，多因过食辛辣炙煿，或情志抑郁化火，导致血分蕴热，热伤阴液而化燥生风，复感风热外邪，内外合邪，风热凝滞，郁闭肌肤，闭塞腠理而发病。常见症有风热蕴肤型和风热血燥型，治疗上常用疏风清热止痒、凉血清热，养血润燥为主。

凉血透疹渗湿汤

　　槐花30g　桑白皮30g　生地黄30g　紫草15g　牛蒡子15g　蝉蜕10g　蒺藜15g　白茅根15g　土茯苓30g　薏苡仁30g　大青叶15g　金银花15g　连翘15g　甘草10g　牡丹皮15g

【用法】水煎服，每天2次，每日1剂。

【功效】清热凉血，祛湿解表。

【适应证】**玫瑰糠疹（风热蕴肤型）**。症见：斑片鲜红或紫红，鳞屑较多，瘙痒较剧，伴有抓痕血痂，舌质红，苔少，脉弦数。

【临证加减】大便干结者加瓜蒌30g，大黄10g；口渴，舌质红，少苔者加麦门冬30g、玄参30g；病程较久者加丹参30g。

【疗效】治疗72例，治愈56例，好转16例，未愈0例，总有效率100%。

【来源】高午，王绍臣. 凉血透疹渗湿汤治疗顽固性玫瑰糠疹72例疗效观察. 河北中医，2011，33（7）：1006－1007

凉血五花汤加味

　　红花10g　玫瑰花10g　鸡冠花10g　丹皮10g　赤芍10g　连翘10g　金银花15g　白鲜皮15g　秦艽15g　凌霄花6g

【用法】水煎服，每天2次，每日1剂。

【功效】疏风热凉血。

【适应证】**玫瑰糠疹**。

【疗效】治疗30例，痊愈12例，显效9例，有效7例，无效2例，总有效率93.3%

【来源】宋鲁成. 凉血五花汤加味治疗玫瑰糠疹46例. 陕西中医，2012，33（10）：1356－1357

凉血散风汤

白茅根 30g　生地 15g　丹皮 10g　生槐花 15g　赤芍 15g　防风 10g　白鲜皮 15g　地肤子 15g　甘草 10g

【用法】水煎服，每天 2 次，每日 1 剂。

【功效】清热凉血，散风止痒。

【适应证】**玫瑰糠疹**（风热蕴肤型）。症见：发病急骤，皮疹淡红色，皮肤干燥，脱细碎鳞屑，有轻重不同的痒感，常有心烦、口渴、性情急躁、大便干燥、小便微黄，舌尖红，苔白或薄黄，脉弦滑微数。

【临证加减】皮疹初起，颜色较红，舌苔黄腻，脉数者加用泽泻 10g、生石膏 30g；病程较长，皮疹颜色暗红，鳞屑较多，舌质淡，舌尖红加用丹参 10g、鸡血藤 10g、麦冬 30g；瘙痒明显者加用刺蒺藜 10g、苦参 10g；起病前有咽痛、咳嗽等症状者加用板蓝根 20g、紫草 10g。

【疗效】治疗 28 例，痊愈 8 例，显效 9 例，有效 9 例，无效 2 例，总有效率 92.86%

【来源】陆茂，叶俊儒，张云光，等. 凉血散风汤治疗玫瑰糠疹 28 例临床观察. 四川中医，2010，28（4）：109－110

凉血祛风汤

荆芥 12g　防风 12g　牛蒡子 12g　蝉蜕 12g　牡丹皮 12g　赤芍 12g　苦参 12g　白鲜皮 12g　紫草 15g　大青叶 15g　蒲公英 15g　当归 9g　生地黄 9g　生甘草 9g

【用法】水煎服，每天 2 次，每日 1 剂。

【功效】清热凉血，养血润燥，祛风止痒。

【适应证】**玫瑰糠疹**（风热血热型）。症见：发病急骤，皮损呈圆形或椭圆形淡红色斑片，中心有细微皱纹，表面有少量糠状鳞屑；伴心烦口渴，大便干，尿微黄；舌红，苔白或薄黄，脉浮数。

【疗效】治疗 30 例，治愈 12 例，显效 17 例，有效 1 例，无效 0 例，总有效率 96.67%。

【来源】郭雯，郭建辉，赵丽，等. 凉血祛风汤联合窄谱中波紫外线照射治疗玫瑰糠疹 30 例. 陕西中医，2012，33（1）：55－56

凉血消风汤

生地黄 15g　玄参 10g　牡丹皮 10g　赤芍 15g　白茅根 15g　生石膏 30g　防风 10g　荆芥 10g　蝉蜕 5g　牛蒡子 10g　当归 10g　生甘草 3g

【用法】水煎服，每天 2 次，每日 1 剂。加用口服左西替利嗪片（重庆华邦制药股份有限公司生产）5mg，日 1 次；外涂曲安奈德益康唑软膏（永信药品工业有限公司生产），每日 2 次涂抹。

【功效】清热凉血，疏风止痒。

【适应证】玫瑰糠疹。

【临证加减】风热甚者加金银花 10g、连翘 10g，瘙痒甚者加白鲜皮 10g、白蒺藜 10g，血分热甚加紫草 10g。

【疗效】治疗 48 例，痊愈 15 例，显效 22 例，好转 11 例，无效 0 例，总有效率 100%。

【来源】汪文. 凉血消风汤治疗泛发型玫瑰糠疹 48 例疗效观察. 山东中医杂志，2012，31（8）：568－569

三皮消玫汤

桑白皮 15g　牡丹皮 15g　地骨皮 15g　黄芩 15g　生地黄 20g　白花蛇舌草 30g　板蓝根 30g　白茅根 30g　甘草 3g

【用法】水煎服，每天 2 次，每日 1 剂。外用糠酸莫米松软膏涂患处，每天 2 次。

【功效】清热凉血解毒。

【适应证】玫瑰糠疹。

【临证加减】瘙痒甚加蒺藜 30g，僵蚕 15g；病程迁延、睡眠差者加当归 15g，鸡血藤、夜交藤各 30g；皮损鲜红、舌质红者加赤芍 30g。

【疗效】治疗 33 例，痊愈 12 例，显效 10 例，有效 6 例，无效 5 例，总有效率 84.85%。

【来源】廉凤霞，唐定书，赵清霞. 三皮消玫汤联合外用软膏治疗玫瑰糠疹 33 例疗效观察. 新中医，2011，43（1）：55－56

消风散

荆芥 6g　防风 6g　牛蒡子 6g　蝉蜕 6g　苍术 6g　苦参 6g　石膏 6g　知母 6g　当归 6g　胡麻仁 6g　生地黄 6g　木通 3g　甘草 3g

【用法】水煎服，每天 2 次，每日 1 剂。药渣加水半盆后复煎用于外洗，每日 1 次。窄谱中波紫外线（NB – UVB）治疗：德国 Waldmann 公司的 UV 019 局部治疗仪照射，波长 311nm，用亚红斑量照射，隔日 1 次，10 次为 1 个疗程。

【功效】疏风养血，清热除湿。

【适应证】**玫瑰糠疹（风热蕴肤型）**。症见：发病急骤，皮损呈圆形或椭圆形淡红斑片，中心有细微皱纹，表面少量细糠状鳞屑，伴心烦口渴，大便干，尿微黄。舌质红，苔白或薄黄，脉浮微数。

【临证加减】瘙痒甚加白鲜皮、地肤子。

【疗效】治疗 78 例，痊愈 43 例，好转 27 例，未愈 8 例，总有效率 89.7%。

【来源】麦丽霞，杨广智. 消风散内服外洗联合 NB – UVB 治疗风热蕴肤型玫瑰糠疹的疗效观察. 中国医药指南，2012，10（19）：60 – 61

消疹止痒方

荆芥 9g　防风 9g　蝉蜕 12g　白鲜皮 15g　土茯苓 15g　当归 12g　赤芍 9g　麻黄 6g　桂枝 6g　菟丝子 15g　苍术 12g　大黄 6g　甘草 6g　僵蚕 6g

【用法】水煎服，每天 2 次，每日 1 剂。

【功效】祛风解毒，除湿止痒。

【适应证】**玫瑰糠疹**。

【疗效】治疗 80 例，痊愈 28 例，显效 36 例，好转 16 例，无效 0 例，有效率 80%。

【来源】郭丽，杨琴. 自拟消疹止痒方治疗玫瑰糠疹疗效观察. 山西医药杂志，2011，40（9）：921 – 922

🪷 化毒退疹汤

荆芥 10g　防风 10g　丹皮 15g　紫草 15g　金银花 20g　板蓝根 30g　白茅根 30g　土茯苓 30g　槐花 15g　茵陈 15g　薏苡仁 20g　白鲜皮 15g　苦参 10g　甘草 6g

【用法】水煎服，每天 2 次，每日 1 剂。

【功效】清热解毒，凉血止痒，佐以利湿。

【适应证】玫瑰糠疹。

【临证加减】咽痛者加马勃、射干；皮肤瘙痒较剧者加地肤子、白蒺藜、僵蚕；血虚肤燥者加白芍、何首乌；病程迁延、睡眠差者加炒枣仁、夜交藤；皮损鲜红、舌质红者加赤芍；便秘者加火麻仁、炒大黄。

【疗效】治疗 36 例，痊愈 23 例，好转 11 例，无效 2 例，总有效率 94.45%。

【来源】程志鹏，吕明，李颖. 自拟化毒退疹汤治疗玫瑰糠疹 36 例. 社区医学杂志，2012，10（1）：40－41

第五节　毛发红糠疹

毛发红糠疹是一种慢性炎症性皮肤病。表现为毛囊性坚硬的尖形小丘疹，中央有黑色角栓，常密集成片，表面伴糠状鳞屑。本病病因不明，认为与遗传因素、甲状腺功能障碍等有关。儿童成人均可发病。

本病诊断要点：①多有家族史。②毛囊角化性坚硬丘疹，淡红色，中心有小角质栓，伴有较多细小鳞屑。③自头皮、颜面开始，继而侵犯颈、躯干、四肢伸侧，第一、二指节背面、手腕关节、膝肘关节皮损多见。④有不同程度瘙痒、干燥、灼热感。⑤特征性组织病理改变。儿童时期发病者可能与常染色体显性遗传有关（遗传性型），症状轻，病程迁延；成人时期发病者可能与维甲醇结合蛋白缺陷、低血浆维生素 A 或甲状腺功能障碍等有关（获得性型），发病较快，可发展为红皮病。

发汗方

桂枝 6g　浮萍 6g　麻黄 6g　防风 10g　当归 6g　鸡血藤 10g　赤芍 10g　白花蛇舌草 15g

【用法】 水煎服，每天 2 次，每日 1 剂。

【功效】 发汗祛邪，解热降温。

【适应证】 **毛发红糠疹**。

【临证加减】 血分蕴热、外感毒邪者加丹皮 10g、白茅根 30g、板蓝根 30g；血虚风燥、肌肤失养者加丹参 10g、白芍 10g、白鲜皮 30g。

【疗效】 治疗 13 例，基本治愈 7 例，好转 6 例，总有效率 100%。

【来源】 杨岚，王晓莲．汗法治疗毛发红糠疹．北京中医，2003，22（4）：36

宣肺活血方

当归 10g　赤芍 10g　桔梗 10g　桃仁 12g　前胡 12g　黄芪 12g
路路通 12g　荆芥 12g　黄芩 18g　白芷 10g　大黄 6g

【用法】 水煎服，每天 2 次，每日 1 剂。

【功效】 宣肺活血，行气导滞。

【适应证】 **毛发红糠疹**。

【临证加减】 血虚风燥、肌肤失养，伴头晕失眠，舌淡苔白，脉沉细者，加生地黄、白芍、枸杞；湿热内蕴，丘疹渗液，口干苦，舌淡苔腻者，加萆薢、薏苡仁、通草；风热侵表，皮肤干燥，伴口干，心烦，便秘，舌红，脉浮数者，加玄参、知母、茅根等。

【疗效】 治疗 39 例，治愈 18 例，好转 16 例，无效 5 例，总有效率 87.18%。

【来源】 于荣．宣肺活血法治疗毛发红糠疹 39 例．四川中医，1995，13（8）：49

第六节　副银屑病

副银屑病是一类丘疹鳞屑性皮肤病的总称，此类疾病以慢性、无自觉症状和红斑鳞屑为主要特点。主要包括小斑块型副银屑病、大斑块型副银屑病。

小斑块型副银屑病及大斑块型副银屑病多见于中年或老年人，但也可见于儿童。40～50岁是发病的高峰期，各个种族和地区均可以发生。小斑块型副银屑病男性多见，男女比例约为3：1。

本病诊断要点：副银屑病呈慢性病程，常常无症状或只有轻微瘙痒。在进程早期，皮疹时轻时重，缓慢进展，皮损可广泛分布于躯干和四肢或局限存在。

小斑块型副银屑病的典型皮损是直径小于5cm的圆形或椭圆形红色或红褐色斑片，表面覆细小鳞屑。"指状皮炎"是小斑块型副银屑病的一种重要临床类型，表现为胁肋部对称分布的长条形指状斑片，皮损长轴可大于5cm，一般不会进展为皮肤T细胞淋巴瘤。

大斑块型副银屑病表现为圆形或不规则形，上覆鳞屑的红色、褐红色斑片，皮损直径往往大于5cm。皮损还可出现表皮萎缩、毛细血管扩张、色素沉着或减退等。

❀ 化瘀祛风汤

桃仁10g　红花10g　三棱10g　莪术6g　蟅虫10g　赤芍12g　牡丹皮10g　丹参15g　当归10g　川芎6g　鸡血藤30g　防风6g　荆芥6g　刺蒺藜10g　白鲜皮30g

【用法】水煎服，每天2次，每日1剂。

【功效】活血化瘀，兼以祛风。

【适应证】副银屑病（血瘀风燥型）。症见：病程较长，易反复，难以根治，日久皮肤呈点滴状红褐斑，浸润浅，其上有白色鳞屑经久不退，新旧皮疹交替出现，此起彼伏。舌质紫黯或见瘀斑、瘀点，脉涩或细缓。

【来源】吴文盾，刘宝立. 化瘀祛风汤治疗副银屑病体会. 河北中医，2003，25（10）：752－753

❀ 凉血消疕汤

生地20g　熟地20g　水牛角15g　玄参10g　牡丹皮10g　赤芍10g　白茅根10g　槐花15g　蛇莓15g　半枝莲20g　白花蛇舌草15g

【用法】水煎服，每天2次，每日1剂。同时给予NBUVB全身照射。

【功效】清热凉血，活血解毒。

【适应证】**副银屑病**。

【疗效】治疗30例，痊愈20例，显效5例，有效3例，无效2例，总有效率93.34%。

【来源】张天柱. Nbuvb 联合凉血消疣汤治疗30例副银屑病临床观察. 医学信息，2011，7：3412-3413

第七节　结节性红斑

结节性红斑是皮肤血管炎和脂膜炎为病理基础，以下肢疼痛性结节为临床特点的一种皮肤病，可见于任何年龄，但好发于中青年女性，春秋季多见。

本病诊断要点：①以发病前可有咽痛、发热、乏力及肌肉关节疼痛等前驱症状。皮损多突然出现，表现为蚕豆或更大的皮下结节，多隆起于皮面，压痛明显，数目不定，结节不融合，不破溃，表面皮肤初为鲜红色，渐转为暗红色，2~3周消退，不留萎缩痕。但可有新疹发生，因而有时新、旧皮损并存。皮损好发于小腿伸侧，偶可累及四肢及躯干。②实验室检查：可有白细胞增高、血沉增快及抗链球菌溶血素"O"升高。③组织病理检查：病变主要为脂肪间隔脂膜炎，脂肪间隔内小血管内膜增生，血管周围有淋巴细胞及中粒细胞性浸润，可见嗜酸性粒细胞，血管壁增厚、官腔闭塞。晚期显示脂肪间隔纤维化增厚。

结节性红斑一般属于中医学"瓜藤缠"范畴。多因素体血分有热，外感湿邪，湿与热结，或脾虚失运，水湿内生，湿郁化热，湿热下注，气滞血瘀，瘀阻经络而发；或体虚之人，气血不足，卫外不固，寒湿之邪乘虚外袭，客于肌肤腠理，流于经络，气血瘀滞，寒湿凝结而发。治疗上常用清热利湿，活血化瘀；温阳健脾，通络理湿为主。

❀ 凉血解毒汤

生地30g　玄参30g　丹皮30g　地榆15g　当归15g　土茯苓15g　黄柏15g　苦参15g　金银花15g　赤芍15g　丹参15g　川牛膝15g

【用法】水煎服，每天 2 次，每日 1 剂。

【功效】凉血活血，解毒消斑。

【适应证】**结节性红斑（血热毒盛证）**。症见：口干舌燥、喜冷饮，大便秘结、小便黄赤，手足心热，或心烦易怒，舌质红，可见瘀点、瘀斑，苔薄黄或黄腻，皮损处色红、结节大小不一，疼痛较明显，局部皮温略有升高。

【临证加减】局部疼痛明显者加乳香 6g、没药 15g；便秘者加生首乌 30g、生大黄 10g。

【疗效】治疗 34 例，痊愈 11 例，显效 17 例，有效 4 例，无效 2 例，总有效率 94.1%。

【来源】刘雪山，杨国利. 凉血解毒汤配合消炎痛治疗结节性红斑 34 例. 陕西中医，2011，32（1）：42 - 43

🪷 凉血五根汤

白茅根 30g　茜草根 15g　紫草根 15g　栝楼根 15g　板蓝根 30g
金银花 15g　连翘 15g　蒲公英 30g　薏苡仁 30g　白术 15g　草薢 15g
赤芍 15g　牛膝 15g　泽泻 15g

【用法】水煎服，每天 2 次，每日 1 剂。

【功效】凉血解毒，利湿泄热，活血通络散结。

【适应证】**结节性红斑**。

【临证加减】关节疼痛者加秦艽 15g、桑寄生 15g；结节明显者加夏枯草 15g，浙贝母 20g；寒湿者加桂枝 15g、熟附子 30g。

【疗效】治疗 32 例，治愈 19 例，显效 9 例，有效 3 例，无效 1 例，总有效率 96.87%。

【来源】王学军，韩墨洋，李怀军. 凉血五根汤加味治疗结节性红斑 32 例. 黑龙江中医药，2012，4：17 - 18

🪷 化瘀散结汤

紫草 15g　茜草 15g　板蓝根 30g　忍冬藤 30g　白花蛇舌草 30g
防己 10g　黄柏 10g　夏枯草 10g　赤芍 15g　丹参 15g

【用法】水煎服，每天 2 次，每日 1 剂。

【功效】清热利湿，活血祛瘀，通络散结。

【适应证】**结节性红斑**。

【临证加减】结节难消伴发热者加土贝母、柴胡、金银花，关节疼痛者加秦艽 10g、威灵仙 10g；下肢肿加车前子、泽泻；反复发作去板蓝根加黄芪、茯苓、薏苡仁、白芥子；结节紫暗难消加皂角刺、鸡血藤；大便干结加熟大黄。

【疗效】治疗 50 例，痊愈 31 例，好转 19 例，无效 0 例，总有效率 100%。

【来源】韩秀琴．化瘀散结汤治疗结节性红斑 50 例的疗效观察．中国实用医药，2012，7（22）：184－185

🪷 理湿散结汤

鸡血藤 30g　草薢 15g　薏苡仁 15g　苍术 15g　丝瓜络 15g　茯苓 12g　白术 12g　黄柏 12g　车前草 12g　泽泻 10g　丹皮 10g　白芥子 10g　赤芍 10g　牛膝 10g

【用法】水煎服，每天 2 次，每日 1 剂。同时用药渣煎汤外敷小腿皮疹 20 分钟，每日 2 次。

【功效】理湿，活血化瘀，行气化痰，通络散结。

【适应证】**结节性红斑**。

【临证加减】疼痛明显者加元胡 10g；下肢肿胀较甚加防己 10g；结节坚硬者加桃仁、红花各 12g。

【疗效】治疗 30 例，治愈 18 例，好转 9 例，未愈 3 例，总有效率 90%。

【来源】贺成彪，辜淑英．理湿散结汤内服外敷治疗结节性红斑 30 例．现代中西医结合杂志，2012，21（9）：977

🪷 湿毒净汤

黄芩 15g　黄柏 15g　栀子 15g　丹皮 10g　地肤子 10g　白鲜皮 10g　苦参 10g　泽泻 10g　生地 15g　赤芍 15g　生石膏 15g　车前子 10g　马齿苋 15g　板蓝根 30g　甘草 10g

【用法】水煎服，每天 2 次，每日 1 剂。

【功效】清热解毒,燥湿利湿,凉血活血。

【适应证】**结节性红斑**。

【临证加减】表证明显者加荆芥 10g,金银花 30g 连翘 10g;关节疼痛者加秦艽 15g,威灵仙 10g;下肢肿甚加防己 10g,冬瓜皮 30g;结节疼痛者加紫草 15g,川芎 10g,香附 10g;结节肿大者加夏枯草 15g,生牡蛎 15g。

【疗效】治疗 35 例,痊愈 30 例,好转 3 例,无效 2 例,总有效率 94.29%。

【来源】陈伏宇,刘维. 湿毒净汤加减治疗结节性红斑 35 例临床观察. 中国现代药物应用,2011,5(13):87-88

二猫解毒消斑汤

猫爪草 30g　忍冬藤 30g　土茯苓 30g　牡丹皮 12g　赤芍 12g　玄参 12g　防己 12g　黄药子 10g　鬼箭羽 10g　黄柏 10g　猫眼草 10g　海桐皮 20g

【用法】水煎服,每天 2 次,每日 1 剂。

【功效】清热利湿,凉血解毒,活血通络,消肿散结。

【适应证】**结节性红斑**(湿热型)。

【疗效】治疗 50 例,痊愈 36 例,好转 10 例,未愈 4 例,总有效率 92%。

【来源】王志良,杨锡明,马晓晋,等. 二猫解毒消斑汤治疗结节性红斑 50 例. 浙江中医杂志,2010,45(2):141

祛痰散结汤

忍冬藤 30g　丹皮 15g　赤芍 15g　生牡蛎 30g　白芥子 20g　僵蚕 20g　昆布 15g　海藻 15g　鸡血藤 30g　夏枯草 15g　玄参 15g　丝瓜络 15g　瓜蒌仁 30g

【用法】水煎服,每天 2 次,每日 1 剂。药渣煎汤湿敷小腿皮疹处约 20 分钟。

【功效】清热解毒,活血通络散结。

【适应证】**结节性红斑**(湿热瘀阻型)。症见:皮下红斑结节对称分布于小腿伸侧,有黄豆、蚕豆甚或核桃大小,多不融合,稍高出皮肤表而,有疼痛和压痛。

【临证加减】局部灼热者加山栀、黄芩各 10g；下肢肿胀明显加防己、茵陈各 15g；酸重明显加木瓜、川牛膝各 20g；结节偏硬者加水蛭 6g、桃仁 15g、红花 15g；痛甚加元胡 10g。

【疗效】治疗 38 例，痊愈 28 例，显效 3 例，有效 3 例，无效 4 例，总有效率 89.5%。

【来源】杜长明，江磊磊，梅晓云. "祛痰散结汤"内服外敷治疗结节性红斑 38 例. 江苏中医药，2011，43（3）：52

第八节　红皮病

红皮病是一种全身皮肤发生弥漫性潮红、水肿、浸润伴脱屑的皮肤病，又名剥脱性皮炎。任何年龄均可发生。

本病的诊断要点：①全身皮肤弥漫性潮红、水肿并有多量糠秕样或叶片状鳞屑，自觉皮肤痒感或剧痒。②头发和体毛脱落、稀少，指、趾甲肥厚或脱落，少汗或无汗。③可有发热、恶寒、倦怠和淋巴结肿大。④大多数病例因其他皮肤病的发展所致，如银屑病、湿疹、毛发红糠疹、脂溢性皮炎等。本病也发生于恶性淋巴瘤，如蕈样肉芽肿，Sezary 综合征、何杰金病以及白血病等。另尚有药物性红皮病和特发性红皮病（病因难以明确）。⑤实验室检查有助于判断原疾病和全身状态，如血和尿常规、肝、肾、心、肺功能、血浆蛋白、电解质、骨髓穿刺、骨骼 X 线摄片和活组织检查等。

本病属于中医学"蛇风"范畴，多由火毒炽盛，气阴两虚导致，治疗上常用凉血清热，解毒利湿；益气养阴，健脾化湿等方法。

❀ 滋阴凉血解毒熄风汤

黄芩 20g　生地 30g　黄柏 20g　黄连 15g　赤芍 30g　丹皮 20g　生地榆 20g　金银花 30g　连翘 15g　白鲜皮 20g　侧柏叶 20g　玄参 20g　沙参 15g　麦冬 20g　知母 15g　生石膏 30g　蝉蜕 25g　地龙 25g　僵蚕 15g　苍术 15g　生甘草 10g

【用法】水煎服，每天2次，每日1剂。同时静点抗生素以控制感染（禁用青霉素类），伴有高热3～10mg地塞米松静点，热退即止，同时让患者全身暴露在支被架内，外罩无菌敷布，每日用盐水清洁皮肤1次。治疗时间视病情轻重而定，最少7天，最多21天。

【功效】滋阴凉血解毒，清热熄风。

【适应证】**红皮病**（**血热毒盛型**）。重症见全身皮肤瘙痒灼热，皮肤起红斑、脓疱，大面积皮肤有皮下渗出、龟裂，状如鱼鳞，脱皮脱屑，严重部位肌肉血脉外露，皱褶部糜烂，个别伴高热，全身状况较差。轻症见周身微热，皮肤潮红，皮肤上有少许疱疹，皮肤剥脱较局限，渗出物不多，全身状况良好。

【疗效】治疗12例，痊愈12例，无效0例，总有效率100%。

【来源】王波，陈昕. 以滋阴凉血解毒熄风汤为主治疗剥脱性皮炎12例. 中国中医急症，2006，15（9）：980

🪷 清热健肤汤

人参6～15g　荆芥12～30g　防风6～9g　金银花15g　当归9g
大黄6～15g　生地9g　焦白术9g　甘草3g

【用法】水煎服，每天2次，每日1剂。

【功效】滋阴清热，活血养血。

【适应证】**红皮病**。

【疗效】治疗29例，痊愈29例，无效0例，总有效率100%

【来源】夏维彪，刘威. 自拟清热健肤汤治疗剥脱性皮炎29例. 河南中医药学刊，1995，10（1）：44－45

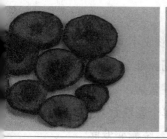
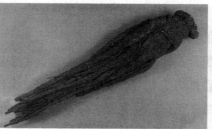
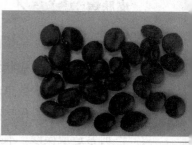

第十三章

结缔组织性皮肤病

第一节　红斑狼疮

红斑狼疮是一种自身免疫性疾病。红斑狼疮可分为系统性红斑狼疮和盘状红斑狼疮两大类。亚急性皮肤型红斑狼疮是一种介于盘状红斑狼疮和系统型红斑狼疮之间的皮肤病变。

盘状红斑狼疮皮损好发于面部，尤其以两颊、鼻部为著，其次为头项、两耳、眼睑、额角，亦可发于手背、指侧、肩胛等处。皮肤损害初起为一片或数片鲜红色斑，绿豆至黄豆大，表面有黏着性鳞屑，以后逐渐扩大，呈圆形或不规则形，边缘色素明显加深，略高于中心。中央色淡，可萎缩、低洼，整个皮损呈盘状。盘状皮损在日光暴晒或劳累后加重。头皮上的损害可引起永久性脱发。

亚急性皮肤型红斑狼疮是一种特殊类型的红斑狼疮，本病女性多见，患者以中青年为主。皮损好发于光照部位如面部，颈前"V"型区，上肢伸侧和躯干上部等。有两种特征性皮损：环形红斑型和丘疹鳞屑型（又称银屑病样型）。环形红斑型皮损为环形、多环形、半环形暗红色浸润斑块，中心皮肤正常。丘疹鳞屑型皮损为红色丘疹和斑疹，表面为鳞屑，鳞屑较明显时呈银屑病样。愈后不遗留皮肤萎缩和瘢痕，可遗留毛细血管扩张和色素沉着或减退。

系统性红斑狼疮常侵犯皮肤、关节、肾、心、肺、肝、血液、神经等多个系统。各个系统的病变可以同时发生或先后发生，形成不同症状的组合。最常见的开始症状组合是面部蝶形红斑、发热、关节痛。部分患者以肾炎为最早表现，少数患者以胸膜炎、心包炎、血小板减少性紫癜、雷诺征或精神症状、癫痫发作、视神经炎、颅内压增高等开始。以单个系统症状开始发病时常造成误诊。本病总的规律是从一个系统病变向多个系统病变发展。

❀ 解毒凉血汤

广角粉0.9g（冲服）　生地30g　玄参15g　麦冬9g　丹皮9g　白芍12g　金银花30g　黄芩15g　栀子9g　白鲜皮30g　土茯苓30g

【用法】水煎服，每天2次，每日1剂。

【功效】凉血清热，解毒祛风。

【适应证】**红斑狼疮急性期或活动期（热毒炽盛型）**。症见：面部蝶形红斑，色鲜艳，皮肤紫斑，伴有高热烦躁口渴，神昏谵语，抽搐，关节肌肉疼痛，大便干结，小便短赤。舌质红绛，苔黄腻，脉洪数或细数。

【临证加减】高热不退者，可加水牛角粉或羚羊角粉、安宫牛黄散；心力衰者，加西洋参或白人参；红斑明显者，加鸡冠花、玫瑰花、凌霄花。

【疗效】以本方治疗30例，结果痊愈20例，有效5例，无效5例，总有效率为83.3%。

【来源】王萍，张苍. 中医皮肤科主治医生748问. 北京：中国协和医科大学出版社，2010：435

❀ 解毒养阴汤

西洋参9g（另煎对服）　南北沙参各15g　耳环石斛20g　黑玄参15g　佛手参15g　生黄芪9g　干生地15g　紫丹参15g　金银花20g　公英15g　麦门冬　天门冬各18g　玉竹15g

【用法】水煎服，每天2次，每日1剂。

【功效】养阴益气，活血通络。

【适应证】**红斑狼疮亚急性期（气阴两伤型）**。症见：斑疹色暗红，伴有不规则发热或持续低热，手足心热，心烦无力，自汗盗汗，面浮红，关节痛，足跟痛，月经量少或闭经。舌红，苔白，脉细数。

【临证加减】持续低热者，加地骨皮、银柴胡；月经不调者，加益母草、泽兰；心悸者，加紫石英、合欢花；头晕头痛者，加苋蔚子、钩藤、川芎、菊花。

【疗效】以本方治疗 30 例，结果痊愈 18 例，有效 6 例，无效 6 例，总有效率为 80%。

【来源】王萍，张苍. 中医皮肤科主治医生 748 问. 北京：中国协和医科大学出版社，2010：436

狼疮合剂

熟地黄 10g　淮山药 10g　山萸肉 10g　泽泻 10g　茯苓 10g　丹皮 10g　仙灵脾 10g　制附子 6g　鸡血藤 15g　秦艽 15g　首乌藤 15g　菟丝子 15g　旱莲草 15g　白术 10g　芍药 10g　草河车 15g

【用法】水煎服，每天 2 次，每日 1 剂。

【功效】温补脾肾，兼以通络。

【适应证】**红斑狼疮慢性期及狼疮性肾炎**（**脾肾阳虚型**）。症见：面色无华，眼睑、下肢浮肿，胸胁胀满，腰膝酸软，面热肢冷，口干不渴，尿少尿闭。舌质淡，苔少，脉沉细。

【临证加减】全身浮肿者，加海金沙、抽葫芦、仙人头；腰痛者，加续断、杜仲；腹胀胁痛者，加厚朴、陈皮、香附。

【疗效】以本方治疗 30 例，结果痊愈 19 例，有效 10 例，无效 1 例，总有效率为 96.7%。

【来源】王萍，张苍. 中医皮肤科主治医生 748 问. 北京：中国协和医科大学出版社，2010：436

复方秦艽丸

乌蛇 6g　秦艽 15g　漏芦 10g　白花蛇舌草 30g　玫瑰花 10g　鸡冠花 10g　连翘 15g　鬼箭羽 15g　丹参 15g

【用法】水煎服，每天 2 次，每日 1 剂。

【功效】活血化瘀，软坚散结。

【适应证】**盘状及亚急性皮肤型红斑狼疮**（**气滞血瘀型**）。症见：红斑暗滞，角栓形成及皮肤萎缩，伴有倦怠乏力。舌暗红，苔白或光面舌，脉沉细。

【疗效】以本方治疗 30 例，结果痊愈 20 例，有效 6 例，无效 4 例，总有效率为 86.7%。

【来源】王萍，张苍. 中医皮肤科主治医生 748 问. 北京：中国协和医科大学出版社，2010：437

叶任高狼疮方

　　白花蛇舌草 25g　紫草 10g　半枝莲 20g　全蝎 2g（或蜈蚣 2 条）丹参 15g　益母草 15g

【用法】水煎服，每天 2 次，每日 1 剂。

【功效】清热解毒，化瘀通络。

【适应证】**适用于狼疮肾炎（热毒血瘀型）。** 症见：面部红斑鲜艳，伴有瘀点斑、血疱。高热、烦躁不安、头痛、大便秘结、小便短赤、舌质红绛或紫暗，脉弦数。

【疗效】以本方治疗 30 例，结果痊愈 21 例，有效 5 例，无效 4 例，总有效率为 86.7%。

【来源】中山大学附属第一医院叶任高教授经验方

狼疮方

　　秦艽 30g　苦参 15g　血藤 30g　当归 15g　生黄芪 60g　防风 30g川黄连 12g　乌梢蛇 20g　漏芦 12g　丹参 15g　党参 20g　山茱萸 12g黄柏 10g　生甘草 10g　炙大黄 30g

【用法】水煎服，每天 3 次，每日 1 剂。

【功效】清热解毒，活血化瘀。

【适应证】**适用于红斑狼疮（热毒血瘀型）。** 症见：全身乏力，肌肉关节酸痛，高热，皮肤发斑，出血，烦躁，舌红紫暗，苔黄白腻，脉细数无力。

【临证加减】出现神志症状者，加玳瑁；出血者，加白茅根、地黄、牡丹皮；小便淋漓者，加海金沙、车前子；阴虚者，加沙参、玄参、石斛、玉竹；头晕眼花者，加川芎、菊花、钩藤；失眠者，加莲子心；阴虚明显者，加黄精、冬虫夏草；心慌心悸者，加紫石英；血瘀明显者，加三棱；血热红斑者，加鸡冠花、玫瑰花；腹胀者，加厚朴、香附；气虚毒热未清者，重用秦艽、乌梢蛇、黄芪；胸闷气郁者，加厚朴、紫苏梗；关节疼痛者，加刘寄奴、伸筋草；腰背疼痛者，加菟丝子、川续断。

【疗效】以本方治疗 30 例，结果痊愈 19 例，有效 10 例，无效 1 例，总有效率为 96.7%。

【来源】朱强伟. 浅谈系统型红斑狼疮的中医辨证治疗. 中医药管理杂志，2006，14（4）：53－54

喻文球红斑狼疮方

太子参 15g　生黄芪 30g　当归 10g　山茱萸 15g　白马骨 15g　楤木 20g　鬼箭羽 30g　半枝莲 15g　乌韭 15g　天仙藤 15g　何首乌藤 15g　蜂房 15g　益母草 20g　黄精 30g　菟丝子 15g

【用法】水煎服，每天 3 次，每日 1 剂。分别于三餐饭后服。

【功效】益气养阴，活血通络，解毒化瘀。

【适应证】**系统型红斑狼疮（气虚血瘀型）**。症见：低热缠绵、心烦乏力、手足心热、自汗盗汗、面浮红、腰腿足跟痛，舌红少苔，脉细数。

【临证加减】急性发作期及慢性活动期以清热解毒为主者，去太子参、生黄芪、当归、山茱萸、菟丝子等，加生石膏 30g、板蓝根 20g、十大功劳 20g、生玳瑁 20g、紫草 20g、赤芍 10g、牡丹皮 10g；红斑狼疮合并肾功能损害，有蛋白尿、管型、尿中有红细胞等者，加蝉蜕 15g、琥珀 6g、鸭跖草 20g、下山蜈蚣（草药）20g，去黄精、菟丝子、山茱萸；肌酐、尿素氮升高者，加萆薢 20g，石菖蒲 6g，土茯苓 30g；红斑狼疮合并肝功能受损者，去黄精、菟丝子，加绣花针（草药）30g、茵陈 10g、田基黄 15g；若合并心肌损害者，加五味子 10g、麦冬 10g。

【疗效】以本方治疗 30 例，结果痊愈 20 例，有效 5 例，无效 5 例，总有效率为 83.3%。

【来源】江西中医学院喻文球主任医师经验方

钟嘉熙红斑狼疮方

青蒿（后下）　秦艽各 10g　甘草　牡丹皮各 6g　玄参　地黄

鳖甲（先煎）　水牛角（先煎）各15g

【用法】水煎服，每天2次，每日1剂。

【功效】清热解毒，入络搜邪。

【适应证】**红斑狼疮（阴虚内热型）**。症见：红斑转暗，低热不退，口干唇燥，神疲乏力，耳鸣目眩，关节疼痛，自汗盗汗，苔薄舌红，脉弦细。

【疗效】以本方治疗30例，结果痊愈6例，有效21例，无效3例，总有效率为90%。

【来源】广州中医药大学第一附属医院钟嘉熙主任医师经验方

🪷 齐之野狼疮汤

白花蛇舌草30g　水牛角粉16g（冲）　雷公藤（去皮）15g　白鲜皮15g　紫草15g　地黄30~80g　牡丹皮10g　赤芍10g　露蜂房10g　白芷10g　茯苓10g　锦灯笼15g　茜草根15g

【用法】水煎服，每天2次，每日1剂。

【功效】解毒清热，凉血化瘀。

【适应证】**红斑狼疮（气营两燔型或毒瘀痹络型）**。症见：高热、烦躁、面赤、全身关节肌肉疼痛，重者神昏谵语或有出血倾向，口渴思冷饮，舌红苔黄，脉细数。

【临证加减】热甚者，可加生石膏；口干咽燥者，加玄参、麦冬；便秘者，加川大黄；口唇溃烂者，加黄连、栀子；小便不利者，加瞿麦、萹蓄；气虚者，可加生黄芪、西洋参。

【疗效】以本方治疗30例，结果痊愈6例，有效20例，无效4例，总有效率为86.7%。

【来源】包头铁路医院齐文野主任医师经验方

🪷 韩百灵消毒灵

地黄20g　赤芍15g　牡丹皮15g　牛膝15g　苦参15g　蒲公英20g　紫花地丁20g　天花粉15g　当归15g　连翘15g　黄芩15g　甘草10g

【用法】水煎服，每天2次，每日1剂。

【功效】清心火，凉血热，解热毒。

【适应证】**红斑狼疮（心火亢盛型或热入营血型）**。症见：高热、口渴、尿黄、心烦、失眠、便秘、面赤舌质紫暗，脉洪数。

【疗效】以本方治疗 30 例，结果痊愈 18 例，有效 6 例，无效 6 例，总有效率为 80％。

【来源】黑龙江中医药大学韩百灵主任医师经验方

秦万章地黄养阴清热方

地黄 30g　女贞子 9g　黄精 12g　川续断 9g　玄参 30g　黄柏 9g　桔梗 4.5g　杏仁 9g　牡蛎 30g　连翘 3g　绿豆 12g　黑豆 12g

【用法】水煎服，每天 2 次，每日 1 剂。

【功效】补肾养阴，清热解毒。

【适应证】**红斑狼疮（阴虚内热型）**。症见：红斑转暗，低热不退，口干唇燥，神疲乏力，耳鸣目眩，关节疼痛，自汗盗汗，苔薄舌红，脉弦细。

【疗效】以本方治疗 30 例，结果痊愈 10 例，有效 19 例，无效 1 例，总有效率为 96.7％。

【来源】上海医科大学附属中山医院秦万章主任医师经验方

倍芪虫蛇方

①生黄芪 60～90g　血藤 24～30g　玄参 15g　地黄 24～30g　板蓝根 30g　紫草 30g　桑寄生 24g　淫羊藿 24～30g　丹参 24～30g　生蒲黄 9g　威灵仙 15～24g　蜈蚣 2 条　全蝎 9g　䗪虫 9g　乌梢蛇 9g　琥珀末 9g　甘草 30g　鸡内金 9g

②半枝莲 30g　白花蛇舌草 30g　瞿麦根 30g　石大年 30g　苦荞头 15～30g　白首乌 15～24g　无花果 30g　蛇头一颗草 30g

【用法】上述两方可同时水煎服，每天 2 次，每日 1 剂。

【功效】清热解毒，活血化瘀，养阴益气，健脾除湿。

【适应证】**红斑狼疮**

【疗效】以本方治疗30例，结果显效20例，好转4例，无效6例，总有效率为90%。

【来源】成都中医药大学王渭川老中医经验方

第二节 皮 肌 炎

皮肌炎为一具有皮炎和肌炎的自身免疫性疾病，只有肌炎的病例称多发性肌炎。皮肌炎可单独存在或与系统性红斑狼疮、硬皮病、类风湿等其他自身免疫性疾病重叠存在。患者血中可有抗 PM-1、抗 Jo-1，抗 Mi-2 等多种特殊抗体。40 岁以上患者20%～30%合并恶性肿瘤，用自身瘤体浸出液皮内试验可呈阳性反应，治疗或摘除肿瘤后，症状缓解，说明自身瘤组织抗原参与了发病过程。有发现病因与病毒或弓形体感染有关。皮肌炎患者可出现以下症状。

（1）皮炎症状 ①以眼睑为中心的眶周水肿性紫红色斑，严重时可累及面、颈、上胸等部；②Gottron 征：掌指关节面和肘、膝、踝关节面角化性斑片及紫红色丘疹，可伴鳞屑和萎缩。

（2）皮肤异色样改变，此型慢性病例多见。

（3）其他可见甲小皮增厚，甲周红斑，荨麻疹，多形红斑，坏死性血管炎，慢性溃疡，皮下钙质沉积，10%～20%可有雷诺现象、网状青斑、口腔溃疡、光敏等症状。

（4）有8%病例仅有皮肤症状而无肌炎而肌酶正常者，称无肌炎的皮肌炎或皮肤型的皮肌炎。

（5）肌炎症状 ①肩胛带及四肢近端横纹肌最早受累亦有以咽、喉和食道肌群明显受累为主；②进行性肌无力，肌肉肿胀、疼痛、活动障碍；③常见吞咽困难、反逆、声嘶、上举及下蹲困难，甚至可出现呼吸困难，心衰、复视、关节肌肉弯缩、皮肤发硬、重症肌无力样综合征等。

（6）全身症状 40%可不规则低热或高热，关节痛、关节畸形、肌肉挛缩。心肌受累可有心律不整，心扩大。肺受累可有间质性肺炎。消化道症状可见食道扩张，梨状窝钡剂滞留，食道蠕动差。淋巴结、肝、脾肿大，40 岁以上患者可合并恶性肿瘤。

中医学认为皮肌炎多因寒湿之邪侵于肌肤，阴寒偏盛，不能温煦；或因七情内伤，郁久化热生毒，致使阴阳气血失衡，气机不畅，瘀阻经络，正不胜邪，毒邪犯脏所致。

现代名老中医徐宜厚教授认为，皮肌炎属痿痹证的范畴。病变主要为皮肤、肌肉和血管发炎，使皮肤呈弥漫性水肿性红斑，肌肉肿痛无力，至晚期还会出现肌肉萎缩的现象，故引起皮肤科医家的广泛重视。经查中医文献，痿痹皆有精血亏虚，外邪得以乘之。如果脾胃健旺，则饮食能受纳腐熟，精微能转输运化，气机升降出入畅利，津液气血生化有源，上能养心肺，下能滋补肝肾，脏腑得养，形神乃旺。鉴于此，以扶脾论治皮肌炎，可取得较满意的疗效。

徐宜厚治皮肌炎方

制附子　肉桂　仙茅　甘草各6g　山茱萸　熟地黄　党参　炒白术　山药　淫羊藿　仙鹤草各10g　黄芪　桑寄生　老鹤草　枸杞子各12g　三七粉3g（冲下）

【用法】每日1剂，水煎2次口服。连续服用6月。

【功效】温补脾肾，扶正通痹。

【适应证】**皮肌炎（脾肾阳虚，邪阻经络型）**。症见：眼睑和两颧区域皮肤呈轻度弥漫性红斑，且有少量鳞屑，双下肢肌肉酸痛，蹲下后需依靠别人扶持才能站立起来，行走颇感不便。自述神疲乏力，纳谷不香，腰膝酸软，夜寐欠安，肢端青紫冰冷，偶有盗汗。脉象沉细无力，舌质淡红胖嫩苔少。

【来源】徐宜厚. 徐宜厚皮科传心录. 北京：人民卫生出版社，2009：154－155

益胃汤

南北沙参各12g　石斛15g　玄参10g　生地炭　银花炭　山药各15g　红花6g　凌霄花　防风各10g　浮萍6g　丹参30g　紫草10g

【用法】水煎服，每天2次，每日1剂。

【功效】护脾阴以解毒。

【适应证】**皮肌炎（脾胃阴虚型）**。症见：间歇性发热，食欲不振，口渴不多饮，咽喉疼痛。眼睑呈淡紫红色浮肿；舌质红绛，苔薄黄微干；脉虚大数。

【疗效】以本方治疗 40 例，结果痊愈 30 例，有效 9 例，无效 1 例，总有效率为 97.5%。

【来源】王萍、张苍. 中医皮肤科主治医生 748 问. 北京：中国协和医科大学出版社，2010：457

桂枝人参汤

桂枝 6g　炙甘草　炒白术各 10g　党参 12g　干姜 15g　制川乌制草乌各 4.5g　桑寄生 12g　制附子 6g　路路通 15g　山甲珠 6g　陈皮 10g　鬼箭羽 12g

【用法】水煎服，每天 2 次，每日 1 剂。

【功效】补脾阳以通痹。

【适应证】**皮肌炎（脾阳虚型）**。症见：有雷诺现象，四肢腰膝酸软无力，甚至肌肉萎缩。皮损暗红带紫，纳呆便溏，舌淡胖嫩，脉沉细。

【疗效】以本方治疗 40 例，结果痊愈 27 例，有效 9 例，无效 4 例，总有效率为 90%。

【来源】王萍、张苍. 中医皮肤科主治医生 748 问. 北京：中国协和医科大学出版社，2010：457 – 458

还少丹

红参（另煎兑入）　黄芪各 10g　枸杞子　熟地黄各 12g　山药 15g　山茱萸　茯苓　续断各 12g　炒杜仲　远志各 10g　五味子 6g　巴戟天 12g　制附子 12g（先煎 15 分钟）　丹参 15g　路路通 12g

【用法】水煎服，每天 2 次，每日 1 剂。

【功效】益元气以振痿。

【适应证】**皮肌炎（脾肾阳虚型）**。病程迁延，皮肤有暗红色斑块、肿胀，全身肌肉关节疼痛酸软无力，气短乏力，皮损暗红带紫，伴有肢冷，纳呆便溏，舌淡胖嫩，脉沉细。

【疗效】以本方治疗 40 例，结果痊愈 20 例，有效 14 例，无效 6 例，总有效率为 85%。

【来源】王萍、张苍. 中医皮肤科主治医生 748 问. 北京：中国协和医科大学出版社，2010：458

清营解毒汤

生玳瑁 10g 金银花 30g 连翘 15g 牡丹皮 12g 生地 15g 赤芍 10g 白茅根 30g 薏苡仁 30g 赤茯苓 10g 元胡 10g 川楝子 10g

【用法】水煎服，每天 2 次，每日 1 剂。

【功效】清热解毒，凉血养阴。

【适应证】**皮肌炎急性活动期（热入营血型）**。症见：发病较急，皮损常不典型，面部红斑鲜红，如多形红斑、猩红热样和麻疹样红斑；肌肉症状明显，肿胀触痛；全身症状重，常寒战、高热、咽干、喉痛、口渴、便结、尿赤，苔薄黄，舌红绛，脉细数。

【来源】陈学荣. 治疗皮肌炎、多发性肌炎中医辨证思想. 中国中西医结合皮肤性病学杂志，2010，(9)：5

茵陈蒿汤合萆薢渗湿汤

茵陈 30g 山栀子 10g 大黄（后下）10g 黄柏 10g 萆薢 15g 薏苡仁 15g 泽泻 10g

【用法】水煎服，每天 2 次，每日 1 剂。

【功效】清热解毒，利湿消肿。

【适应证】**皮肌炎急性活动期（脾虚湿盛型）**。症见：肢体痿软乏力，下肢尤甚，眼睑水肿，大便溏薄，苔薄黄腻，脉滑数。

【来源】陈学荣. 治疗皮肌炎、多发性肌炎中医辨证思想. 中国中西医结合皮肤性病学杂志，2010，(9)：5

清燥救肺汤

桑叶 3g 生石膏 30g 沙参 10g 麻仁 10g 阿胶（烊化）10g 杏仁 10g 麦冬 10g 枇杷叶 10g 甘草 3g

【用法】水煎服，每天 2 次，每日 1 剂。

【功效】清热润燥，养阴生津。

【适应证】**皮肌炎亚急性期（肺热伤津型）**。症见：开始多有发热、皮损，起病较急，肢体软弱乏力，常以近端肢体明显，并兼见咳呛咽干，心烦口渴，小便短赤，大便干结，舌质红，苔薄黄，脉细数。

【来源】陈学荣．治疗皮肌炎、多发性肌炎中医辨证思想．中国中西医结合皮肤性病学杂志，2010，（9）：5

参苓白术散合二妙散

党参 30g　白术 15g　苍术 10g　茯苓 30g　黄柏 15g　甘草 6g

【用法】水煎服，每天 2 次，每日 1 剂。

【功效】健脾益胃，清热利湿。

【适应证】**适用于皮肌炎（脾虚湿热型）**。症见：肢体痿软乏力，下肢较为常见，可有发热，皮损，微肿，关节疼痛，肌肉疼痛，胸脘痞满，饮食减少，大便溏薄，面色萎黄，小便黄少，苔薄黄腻，脉滑数。

【来源】陈学荣．治疗皮肌炎、多发性肌炎中医辨证思想．中国中西医结合皮肤性病学杂志，2010，（9）：5

益气养阴方

黄芪 30g　党参 30g　龟板 15g　麦冬 15g　北沙参 15g

【用法】水煎服，每天 2 次，每日 1 剂。

【功效】益气养阴。

【适应证】**皮肌炎慢性期（气阴两虚）**。症见：肌肉酸痛无力，面黄肌瘦，少气懒言，纳呆，低热，咽喉不利，汗多，失眠，脱发，舌淡少苔，脉细无力。

【来源】陈学荣．治疗皮肌炎、多发性肌炎中医辨证思想．中国中西医结合皮肤性病学杂志，2010，（9）：5

十全大补汤

黄芪 30g　当归 15g　川芎 15g　白芍 10g　熟地黄 15g　党参 30g
白术 15g　茯苓 15g　肉桂 10g　甘草 6g

【用法】水煎服，每天 2 次，每日 1 剂。

【功效】养血益气。

【适应证】**适用于皮肌炎（气血两虚型）**。症见：肌肉酸痛无力，面黄肌瘦，少气懒言，纳呆，眼睑水肿性红斑，舌淡少苔，脉细无力。

【来源】陈学荣.治疗皮肌炎、多发性肌炎中医辨证思想.中国中西医结合皮肤性病学杂志，2010，（9）：5

第三节　硬　皮　病

系统性硬化症，是一种以局限性或弥漫性皮肤增厚和纤维化为特征的全身性自身免疫病。病变特点为皮肤纤维增生及血管洋葱皮样改变，最终导致皮肤硬化、血管缺血。根据皮肤受累的情况不同，系统性硬化症可分为：①弥漫性硬皮病；②局限性硬皮病；③无皮肤硬化的硬皮病；④重叠综合征；⑤未分化结缔组织病。目前，系统性硬化症的确切病因尚不清楚，但是，研究表明其发病可能与遗传及环境因素有关。

中医学认为，硬皮病因卫气营血不足，复受风、寒、湿邪，使血行不畅，血凝于肌肤；或因肺脾肾诸脏虚损，卫外不固，腠理不密，复感风、寒、湿之邪，伤于血分，致荣卫行涩，经络阻隔，气血凝滞而发病。

当代名医赵炳南先生认为硬皮病多为脾肾阳虚，腠理不密，风寒之邪乘隙外侵，阻于皮肤肌肉，以致经络阻隔，气血凝滞，营卫不和，而痹塞不通。所以称之为"皮痹疽"。脾主肌肉，主运化水谷之精微，以营养肌肉、四肢；若脾运失职，则肌肉失养，卫外不固，腠理不密，则易感外邪而得病。本病的治疗，多以健脾助阳，温经通络，佐以软坚为法。

赵炳南治硬皮病方

全当归9g　党参15g　黄芪50g　白术15g　茯神9g　龙眼肉15g　远志9g　桂枝9g

【用法】每日1剂，水煎2次口服，连续服用6周。皮损处外用黑色拔膏棍，加温外贴包紧。

【功效】补肾养血，益气健脾，温经通络。

【适应证】**局限性硬皮病（脾肾阳虚，气血两亏，风寒外袭，经血痹塞不通型）**。症见：皮肤变硬，色淡红，有时稍痒，有时小腿抽筋，范围逐渐扩大。纳食不香，便溏泻，夜寐不安，失眠，多梦，舌质淡红苔薄白，脉沉细而弱。

【来源】杨志波. 皮肤病名家医案妙方解析. 北京：人民军医出版社，2007：268－269

❀ 启膜消痹饮

丹参30g　浙贝母15g　皂角刺10g　毛冬青15g　积雪草30g　灵芝10g　桂枝10g　细辛3g　地龙10g

【用法】水煎服，每天2次，每日1剂。

【功效】散寒祛湿，温通经络。

【适应证】**硬皮病（寒湿凝滞型）**。症见：皮肤肿胀变厚，肤色淡黄或淡白，畏寒，四肢不温，关节肌肉疼痛，身倦乏力，食欲不振，舌质淡，苔白腻，脉弦滑。

【疗效】以本方治疗30例，结果痊愈20例，有效5例，无效5例，总有效率为83.3%。

【来源】常春霞. 硬皮病的辨证论治. 河北中医，2009，31（2）：219

❀ 温煦消痹饮

党参15g　白术10g　丹参30g　积雪草30g　毛冬青15g　浙贝母12g　皂角刺10g　白芥子10g　熟地黄10g　黄芪20g　鸡血藤30g　鹿角胶10g　威灵仙10g　附子6g　肉桂6g　干姜6g

【用法】水煎服，每天2次，每日1剂。

【功效】健脾益肾，温经通络。

【适应证】**硬皮病（脾肾阳虚型）**。症见：皮肤增厚变硬，皮纹不清，肤色紫黯，面色苍白，形寒肢冷，腰酸乏力，脱发，自汗，阳痿或月经不调，纳呆，腹胀便溏，舌体胖有齿痕，脉沉细或迟缓。

【疗效】以本方治疗30例，结果痊愈21例，有效5例，无效4例，总有效率为86.7%。

【来源】常春霞. 硬皮病的辨证论治. 河北中医，2009，31（2）：219

补肾养血消痹饮

熟地黄 15g　当归 10g　川芎 6g　白芍 10g　人参 10g　黄芪 20g
茯苓 10g　山药 10g　山茱萸 10g　枸杞子 10g　菟丝子 10g　阿胶 10g
丹参 20g　积雪草 30g

【用法】水煎服，每天 2 次，每日 1 剂。

【功效】补肾填精，滋阴养血。

【适应证】**硬皮病**（**精血亏虚型**）。症见：皮肤萎缩变薄，真皮疏松，色
黯，肌肉萎缩无力或疼痛，关节痛，腹泻，水肿，舌淡，苔白，脉沉细无力。

【疗效】以本方治疗 30 例，结果痊愈 19 例，有效 10 例，无效 1 例，总
有效率为 96.7%。

【来源】常春霞. 硬皮病的辨证论治. 河北中医，2009，31（2）：219

浸洗方

伸筋草 30g　透骨草 30g　祁艾 15g　乳香 6g　没药 6g

【用法】上药布包加水 3000ml，煮沸 20 分钟，用药液浸洗患处，每日 1～
2 次，每次 20 分钟。

【功效】温气血，散风寒，活血通络。

【适应证】**硬皮病**（**寒凝经脉型**）。症见：肢端青紫、苍白，遇寒加剧，
皮纹消失，紧张变厚，呈非凹陷性水肿，皮色苍白或黄褐，皮损处感觉刺痛
或麻木，或伴有骨节疼痛，无汗，舌质淡红，脉濡。

【疗效】以本方治疗 30 例，结果痊愈 5 例，有效 20 例，无效 5 例，总有
效率为 83.3%。

【来源】王萍，张苍. 中医皮肤科主治医生 748 问. 北京：中国协和医科大学出版
社，2010：476

熏洗方

威灵仙 60g　蜀羊泉 40g　石菖蒲 30g　艾叶 20g　独活 20g　羌活
20g　千年健 20g　红花 15g　食醋 500g

【用法】上药加水 250～300ml，煮沸，将药汁倾于盆或桶内，将患部置于上，外盖毛巾熏洗，待药液不烫手时，用毛巾蘸之擦洗患部，每日 1～2 次，每剂 6～8 次。其间可适量加水及醋。

【功效】舒筋活络，温通破瘀。

【适应证】**硬皮病（气滞血瘀型）**。症见：皮肤变硬，有蜡样光泽，捏起困难，色素异常或有毛细血管扩张，肌肤甲错，毛发干枯脱落，妇女月经量少或闭经，或皮下有包块和结节，舌质紫暗或有瘀点、瘀斑，脉象细涩。

【疗效】以本方治疗 30 例，结果痊愈 10 例，有效 19 例，无效 1 例，总有效率为 96.7%。

【来源】王萍，张苍. 中医皮肤科主治医生 748 问. 北京：中国协和医科大学出版社，2010：476

🪷 湿敷方

制草乌 15g　川椒 10g　桂枝 10g　艾叶 15g

【用法】上药煎成药液，趁热时，以质地细软之纱布或干净毛巾浸泡其中，待完全浸透后取出，轻拧至不滴药液，覆盖于皮损处，其外再加盖油脂或塑料布等，并以绷带加压固定。30 分钟更换 1 次。

【功效】温阳逐寒。

【适应证】**硬皮病（脾肾阳虚型）**。症见：皮肤菲薄如羊皮脂状，紧贴于骨，面色如土，表情淡漠，唇薄色白，畏寒肢冷，纳呆，便溏，心悸气急，腰酸肢软，妇女月经不调，男子阳痿遗精，性欲减退或消失，舌淡胖，苔薄，脉沉细无力。

【疗效】以本方治疗 30 例，结果痊愈 21 例，有效 6 例，无效 3 例，总有效率为 90%。

【来源】王萍，张苍. 中医皮肤科主治医生 748 问. 北京：中国协和医科大学出版社，2010：476

🪷 按摩方

丹参 60g　党参　制草乌　桃仁各 15g

【用法】上药共为粗末，用 75% 乙醇 1L 浸泡 5 天后，过滤去滓备用。用时以药酒按摩患处，至局部发热为度，每日 3～5 次。

【功效】养血益气，温通活血。

【适应证】**硬皮病（气滞血瘀型）**。症见：皮肤变硬，有蜡样光泽，捏起困难，色素异常或有毛细血管扩张，肌肤甲错，毛发干枯脱落，妇女月经量少或闭经，或有血尿，或胸闷如披甲，或皮下有包块和结节，舌质紫暗或有瘀点、瘀斑，脉象细涩。

【疗效】以本方治疗 30 例，结果痊愈 6 例，有效 18 例，无效 6 例，总有效率为 80%。

【来源】王萍，张苍. 中医皮肤科主治医生 748 问. 北京：中国协和医科大学出版社，2010：476

浸浴方

伸筋草 30g 透骨草 30g 祁艾 30g 桑枝 30g 刘寄奴 15g 官桂 15g 穿山甲 15g 苏木 10g 红花 10g

【用法】上药布包加水 5000ml，煮沸 30 分钟，将药液兑入浴水中，待温后浸浴，隔 2～3 日一次，每次半小时。

【功效】温通散寒，通经破瘀。

【适应证】**硬皮病（寒凝经脉型）**。症见：肢端青紫、苍白，遇寒加剧，皮纹消失，紧张变厚，呈非凹陷性水肿，皮色苍白或黄褐，皮损处感觉刺痛或麻木，或伴有骨节疼痛，无汗，舌质淡红，脉濡。

【疗效】以本方治疗 30 例，结果痊愈 6 例，有效 20 例，无效 4 例，总有效率为 86.7%。

【来源】王萍，张苍. 中医皮肤科主治医生 748 问. 北京：中国协和医科大学出版社，2010：476

热熨方

白附子 黄丹 羌活 独活 蛇床子 轻粉 天花粉 山栀 枯矾 川乌 草乌 木通 甘松各 6g 白鲜皮 7.5g 狼毒 红花 地骨皮 透骨草 生半夏 木贼 艾叶各 9g 花椒 15g 皂角 60g 料姜石 120g

【用法】上药共研细末，皮损发生于头面、腰背、腹部及四肢近端等处者，将药粉用开水拌湿，装入布袋内（大小以皮损大小而定）置于患处，布袋上加1个热水袋。每日1～2次，每次30～60分钟，每剂连用3～7天，1个月为1个疗程。

【功效】温经祛寒，解毒散结，活血通络。

【适应证】硬皮病（寒凝经脉证或气滞血瘀证）。症见：肢端青紫、苍白，遇寒加剧，皮纹消失，紧张变厚，呈非凹陷性水肿，皮色苍白或黄褐，皮损处感觉刺痛或麻木，或伴有骨节疼痛，无汗，舌质淡红，脉濡。或见皮肤变硬，有蜡样光泽，捏起困难，色素异常或有毛细血管扩张，肌肤甲错，毛发干枯脱落，妇女月经量少或闭经，或有血尿，或胸闷如披甲，或皮下有包块和结节，舌质紫暗或有瘀点、瘀斑，脉象细涩。

【疗效】以本方治疗30例，结果痊愈10例，有效19例，无效1例，总有效率为96.7%。

【来源】王萍，张苍. 中医皮肤科主治医生748问. 北京：中国协和医科大学出版社，2010：477

🪷 敷贴方

当归　川芎　赤芍　红花　透骨草各30g　川乌　草乌　乳香　没药各15g　肉桂12g　丁香18g

【用法】上药共研极细粉，过120目筛后混匀，装瓶备用。取散少许，加凡士林适量，调成20%软膏，外敷患处，每日1次，连用5～10次为1个疗程。

【功效】养血活血，温通散结。

【适应证】硬皮病（寒凝经脉型）。症见：肢端青紫、苍白，遇寒加剧，皮纹消失，紧张变厚，呈非凹陷性水肿，皮色苍白或黄褐，皮损处感觉刺痛或麻木，或伴有骨节疼痛，无汗，舌质淡红，脉濡。

【疗效】以本方治疗30例，结果痊愈18例，有效6例，无效6例，总有效率为80%。

【来源】王萍，张苍. 中医皮肤科主治医生748问. 北京：中国协和医科大学出版社，2010：477

第四节 白塞综合征

白塞综合征是一种全身性免疫系统疾病，可侵害人体多个器官，包括口腔、皮肤、关节肌肉、眼睛、血管、心脏、肺和神经系统等，主要表现为反复口腔和会阴部溃疡、皮疹、下肢结节红斑、眼部虹膜炎、食道溃疡、小肠或结肠溃疡及关节肿痛等，需要规律的药物治疗，包括各种调节免疫的药物，不治疗则预后不好，严重者危及生命。

本病属于中医学"狐惑病"。《金匮要略·百合病狐惑阴阳毒篇》"狐惑之为病，状如伤寒……蚀于喉为惑，蚀于阴为狐"。《诸病源候论·伤寒病诸候》明确指出本病"皆因湿毒所为也，初得状如伤寒，或因伤寒变为斯病"。本病的病因是：湿、热、邪、毒侵蚀人体，蚀于上则口腔溃疡，目赤羞明，蚀于下则阴部痒烂；邪毒阻于经络、肌肤，则皮肤红斑结节，邪热内扰则神志恍惚，心神不宁；湿困中阻，肢倦脘痞；虚火内炽则午后潮热，五心烦热。西医对于本病采用激素及免疫抑制剂治疗，虽有一定效果，但不良反应亦很大，需在专科医师指导下使用，以减少药物不良反应。

❀ 甘草泻心汤加减

黄芪 20g 黄芩 15g 黄柏 12g 黄连 10g 酒大黄 10g 丹参 20g
吴茱萸 6g 干姜 6g 甘草 15g

【用法】水煎服，每天 2 次，每日 1 剂。

【功效】清热解毒，燥湿活血。

【适应证】**白塞综合征急性期**（**邪毒阻络型**）。症见：口腔反复溃疡，外阴溃疡，经久不愈，低热，肢体酸痛，倦怠、乏力、纳呆，黄白带下，或有浮肿，尿黄，舌质红、苔黄，脉象弦滑。

【疗效】以本方治疗 50 例，结果痊愈 38 例，有效 10 例，无效 2 例，总有效率为 96%。

【来源】王占奎，张立亭，宋绍亮，等. 张鸣鹤治疗白塞综合征经验. 中医杂志，2006，47（4）：264－265

🏵 甘草赤苓解毒汤

生甘草　赤小豆　土茯苓各30g　党参　当归各15g　黄芩　姜半夏　干姜各10g　川黄连6g　大枣5枚

【用法】水煎服，每天2次，每日1剂。

【功效】清热化湿，安中解毒。

【适应证】**白塞综合征（邪毒阻络型）**。症见：皮肤红斑结节，邪热内扰则神志恍惚，心神不宁，舌质暗红，苔薄黄，脉涩。

【疗效】以本方治疗50例，结果痊愈36例，有效11例，无效3例，总有效率为94%。

【来源】纪东世. 甘草赤苓解毒汤治疗白塞综合征26例. 陕西中医，2005，26（3）：251

🏵 加味当归六黄汤

当归　生地黄　熟地黄　黄芩　玄参　天冬　麦冬　重楼各15g　黄柏　黄连　赤芍各10g　黄芪　金银花　蒲公英各20g　西洋参（另煎兑服）6g

【用法】水煎服，每天2次，每日1剂。

【功效】益气养阴补血，清热利湿解毒。

【适应证】**白塞综合征（邪毒阻络型）**。症见：皮肤红斑结节，邪热内扰则神志恍惚，心神不宁，舌质暗红，苔薄黄，脉涩。

【疗效】以本方治疗50例，结果痊愈26例，有效20例，无效4例，总有效率为92%。

【来源】李德伟. 加味当归六黄汤治疗白塞综合征36例观察. 实用中医药杂志，2001，17：（3）3

🏵 金莲愈溃饮

金莲花12g　南沙参　北沙参各15g　牡丹皮9g　耳环石斛12g　山茱萸肉9g　枸杞子9g　天花粉15g　锦灯笼　黄芪　马蔺子各9g

【用法】水煎服，每天2次，每日1剂。

【功效】健脾益肾，清热解毒。

【适应证】**白塞综合征（邪毒阻络型）**。症见：皮肤红斑结节，邪热内扰则神志恍惚，心神不宁，舌质暗红，苔薄黄，脉涩。

【疗效】以本方治疗 50 例，结果痊愈 27 例，有效 17 例，无效 6 例，总有效率为 88%。

【来源】王山峰，王高峰. 金莲愈溃饮治疗白塞综合征 7 例. 中国社区医师（综合版），2005，7（3）：45

🪷 六参汤

西洋参 6g（另煎兑服）　沙参 15g　玄参 15g　丹参 15g　苦参 15g珠儿参 10g

【用法】水煎服，每天 2 次，每日 1 剂。

【功效】益气养阴，清热解毒。

【适应证】**白塞综合征（邪毒阻络型）**。症见：皮肤红斑结节，邪热内扰则神志恍惚，心神不宁，舌质暗红，苔薄黄，脉涩。

【疗效】以本方治疗 50 例，结果痊愈 33 例，有效 14 例，无效 3 例，总有效率为 94%。

【来源】王慎娥，刘书珍. 六参汤治疗白塞综合征 60 例疗效观察. 山东中医杂志，2005，（09）：535

🪷 柴牡七白煎

柴胡 9g　牡蛎　土茯苓各 30g　忍冬藤 24g　连翘　白薇　白蔹沙苑子　白鲜皮　僵蚕　白芷　关附子各 9g

【用法】水煎服，每天 2 次，每日 1 剂。

【功效】宣畅气血，清阴泄热。

【适应证】**白塞综合征（邪毒阻络型）**。症见：皮肤红斑结节，邪热内扰则神志恍惚，心神不宁，舌质红，苔薄白，脉涩。

【疗效】以本方治疗 50 例，结果痊愈 32 例，有效 13 例，无效 5 例，总有效率为 90%。

【来源】陈熠. 陈苏生治疗复发性口疮经验. 辽宁中医杂志，1993，（11）：12-13

清瘟败毒饮合桃红四物汤加减

金银花　连翘　牡丹皮　板蓝根各20g　熟大黄10g　两头尖12g　桃仁12g　红花10g　丹参20g　吴茱萸5g　干姜6g　生甘草10～15g　赤芍20g　王不留行15g　川芎12g

【用法】水煎服，每天2次，每日1剂。

【功效】清热解毒，凉血化瘀。

【适应证】**白塞综合征急性期（邪毒阻络型）**。症见：口腔会阴多处溃疡，不发热，双膝胀痛，双小腿胫前大小不等的结节红斑，局部色暗红、灼热，部分遗留色素沉着，舌红苔黄，脉滑数。

【疗效】以本方治疗50例，结果痊愈34例，有效12例，无效4例，总有效率为92%。

【来源】王占奎，张立亭，宋绍亮，等.张鸣鹤治疗白塞综合征经验.中医杂志，2006，（04）：264－265

龙胆泻肝汤

龙胆草12g　黄芩9g　栀子9g　金银花9g　连翘9g　黄连9g　土茯苓6g　柴胡12g　车前子9g　泽泻9g　白术9g　茯苓9g　山药9g　熟地黄9g　当归9g　甘草3g

【用法】水煎服，每天2次，每日1剂。

【功效】清热解毒，活血化瘀。

【适应证】**白塞综合征**。

【疗效】本方治疗32例患者中，治愈12例，有效18例，无效2例，总有效率93.75%。

【来源】于文洲.龙胆泻肝汤治疗白塞综合征32例.山东中医杂志，2007，26（10）：681－683

茯苓芦苇汤

茯苓30g　芦苇根30g　山豆根10g　青蒿30g　甘草20g　黄连10g　黄柏15g　黄芩20g　麻黄5g　赤芍30g　薏苡仁70g　泽泻30g

草薢 15g

【用法】水煎服，每天 2 次，每日 1 剂。

【功效】健脾益气，清热化湿，活血通络，祛腐生肌，补肾固涩。

【适应证】**白塞综合征。**

【来源】李晓婷，孔德军．中药治疗白塞综合征的临床观察．齐齐哈尔医学院学报，2008，29（14）：1671－1673

🪷 狐蜃汤

知母 15g　黄柏 15g　生地 15g　丹皮 20g　赤芍 20g　丹参 20g　麦冬 20g　地骨皮 30g　龙胆草 15g　黄芩 20g　栀子 15g　何首乌 20g　枸杞子 20g　金银花 20g　当归 20g　甘草 20g

【用法】水煎服，每天 2 次，每日 1 剂。1 个月为 1 个疗程。

【功效】滋补肝肾，清热利湿，活血化瘀。

【适应证】**白塞综合征。**

【疗效】本方治疗 41 患者，显效 30 例，好转 5 例，无效 6 例，总有效率 85.36%。

【来源】张永熙，卢益平，李国强，等．狐蜃汤治疗白塞综合征的临床研究．中华中医药学刊，2008，26（5）：1118－1120

🪷 金地解毒汤

金雀根 30g　黄芪 15g　生地黄 15g　牡丹皮 10g　金银花 15g　黄芩 10g　黄柏 10g　栀子 10g　白花蛇舌草 30g　茯苓 10g　赤芍 10g　甘草 10g　当归 10g

【用法】水煎服，每天 2 次，每日 1 剂。连服 30 天为 1 个疗程。

【功效】益气养阴，清热凉血，利湿通络。

【适应证】**白塞综合征。**

【临证加减】口腔溃疡较重者加竹叶 6g、黄连 6g；兼生殖器溃疡者加车前子 10g、泽泻 10g、苦参 6g、龙胆草 9g；兼眼部症状者加菊花 10g、谷精草 10g、夏枯草 10g、石斛 10g；长期使用激素者加解毒利湿之品大腹皮 10g、丹参 10g、神曲 10g；发热重加生石膏 30g、知母 9g；关节疼痛加海风藤 15g；皮肤结节疼痛难消加乳没各 6g、玄参 15g；皮肤疱疹或结节加紫花地丁 20g、连翘 15g；腹泻纳呆加白术 15g、神曲 10g；血管炎加红花 10g、丹参 10g；肝火脾虚加龙胆草 9g、茵陈 20g、车前子 20g；阴虚内热加山茱萸 15g、知母 10g、山药 30g；肝阴不足、虚火上炎加白芍 12g、女贞子 10g、泽泻 10g；脾虚湿盛加党参 10g、白术 10g；血瘀明显加红花 10g、三棱 10g、丹参 10g。

【疗效】经 2 个疗程治疗，临床治愈 12 例，显效 7 例，好转 2 例，无效 1 例，总有效率为 95.5%。

【来源】孔红岩，丁智岚，白燕. 中医药治疗白塞病 22 例临床观察. 中国中医药信息杂志，2007，14（1）：77

土苓百合梅草汤合钱乙泻黄散

土茯苓 百合各 30g 乌梅 8g 甘草 20g 生石膏 15g 栀子 防风 藿香 金银花各 10g 黄连 淡竹叶 当归各 5g

【用法】水煎服，每天 2 次，每日 1 剂。同时配合苦参煎汤外洗阴部。

【功效】清热化湿，解表。

【适应证】**白塞综合征（脾经湿热型）**。症见：以口腔溃疡及眼睑病变为主，外阴溃疡略轻，亦可有皮肤病变，伴有口臭、口黏，头身重，溲赤，舌苔黄腻，脉滑数。

【来源】崔光革. 土苓百合梅草汤加味治疗白塞病 28 例临床体会. 吉林中医药，2006，26（11）：31 - 32

土苓百合梅草汤合龙胆泻肝汤

土茯苓 忍冬藤各 30g 乌梅 8g 甘草 生地各 20g 龙胆草 柴胡各 6g 炒栀子 黄芩 木通 车前子 泽泻各 10g

【用法】水煎服，每天 2 次，每日 1 剂。同时配合苦参煎汤外洗阴部。

【功效】清肝泄热，化湿。

【适应证】**白塞综合征（肝经湿热型）**。症见：眼部病变严重、明显（非眼睑），外阴溃疡较严重，口腔溃疡亦明显，且反复发作，皮肤病变不限，伴口苦，胁肋胀痛，烦躁易怒，舌苔黄腻，脉弦滑数。

【来源】崔光革. 土苓百合梅草汤加味治疗白塞病 28 例临床体会. 吉林中医药，

2006，26（11）：31－32

土苓百合梅草汤合一贯煎

土茯苓　百合各30g　乌梅　甘草　北沙参　麦冬　生地　金银花各15g　当归　栀子各10g　竹叶6g

【用法】水煎服，每天2次，每日1剂。同时配合苦参煎汤外洗阴部。

【功效】敛肝舒脾，扶正去邪，导泄郁热，清热养阴。

【适应证】**白塞综合征（肝肾阴虚型）**。症见：反复发作多年，长期使用糖皮质激素制剂，有典型的眼、口、外阴、皮肤病变症状，伴有舌红少苔，五心烦热，脉细数。

【来源】崔光萆．土苓百合梅草汤加味治疗白塞病28例临床体会．吉林中医药，2006，26（11）：31－32

金地解毒汤

金雀根30g　黄芪15g　生地黄15g　牡丹皮10g　金银花15g　黄芩10　黄柏10g　栀子10g　白花蛇舌草30g　茯苓10g　赤芍10g　甘草10g　当归10g

【用法】每日1剂，水煎分2次，每次200ml温服，连服30天为1个疗程。凡有溃疡者均需配合外治法以加速溃疡面的愈合。眼部损害用菊花、薄荷、木贼煎汤熏洗，再选用眼药水滴眼。口腔及生殖器溃疡用金银花、白花蛇舌草、黄连、黄柏、苦参、蒲公英水煎取液，部分漱口，部分坐浴，每日3～4次；再用冰硼散、锡类散分别吹敷患处。

【功效】益气养阴，清热凉血，利湿通络。

【适应证】**白塞综合征**。

【临证加减】口腔溃疡较重者加竹叶6g、黄连6g；兼生殖器溃疡者加车前子10g、泽泻10g、苦参6g、龙胆草9g；兼眼部症状者加菊花10g、谷精草10g、夏枯草10g、石斛10g；长期使用激素者加解毒利湿之品大腹皮10g、丹参10g、神曲10g；发热重加生石膏30g、知母9g；关节疼痛加海风藤15g；皮肤结节疼痛难消加乳没各6g、玄参15g；皮肤疱疹或结节加紫花地丁20g、连翘15g；腹泻纳呆加白术15g、神曲10；血管炎加红花10g、丹参10g；肝火脾虚加龙胆草9g、茵陈20g、车前子20g；阴虚内热加山茱萸15g、知母10g、山药30g；肝阴不足、虚火上炎加白芍12g、女贞子10g、泽泻10g；脾虚湿盛加党参10g、白术10g；血瘀明显加红花10g、三棱10g、丹参10g。

【疗效】经2个疗程治疗，临床治愈12例，显效7例，好转2例，无效1例，总有效率为95.5%。

【来源】孔红岩，丁智岚，白燕. 中医药治疗白塞病22例临床观察. 中国中医药信息杂志，2007，14（1）：77

第五节　干燥综合征

干燥综合征是一个主要累及外分泌腺体的慢性炎症性自身免疫病。由于其免疫性炎症反应主要表现在外分泌腺体的上皮细胞，故又名自身免疫性外分泌腺体上皮细胞炎或自身免疫性外分泌病。临床除有唾液腺和泪腺受损功能下降而出现口干、眼干外，尚有其他外分泌腺及腺体外其他器官受累而出现多系统损害的症状。其血清中存在多种自身抗体和高免疫球蛋白。

本病在中医文献中无相似记载，根据其临床表现，当属于中医学"燥证"范畴。《内经》首次提出"燥胜则干"的论点，是对燥邪致病病理特点的总概括。中医学认为本病多因燥邪外袭，风寒热邪化燥伤阴，或素体阴虚，禀赋不足，或汗、吐、下后津液伤亡等，使阴津、气血不足，血瘀络痹所致。其病理机制多与肝、脾、肾三脏阴阳失调、阴虚阳盛关系最为密切。治疗上多以滋养肝肾、益气养阴润燥、养血活血、化瘀通络等法治之。

犀角地黄汤化裁

犀角30g　地黄30g　芍药12g　牡丹皮9g　天花粉15g　葛根10g　知母10g

【用法】犀角磨成粉，余药水煎服，每天2次，每日1剂。冲服犀角粉，分早晚2次服。

【功效】清燥解毒，泄热降火。

【适应证】**干燥综合征（热入血分证）**。症见：口眼干燥，热扰心神，身热谵语，舌绛起刺，脉细数。

【疗效】以本方治疗 50 例，结果痊愈 27 例，有效 17 例，无效 6 例，总有效率为 88%。

【来源】照日格图，曾远．浅谈干燥综合征的辨证治疗．新疆医科大学学报，2009，32（8）：1184－1185

增液汤化裁

玄参 30g　麦冬 24g　地黄 24g　山药 20g　山茱萸肉 15g

【用法】水煎服，每天 2 次，每日 1 剂。

【功效】补养肝肾，滋阴润燥。

【适应证】**干燥综合征（肝肾阴虚型）**。症见：口眼干燥，面色潮红，五心烦热，头晕失眠，少苔或无苔，脉细数。

【疗效】以本方治疗 50 例，结果痊愈 29 例，有效 18 例，无效 3 例，总有效率为 94%。

【来源】照日格图，曾远．浅谈干燥综合征的辨证治疗．新疆医科大学学报，2009，32（8）：1184－1185

七味白术散合四君子汤化裁

人参 7g　白茯苓 15g　白术 15g　藿香叶 15g　木香 6g　炙甘草 3g

【用法】水煎服，每天 2 次，每日 1 剂。

【功效】补脾生气，益气生津。

【适应证】**干燥综合征（气阴双亏型）**。症见：少气懒言，倦怠乏力，双目干涩，视物不清，口唇干燥，咽干少津，五心烦热，形体干瘦，皮肤干燥发痒，关节酸痛，大便干结，解小便涩痛。舌质红，舌边有齿痕，苔少或无苔，脉虚细或细数。

【疗效】以本方治疗 50 例，结果痊愈 34 例，有效 12 例，无效 4 例，总有效率为 92%。

【来源】照日格图，曾远．浅谈干燥综合征的辨证治疗．新疆医科大学学报，2009，32（8）：1184－1185

🪷 血府逐瘀汤化裁

桃仁12g　红花　当归　熟地黄各9g　川芎5g　赤芍6g　牛膝9g
桔梗5g　柴胡3g　枳壳6g　甘草3g

【用法】水煎服，每剂煎2次，滤去药渣，得药液约500ml，分早晚2次服。

【功效】活血祛瘀，化瘀通络。

【适应证】干燥综合征（瘀血壅滞型）。症见：口鼻干燥，头晕目眩，面色黧黑，皮肤发斑色暗，肌肤甲错，舌质暗红，脉细涩。

【疗效】以本方治疗50例，结果痊愈29例，有效16例，无效5例，总有效率为90%。

【来源】照日格图，曾远．浅谈干燥综合征的辨证治疗．新疆医科大学学报，2009，32（8）：1184－1185

🪷 生脉散化裁

麦冬9g　五味子6g　人参9g　山药9g

【用法】水煎服，每天2次，每日1剂。

【功效】益气养阴。

【适应证】干燥综合征（气阴双亏型）。症见：少气懒言，倦怠乏力，双目干涩，视物不清，口唇干燥，咽干少津，五心烦热，形体干瘦，皮肤干燥发痒，关节酸痛，大便干结，解小便涩痛。舌质红，舌边有齿痕，苔少或无苔，脉虚细或细数。

【疗效】以本方治疗50例，结果痊愈27例，有效19例，无效4例，总有效率为92%。

【来源】照日格图，曾远．浅谈干燥综合征的辨证治疗．新疆医科大学学报，2009，32（8）：1184－1185

🪷 解毒润燥汤

黄芪15g　玉竹15g　土茯苓15g　赤芍　白芍各10g　生甘草3g
紫草6g　紫丹参12g　木贼10g　威灵仙10g

【用法】水煎服，每天 2 次，每日 1 剂。

【功效】益气养阴，解毒祛瘀，生津润燥。

【适应证】**干燥综合征（热入血分证）**。症见：口眼干燥，热扰心神，身热谵语，舌绛起刺，脉细数。

【疗效】以本方治疗 50 例，结果痊愈 31 例，有效 15 例，无效 4 例，总有效率为 92%。

【来源】骆天炯. 刘永年教授治疗干燥综合征的经验. 江苏中医药，2005，26（11）：7

🌸 玉液汤

黄芪　山药　玄参各 30g　知母　麦冬　地黄各 15g　五味子　天花粉　乌梅各 10g　鸡内金　葛根各 6g

【用法】水煎服，每天 2 次，每日 1 剂。

【功效】补气生津，润燥止渴。

【适应证】**干燥综合征（气阴两虚型）**。症见：少气懒言，倦怠乏力，双目干涩，视物不清，口唇干燥，咽干少津，五心烦热，形体干瘦，皮肤干燥发痒，关节酸痛，大便干结，解小便涩痛。舌质红，舌边有齿痕，苔少或无苔，脉虚细或细数。

【疗效】以本方治疗 50 例，结果痊愈 27 例，有效 17 例，无效 6 例，总有效率为 88%。

【来源】李广瑞. 皮肤病效验秘方. 北京：化学工业出版社，2011：261

🌸 二参石斛汤

太子参　沙参　麦冬　黄芪　墨旱莲各 30g　地黄 60g　玉竹 12g　枸杞子　五味子　石斛　黄精各 15g

【用法】水煎服，每天 2 次，每日 1 剂。

【功效】益气养阴，壮水润燥。

【适应证】**干燥综合征（气阴两虚型）**。

【疗效】以本方治疗 50 例，结果痊愈 36 例，有效 11 例，无效 3 例，总有效率为 94%。

【来源】李广瑞. 皮肤病效验秘方. 北京：化学工业出版社，2011：261

🪷 资元运化汤

地黄 20g　白芍 15g　麦冬 10g　龟甲 15g　生鸡子黄 15g　阿胶（烊化）　酒大黄　桃仁　䗪虫　五味子　黄芩　杏仁　甘草各 10g

【用法】水煎服，每天 2 次，每日 1 剂。

【功效】填肾阴，破瘀血，通经络。

【适应证】**干燥综合征（气阴两虚型）。**

【疗效】以本方治疗 50 例，结果痊愈 32 例，有效 13 例，无效 5 例，总有效率为 90%。

【来源】马伟明. 资元运化汤治干燥综合征. 浙江中医杂志，1991，26（12）：543

🪷 益气生津汤

炙黄芪 50g　麦冬 30g　熟地黄 25g　女贞子 24g　党参　地黄　玄参　北沙参　当归　白芍各 15g　炒白术 12g　川石斛 20g

【用法】水煎服，每天 2 次，每日 1 剂。

【功效】益气生津。

【适应证】**干燥综合征（气阴双亏型）。**

【疗效】以本方治疗 50 例，结果痊愈 27 例，有效 17 例，无效 6 例，总有效率为 88%。

【来源】王慕虹，张新. 益气生津汤治疗干燥综合征的体会. 实用中西医结合杂志，1997，10（5）：471

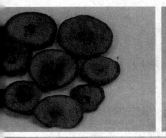
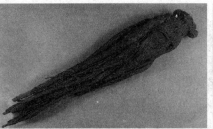
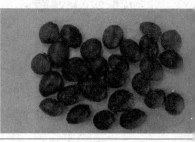

第十四章
大疱性皮肤病

第一节　天　疱　疮

天疱疮，是一组慢性水疱性皮肤病，抗体直接作用于角质形成细胞的表面，通过棘层松解这一过程，造成角质形成细胞间粘附丧失。天疱疮被分为三个主要的类型：寻常型天疱疮、落叶型天疱疮和副肿瘤性天疱疮。

（1）寻常型天疱疮　基本上所有寻常型天疱疮患者都出现口腔黏膜的疼痛性糜烂。大于半数的患者还出现松弛性水疱和广泛的皮肤糜烂。因此，对于有些寻常型天疱疮患者来说，口腔损害是唯一的临床表现。

（2）落叶型天疱疮　患者发生鳞屑性、结痂性皮肤糜烂，通常在红斑基础上出现，即使是泛发的病例，也没有明显的黏膜受累。

（3）副肿瘤性天疱疮　最恒定不变的临床特点是难治性的口腔炎。严重的口腔炎经常是最先出现的表现，也是在治疗后持续存在的，而且对治疗特别抵抗的表现。这种口腔炎包括糜烂和溃疡，累及所有的口咽部表面，特征性地延续到唇红。大部分患者具有严重的假膜性结膜炎，可以发展为结膜穹窿的瘢痕和闭塞。也可见到食道、鼻咽、阴道、阴唇和阴茎黏膜的损害。

本病相当于中医学"天疱疮""火赤疮""蜘蛛疮"等。在《外科理例》《外科秘录》中都有记载。《外科启玄·天疱疮》记载："遍身燎浆白疱，疼之难忍，皮破赤沾。"《医宗金鉴·外科心法要诀》记载："初起小如芡实，大如棋子，燎浆水疱，色赤者为火赤疮；若顶白根赤，名天疱疮。俱延及遍身，焮热疼痛，未破不坚，疱破毒水津烂不臭。"《洞天奥旨》记载："蜘蛛疮，生于皮肤之上，如水巢仿佛，其色淡红微疼，三三两两，或群掺聚，宛如蜘蛛，故以蜘蛛名之。"

当代名老中医张志礼先生认为本病多因心火脾湿，兼感风热暑湿之邪，以至火邪侵肺，不得疏泄，熏蒸不解，外越皮肤而发。湿蕴久化热，可郁与血分；热灼津耗气，故后期可出现气阴两伤。治疗上急性期应清热除湿、清热解毒、凉血解毒，同时又注意健脾益气；后期应以养阴益气为主，佐以除湿解毒或清热解毒。

❀ 清营解毒汤

玳瑁 10g（或用犀角粉 0.5g）　白茅根 30g　生石膏 30g　大青叶30g　生地炭 15g　紫花地丁 10g　莲子心 10g　生栀子 10g　天花粉15g　黄连 5g　生甘草 5g

【用法】每日 1 剂，水煎 2 次口服。

【功效】清营凉血解毒。

【适应证】天疱疮急性发作期（**毒热炽盛，气血两燔型**）。症见：水疱迅速发展增大，疱周有时有潮红，口腔黏膜常有水疱或溃烂，患者可有身热、口渴、大便燥结、小便赤少，情绪烦躁，舌质红绛，舌苔白腻或黄腻，脉象弦滑或数，常伴有体温升高，白细胞增高等症。

【临证加减】若水肿明显者，加车前草、六一散各 30g；痒甚时加白鲜皮30g、苦参 15g。

【来源】张志礼，杨慧敏. 中西医结合治疗天疱疮 30 例临床分析. 中西医结合杂志，1985，（3）：155－157

❀ 清脾除湿饮

山药 30g　扁豆 10g　生薏苡仁 30g　草薢 15g　生枳壳 10g　生芡实 10g　茵陈 5g　黄芩 10g　茯苓皮 15g　冬瓜皮 15g　马齿苋 30g车前子 15g

【用法】每日 1 剂，水煎 2 次口服。

【功效】运湿健脾解毒。

【适应证】**天疱疮急性发作期或亚急性期（湿热内蕴、脾虚湿盛型）**。症见：遍身水疱，多数破溃，津水浸淫，湿烂成片，或见口舌糜烂，胸腹胀满，大便先干后溏或便不成形，女性患者常见白带多而稀，舌质微红或淡，舌苔白腻或厚腻，脉象沉缓或弦滑。

【临证加减】若仍有热象较明显时，加丹皮10g；痒甚时加苦参15g。

【来源】张志礼，杨慧敏. 中西医结合治疗天疱疮30例临床分析. 中西医结合杂志，1985，（3）：155－157

🌸 养阴解毒汤

沙参30g　石斛15g　玄参15g　天门冬　麦门冬各10g　生黄芪15g　生地15g　金银花15g　天花粉15g　蒲公英15g　丹皮10g　连翘10g　川黄连5g

【用法】每日1剂，水煎2次口服。口腔糜烂时用金莲花片含化或外吹鹅口散。

【功效】益气养阴，清热解毒。

【适应证】**天疱疮后期（毒热伤津、气阴两伤型）**。症见：病程日久，机体抵抗力较低，水疱仍有少数出现，有时有午后潮热，或体温并不升高，但患者常自觉身热，口渴而不欲饮，气短懒言，周身无力，五心烦热等，大便干少或数日不行，脉象沉细微数，舌质淡红，舌苔白干或无苔，或见剥离苔。

【来源】张志礼，杨慧敏. 中西医结合治疗天疱疮30例临床分析. 中西医结合杂志，1985，（3）：155－157

🌸 银花解毒汤加减

白鲜皮15g　大豆卷12g　生薏苡仁12g　土茯苓15g　山栀子8g　粉丹皮6g　金银花15g　连翘12g　紫花地丁10g　滑石块15g　木通6g　生甘草6g

【用法】水煎服，每天2次，每日1剂。

【功效】清利湿热。

【适应证】**天疱疮（热毒炽盛型）**。症见：起病急骤，水疱成批发出，焮红糜烂、灼热，或有血疱、或有渗血、或有感染，红肿疼痛。伴有寒战高热，口渴欲饮，烦躁不安，大便干结，小便黄赤，苔黄燥，舌质红绛，脉弦细而数。

【疗效】以本方治疗 40 例，结果痊愈 20 例，有效 14 例，无效 6 例，总有效率为 85%。

【来源】王萍，张苍. 中医皮肤科主治医生 748 问. 北京：中国协和医科大学出版社，2010：608

🪷 除湿胃苓汤加减

苍术 10g　白术 10g　赤苓皮 12g　茯苓 12g　薏苡仁 15g　扁豆 10g　生地黄 12g　黄精 10g　地骨皮 12g

【用法】水煎服，每天 2 次，每日 1 剂。

【功效】健脾除湿。

【适应证】天疱疮（湿热交阻型）。症见：红斑水疱散在，成批发作偏少。糜烂流汁较多，或已结痂，病情稳定，或有增殖，稍有蔓延，或伴有胸闷纳呆，腹部胀满，大便溏薄，苔薄黄而腻，脉濡滑数。

【疗效】以本方治疗 40 例，结果痊愈 27 例，有效 9 例，无效 4 例，总有效率为 90%。

【来源】王萍，张苍. 中医皮肤科主治医生 748 问. 北京：中国协和医科大学出版社，2010：609

第二节　类天疱疮

大疱性类天疱疮为一种多见于老年人的大疱病。本病以胸腹、腋下、腹股沟及四肢屈侧多见。初发病时大多是水疱，也有少数合并为红斑和丘疹。水疱仅局限在某一部位，半个月以后突然泛发全身，并出现大疱。大疱大多发生在红斑基础上，也可发生在健康皮肤上。小的疱有樱桃大小，大的疱有核桃或鸡蛋大小。疱壁紧张且较厚，可以数天不破裂。用手推疱壁，硬硬的推不动；用手推擦正常皮肤，不会将皮肤擦破。水疱破裂后，创面渗出血液，这是因为疱已侵犯至真皮浅层。创面很快干燥结痂，糜烂面不再继续扩大，很快愈合。痂脱落后常有色素沉着，偶见皮肤萎缩、瘢痕。大多在 50 岁以后发病。有的患者初起时皮疹为浮肿性红斑，或风团样损害，数日后才在此基础上出现大疱。皮疹好发于躯干、四肢屈侧、腋窝及腹股沟。约25%患者在口腔黏膜出现水疱或糜烂。病程大多进展较慢，水疱不断愈合及新生。患者自觉程度不等的瘙痒，全身健康状况一般良好。但若不及时治疗，皮疹将逐渐增多，泛发全身，大量体液通过体表丢失，机体日益衰弱，可因继发感染等导致死亡。但有的患者仅表现为群集的小水疱，有的表现为大片红斑，水疱较少见，也有的仅局限于下肢或颈部，并遗留瘢痕。大疱性类天疱疮病程较长，可达数年之久，呈慢性经过，反复发作，但预后良好，部分患者可自行缓解。

大疱性类天疱疮与中医学文献中记载的"天疱疮"、"火赤疮"相类似。中医学认为此证系湿热蕴蒸，不得疏泄，外越皮肤而发。毒热内郁常可伤及血分，湿热蕴久又可灼津耗气而见气阴两伤。中医治疗可参考"天疱疮"治疗，以清热祛湿、凉血解毒为主。

❁ 利湿治疮方

黄柏25g　茵陈30g　滑石20g　苍术15g　牛膝　茯苓　猪苓各12g　泽泻　白芷　地肤子　白鲜皮　车前子　大腹皮　竹叶各9g

【用法】水煎服，每天2次，每日1剂。

【功效】清热解毒利湿。

【适应证】**类天疱疮（心火脾湿型）**。症见：燎浆水疱，反复新起，疱壁松弛，未破不坚，皮毛脆弱，擦则起疱破烂，疱破津烂不易愈合，甚则口舌糜烂。舌尖红，苔黄腻，脉濡数。

【疗效】以本方治疗40例，结果痊愈20例，有效17例，无效3例，总有效率为92.5%。

【来源】李广瑞.皮肤病效验秘方.北京：化学工业出版社，2011：273

❁ 解毒治疮方

黄芩6g　黄连6g　牛蒡子10g　玄参18g　桔梗10g　板蓝根15g　山豆根10g　马勃6g　连翘12g　升麻6g　僵蚕12g　柴胡9g　陈皮10g　薄荷3g　甘草6g

【用法】水煎服，每天 2 次，每日 1 剂。

【功效】清热解毒。

【适应证】**类天疱疮（热毒炽盛型）**。症见：发病急骤，水疱、脓疱迅速扩展增多，可泛发，不断新起，皮色赤如丹。兼见身热夜甚，甚则壮热口渴，皮面灼热，唇焦齿燥，烦躁不安，便干尿黄，舌质红绛，苔黄燥，脉数。

【疗效】以本方治疗 40 例，结果痊愈 27 例，有效 9 例，无效 4 例，总有效率为 90%。

【来源】李广瑞. 皮肤病效验秘方. 北京：化学工业出版社，2011：274

普济消毒饮

炒黄芩 6g　炒黄连 6g　牛蒡子 10g　玄参 10g　桔梗 10g　板蓝根 10g　山豆根 10g　马勃 6g　连翘 12g　升麻 6g　僵蚕 12g　柴胡 9g　陈皮 10g　薄荷 3g　甘草 6g

【用法】水煎服，每天 2 次，每日 1 剂。

【功效】清热解毒，疏风散邪。

【适应证】**类天疱疮（湿热受风证）**。症见：皮损成群成攒，焮红成片，水疱上身较多，壁厚较坚，饱满而不易破，破后亦易愈合。兼见肢节重痛，口干尿黄，烦痒难眠，舌红，苔薄腻，脉浮数或兼滑。

【疗效】以本方治疗 40 例，结果痊愈 15 例，有效 20 例，无效 5 例，总有效率为 87.5%。

【来源】谭新华，陆德铭. 中医外科学. 北京：人民卫生出版社，2009：815

苦参地肤洗剂

苦参 30g　地肤子 15g　苍耳子 15g　生大黄 30g

【用法】水煎湿敷，或煎汤洗浴。

【功效】利湿解毒。

【适应证】**类天疱疮（心火脾湿型）**。症见：燎浆水疱，反复新起，疱壁松弛，未破不坚，皮毛脆弱，擦则起疱破烂，疱破津烂不易愈合，甚则口舌糜烂。舌尖红，苔黄腻，脉濡数。

【疗效】以本方治疗 40 例，结果痊愈 22 例，有效 16 例，无效 2 例，总有效率为95%。

【来源】李广瑞. 皮肤病效验秘方. 北京：化学工业出版社，2011：274

第三节　掌跖脓疱病

掌跖脓疱病是一种病因不明，仅发于掌跖的慢性复发性疾病。以在红斑的基础上周期性发生簇集性无菌性小脓疱，伴角化、脱屑为临床特征。本病好发的年龄在30～50岁，女性比男性多见。本病好发在掌跖部位外，足背、小腿、膝盖、手背、肘部等处可有皮疹，极个别甚至伴有全身散发皮疹。各种外来刺激、夏季出汗增多、经前期、自主神经功能紊乱均可促使发作，使症状恶化。

初起损害为脓疱或水疱，常发生在一侧或双侧大鱼际处，或足跟部位，再逐渐蔓延至掌跖其他部位，呈对称分布。典型损害为大量的无菌性脓疱，局限于掌跖红斑的基底上，周期性急性发作。病情加重时，掌跖明显发红，密布小水疱，有中等和严重瘙痒，1～2天内水疱变大，中心出现微小黄点，迅速向外扩展，形成2～4mm直径的脓疱，脓疱很少破裂，大多于数日内干燥结痂，形成棕色鳞屑而脱落，静止期则以潮红、角化、脱屑为主，有时干裂疼痛。病程慢性，发作期与静止期交替可达10余年，较难彻底治愈。患者一般无全身症状。

中医学认为本病主要由于脾虚生湿、湿热内蕴，或外感湿热邪毒，以致邪毒寻经外越蕴于掌跖而发，治宜清热解毒除湿。

❀ 托毒除湿饮

土茯苓25g　白花蛇舌草30g　败酱草15g　白蔹10g　地黄炭15g
薏苡仁30g　茯苓15g　黄芪20g　黄精15g　当归10g　甘草10g

【用法】水煎服，每天2次，每日1剂。

【功效】脱毒除湿。

【适应证】**掌跖脓疱病（脾虚湿盛型）**。症见：皮疹糜烂渗出，有痂皮脱落，以足跖部为主，舌红苔黄腻，脉滑数。

【疗效】以本方治疗 30 例，结果痊愈 21 例，有效 5 例，无效 4 例，总有效率为 86.7%。

【来源】苗伟，张瑞梅．自拟脱毒除湿饮治疗掌跖脓疱病 37 例．中医药临床杂志，2006，18（3）：243

解毒祛湿汤

茯苓 15g　薏苡仁　土茯苓　茵陈各 30g　三棱　莪术　白鲜皮各 15g

【用法】水煎服，每天 2 次，每日 1 剂。

【功效】健脾祛湿，解毒活血。

【适应证】**掌跖脓疱病（脾虚湿盛型）**。症见：皮疹糜烂渗出，脓疱少见，有痂皮脱落，以足跖部为主，舌红苔黄腻，脉滑数。

【疗效】以本方治疗 30 例，结果痊愈 21 例，有效 6 例，无效 3 例，总有效率为 90%。

【来源】付国俊，叶文静，孟晨阳．健脾祛湿解毒活血治疗掌跖脓疱病 100 例．河北中医，1999，（3）：148

清热利湿饮

龙胆 9g　黄芩 15g　金银花 21g　土茯苓 21g　地黄 15g　牡丹皮 15g　赤芍 15g　当归 12g　苍术 9g　蒲公英 15g　车前子 15g　泽泻 9g　甘草 6g

【用法】水煎服，每天 2 次，每日 1 剂。

【功效】清热利湿。

【适应证】**掌跖脓疱病（毒热炽盛型）**。症见：皮疹见掌跖部脓疱，反复发作，甚则皮疹可泛发肘、膝等其他部位，伴发热口渴，舌质红绛。

【疗效】以本方治疗 30 例，结果痊愈 20 例，有效 5 例，无效 5 例，总有效率为 83.3%。

【来源】张春红，杜锡贤，张春敏．清热利湿饮治疗掌跖脓疱病 35 例．中国中西医结合皮肤性病学杂志，2004，3（2）：109

活血清热散

全蝎20g 苦参40g 车前子30g 蒺藜30g 泽泻30g 重楼40g 白鲜皮40g 生薏苡仁40g 枳壳20g 茯苓30g 地肤子40g 炙穿山甲20g 虎杖30g 赤芍30g 熟大黄20g

【用法】以上药物粉碎，过120目筛，混匀，装入"0"号胶囊，每粒含生药0.45g。每次8粒，每日3次，口服。15日为1个疗程，需2~3个疗程。

【功效】清热解毒，除湿活血。

【适应证】**掌跖脓疱病（热盛血瘀型）**。症见：皮疹多见于掌跖部，多有红斑或水疱，舌质红苔黄，脉细数。

【疗效】以本方治疗30例，结果痊愈21例，有效6例，无效3例，总有效率为90%。

【来源】马怀东，田连迎. 活血清热散治疗掌跖脓疱病60例. 河北中医，2001，23（9）：672

疏肝凉血解毒汤

生香附12g 栀子15g 连翘30g 大青叶15g 地黄30g 赤芍30g 土茯苓30g 天花粉15g 丹参20g 蝉蜕9g 白芷9g 玄参30g 山豆根20g 生甘草15g

【用法】水煎服，每天2次，每日1剂。2个月为1个疗程。

【功效】疏肝解毒，凉血化斑。

【适应证】**掌跖脓疱病（肝气郁结型）**。症见：掌跖部成批出现大小不等的水疱、脓疱，或疱破而呈现糜烂，自觉疼痛，喜叹息，舌质红，脉弦数。

【疗效】以本方治疗30例，结果痊愈19例，有效10例，无效1例，总有效率为96.7%。

【来源】乔宏，刘灵，马栓全. 无菌性脓疱类皮肤病中医治疗体会. 现代中医药，2006，26（1）：13-14，22

七叶三黄二花汤

重楼（七叶一枝花）20g 黄芩 黄连 菊花 紫草各10g 黄芪

30g　白及 20g　甘草 6g

【用法】水煎服，每天 2 次，每日 1 剂。外治方：透骨草 30g，王不留行 30g，五倍子 10g，明矾 10g。水煎，外洗掌跖部，每次 15～30 分钟，一日 2 次。每次外洗后，外涂金黄膏即可。

【功效】清热解毒凉血，益气化瘀止痒。

【适应证】掌跖脓疱病。

【疗效】以本方治疗 30 例，结果痊愈 21 例，有效 6 例，无效 3 例，总有效率为 90%。

【来源】赵凤林. 七叶三黄二花汤治疗掌跖脓疱病 30 例. 甘肃中医，1994，7（6）：20－21

🪷 清疮饮

金银花 15g　蒲公英 15g　山慈菇 9g　土茯苓 15g　地黄 15g　牡丹皮 15g　苦参 15g　泽泻 15g　陈皮 10g　薏苡仁 25g　生甘草 10g

【用法】每天 1 剂，水煎，分 2 次服。药渣 3 煎液趁热泡洗患处，每次 20 到 30 分钟，每天 1 次。4 周为 1 个疗程，连续治疗 2 个疗程。

【功效】清热解毒除湿。

【适应证】掌跖脓疱病（脾经湿热型）。症见：掌跖部出现水疱、脓疱、破溃、糜烂、渗液、结痂，伴腹胀便溏。舌质红，脉濡数。

【疗效】以本方治疗 30 例，结果痊愈 10 例，有效 19 例，无效 1 例，总有效率为 96.7%。

【来源】孙国强，朱凤梅. 中药治疗掌跖脓疱病 38 例. 辽宁中医杂志，2007，34（5）：603

🪷 凉血清疮饮

金银花　连翘　重楼　栀子　紫草各 20g　黄芩　苦参　牡丹皮　赤芍　丹参　茯苓　苍术　厚朴　陈皮各 15g　地黄　生薏苡仁各 30g

【用法】以水没药浸泡 30 分钟，煎 2 次约取汁 300ml，早晚饭后半小时各服约 150ml。每日 1 剂，连续服用 8 周。外治方：白芷、土茯苓、黄柏、白鲜皮、蒲公英、白花蛇舌草 30g，五倍子、防风、细辛、皂角刺、苦参、苍术各

20g。上药加水 2000ml 浸泡 0.5 小时，用武火煮沸后文火再煎 20 分钟，移火待药温后，将手足浸入其中泡洗 30～60 分钟，每日 1 次，连续 8 周。熏洗后并外涂冰黄肤乐软膏封包，每日 1 次，连续 8 周。

【功效】健脾除湿，清热解毒，凉血活血。

【适应证】**掌跖脓疱病（脾经湿热型）**。症见：跖部出现水疱、脓疱、破溃、糜烂、渗液、结痂，伴腹胀便溏。舌质红，脉濡数。

【疗效】以本方治疗 30 例，结果痊愈 18 例，有效 6 例，无效 6 例，总有效率为 80%。

【来源】徐武清，白鹤美，郑丹红. 中药内服外用治疗掌跖脓疱病 28 例. 江苏中医，2007，39（4）：32－33

🪷 掌跖浸泡液

黄芪　丹参　苦参　蒲公英　苍术各 30g

【用法】煎药液 500ml，浸泡掌跖，每日 1 次，每次 20～30 分钟，睡前温用，连续用药 2 周。

【功效】益气活血，清热解毒。

【适应证】**掌跖脓疱病（气虚血瘀型）**。症见：病情稳定或慢性反复发作，缓解期长短不一，易受外界刺激因素诱发。伴倦怠，乏力肢软、舌质淡红，苔白或黄白相兼，脉细。

【疗效】以本方治疗 30 例，结果痊愈 6 例，有效 21 例，无效 3 例，总有效率为 90%。

【来源】徐保安. 掌跖浸泡液外用治疗掌跖脓疱病 28 例. 中国交通医学杂志，2004，18（6）：723

🪷 黄柏洗剂

白矾 20g　苦参 20g　黄柏 30g　地黄 20g　土槿皮 20g　马齿苋 20g

【用法】水煎外洗，每日 1 次。

【功效】清热解毒燥湿。

【适应证】**掌跖脓疱病（脾虚湿盛型）**。症见：皮疹糜烂渗出，有痂皮脱落，以足跖部为主，舌红苔黄腻，脉滑数。

【疗效】以本方治疗 30 例，结果痊愈 21 例，有效 6 例，无效 3 例，总有效率为 90%。

【来源】沈敏娟，匡钱华. 黄柏洗剂治疗掌跖脓疱病 60 例. 中华皮肤科杂志，2003，36（2）：103

❀ 复方二白洗剂

白及　黄精　土茯苓　白鲜皮　蒲公英　白花蛇舌草各 30g　荆芥　防风　王不留行　皂角刺　苦参　威灵仙　百部各 20g

【用法】上药加水 3000ml 浸泡 1 小时，用武火煮沸后文火再煎 20 分钟，带药温后，将手足浸入其中泡洗 30 分钟，每日 2 次。

【功效】疏风清热，除湿止痒。

【适应证】**掌跖脓疱病（脾虚湿盛型）**。症见：皮疹糜烂渗出，有痂皮脱落，以足跖部为主，舌红苔黄腻，脉滑数。

【疗效】以本方治疗 30 例，结果痊愈 20 例，有效 5 例，无效 5 例，总有效率为 83.3%。

【来源】刘拥军，张健，李淑莲，等. 中药复方二白洗剂治疗掌跖脓疱病临床研究. 中医药信息，2004，21（2）：42

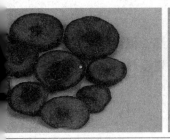
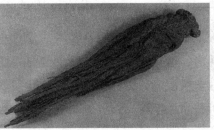
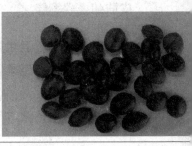

第十五章
皮肤附属器疾病

第一节 痤 疮

　　痤疮是一种发生于颜面、胸背等处毛囊与皮脂腺的慢性炎症性皮肤病。多累及 15～30 岁青年男女。痤疮发病原因比较复杂，其发病与内分泌异常，皮脂分泌过多及细菌感染有关。睡眠不足、过食甜食、油腻及辛辣刺激之品，化妆品使用不当等均可诱发或加重皮损。

　　其特点是皮损丘疹如刺，可挤出白色碎米样粉汁。好发于面颊、额部，其次是胸部、背部及肩部等皮脂溢出部位。皮损初起为与毛囊一致的圆锥形丘疹，皮脂淤积于皮脂腺开口处形成白头粉刺或黑头粉刺。白头粉刺（闭合性粉刺）中可挑挤出白色豆渣样物质；而黑头粉刺（开放性粉刺）内含脂栓，由皮脂氧化所致；病情稍重时形成炎性丘疹，顶端可有小脓疱；炎症继续发展，可形成大小不等的暗红色结节或囊肿，后者挤压时有波动感，经久不愈可形成脓肿，破溃后常形成窦道和瘢痕。皮损多对称性分布，常伴有皮脂溢出，以其中一二种皮损为主。一般无自觉症状，炎症明显时可有疼痛。痤疮的病程慢性，时轻时重，多数至青春期后逐渐缓解，少数患者至中年期方愈，可遗留色素沉着、肥厚性或萎缩性瘢痕。

　　西医治疗原则为去脂、溶解角质、杀菌、消炎及调节激素水平。中医学认为，面鼻属肺所主，丘疹色红，为肺热熏蒸，血热瘀阻肌肤而致；或过食辛辣油腻之品，生湿生热，结于肠内，循经上熏，上壅于面，阻于肌肤而成；

或脾气不健，运化失调，水湿内停，日久成痰，湿郁化热，湿热挟痰，凝滞肌肤所致。肺经风热者，治宜疏风宣肺，清热解毒；肠胃湿热者，治宜清热化湿，通腑解毒；脾虚痰湿者，治宜健脾利湿，化痰软坚为主。配合痤疮洗剂外搽、中药熏蒸可获满意疗效。

🪷 清肝消痤饮

龙胆草 6g　车前子 10g　泽泻 10g　生栀子 15g　柴胡 10g　浙贝母 10g　海藻 15g　生甘草 5g

【用法】水煎服，每天 2 次，每日 1 剂。30 天为一疗程。

【功效】清肝利湿，化痰散结。

【适应证】**痤疮（肝火痰湿型）**。症见：颜面丘疹色红，粉刺可挤出白色脂栓，头面油亮，心烦性急，胁肋或少腹胀痛，口苦咽干或便秘，尿黄，舌红苔黄腻，脉弦滑或弦数。

【疗效】以本方治疗痤疮 108 例，结果痊愈 88 例，显效 16 例，无效 4 例，总有效率为 96.30%。

【来源】刘乐斌，胡孝贞. 清肝消痤饮治疗痤疮的临床观察. 广西中医药，2002，(3)：44

🪷 滋阴清肝消痤汤

女贞子 20g　墨旱莲 20g　柴胡 15g　郁金 15g　丹参 30g　鱼腥草 20g　地黄 15g　甘草 5g

【用法】水煎服，每天 2 次，每日 1 剂，连续治疗 28 天。

【功效】滋阴清肝，凉血解毒。

【适应证】**寻常型痤疮（肺胃血热型）**。症见：面部皮疹以红色或皮色粉刺丘疹为主，或伴有小脓疱、小结节；口干，心烦，失眠，多梦，大便干结，小便短赤，舌红少苔或薄黄苔，脉数或细数；女性可有月经不调，月经前皮疹加重；男性可有遗精。

【疗效】以本方治疗寻常型痤疮 48 例，结果痊愈 17 例，显效 14 例，有效 13 例，无效 4 例，总有效率为 85.42%。

【来源】刘靖，邝枣园，陈妙欢，等. 滋阴清肝消痤汤治疗寻常痤疮 48 例临床与实

验研究.中医杂志,2005,46(8):605-607

郑氏化瘀消痤汤

桃仁15g 红花15g 当归10g 川芎10g 丹参30g 法半夏10g
陈皮10g 浙贝母12g 夏枯草15g 牡蛎(先煎)30g 地榆10g 枳
壳10g 制甘草10g

【用法】每日1剂,水煎分早晚2次服,女性患者月经期间用量减半,连
续治疗8周。

【功效】散痰结,化瘀血。

【适应证】**结节囊肿型痤疮(痰瘀互凝型)**。症见:皮损为结节或囊肿,
色质黯,且反复发作容易形成瘢痕或囊肿质软圆滑,腹胀便秘,苔滑或腻
或涩。

【临证加减】伴结节严重者,加昆布10g,海藻10g,三棱6g,莪术6g;
伴囊肿者,加穿山甲6g,皂刺10g;疹色较深者,加紫草6g。

【疗效】以本方治疗结节囊肿型痤疮54例,结果痊愈21例,显效27例,
好转4例,无效2例,总有效率为88.89%。

【来源】郑彩慧,杨晓娜.自拟化瘀消痤汤治疗结节囊肿型痤疮.中国实验方剂学
杂志,2012,18(17):276-278

赵氏消痤汤

牡丹皮15g 鸡血藤15g 玄参20g 金银花10g 连翘15g 大青
叶15g 升麻1g 柴胡12g 琥珀10g 荆芥15g 防风12g 紫草15g
赤芍15g 蝉蜕10g 僵蚕6g 甘草6g

【用法】每日1剂,水煎至400ml,分2次口服。1周为1个疗程。

【功效】清透热邪,凉血利湿,散瘀消斑。

【适应证】**寻常型痤疮(肺经风热型、湿热蕴结型或痰湿蕴结型)**。症
见:颜面及胸背部出现米粒大小丘疹、结节、脓肿,皮肤基底以囊肿、瘢痕、
窦道为主,囊肿大,数量多,颜色呈暗红色,甚者因病程长致使皮肤表面因
瘢痕轻度结痂而变形,经久难愈,舌质红,苔黄腻,脉弦滑数。

【临证加减】伴痛经者,加益母草15g、香附6g;心烦失眠者,加百合

30g、珍珠母15g；肺热重者，加黄芩6g、桑白皮15g；湿热兼血热者，加白茅根30g、土茯苓15g；便秘者，加火麻仁30g、焦槟榔15g；结节囊肿难消者，加皂角刺6g、夏枯草6g；治疗后期，促使瘢痕结痂脱落，加白蔹9g、白及9g。

【疗效】总有效率为94.1%。

【来源】赵文雁，张志明，王思农，等.消痤汤治疗寻常痤疮120例疗效观察.中国中医药信息杂志，2009，16（5）：69－70

🪷 黄氏消痤汤

　　桑白皮12g　黄芩10g　蒲公英20g　鱼腥草15g　野菊花15g　栀子10g　赤芍12g　金银花15g　白茅根30g　黄连6g　苦参10g

【用法】每日1剂，水煎分2次温服，15天为1个疗程。

【功效】清肺胃湿热，凉血解毒。

【适应证】**寻常型痤疮。**

【临证加减】肺胃湿热蕴结，病久不愈，反复发作，致湿浊凝集成痰，痰阻气滞者，可加夏枯草12g、浙贝母10g、生薏苡仁30g、半夏10g、白术10g、枳壳6g；肺胃湿热蕴结日久，复因搔抓外伤，感染邪素，致肌肤湿热搏结，气滞血瘀者，可加丹参12g、当归10g、赤芍12g、桃仁10g、红花10g、三棱10g、莪术10g、鸡血藤15g、三七粉3g。

【疗效】以本方治疗痤疮3861例，结果痤愈2723例，显效695例，好转418例，无效25例，总显效率为88.5%。

【来源】黄国坚，桂寿妹，吴明贵.自拟消痤汤治疗寻常痤疮3861例.安徽中医临床杂志,2001，13（1）：52－53

🪷 托毒消痤汤

　　黄芩15g　金银花15g　白花蛇舌草15g　茵陈20g　车前草20g
当归10g　生黄芪30g　穿山甲10g　皂角刺30g　厚朴10g　三棱10g
桃仁10g　海藻10g　昆布10g　甘草6g

【用法】水煎内服，1剂/天，服3次/天，200ml/次，连用4周为一疗程。

【功效】清热解毒，消肿散结，托毒溃脓。

【适应证】**结节囊肿型痤疮。**

【疗效】以本方治疗寻常型痤疮 56 例，结果痊愈 33 例，显效 19 例，无效 4 例，总有效率为 92.86%。

【来源】周辉. 托毒消痤汤治疗结节囊肿型痤疮 56 例疗效观察. 北方药学，2011，8 (8)：12

清热解毒散结消痤汤

桑叶 12g　连翘 12g　黄芩 9g　板蓝根 15g　生地黄 9g　牡丹皮 9g　赤芍 9g　浙贝母 2g　夏枯草 12g　大黄 9g　甘草 6g

【用法】每日 1 剂，水煎，分 3 次服，15 天为 1 个疗程。

【功效】清热解毒，散结化瘀。

【适应证】**痤疮。**

【临证加减】粉刺红肿热痛明显者，加金银花 15g、生石膏 20g（布包）；湿热重者，加栀子 9g；脓多者，加败酱草 12g；结节硬加三棱 6g、莪术 6g。

【疗效】以本方治疗寻常型痤疮 80 例，结果痊愈 55 例，显效 16 例，有效 5 例，无效 4 例，总有效率为 95%。

【来源】严印珍，贾俊琴. 清热解毒散结消痤汤治痤疮 80 例. 中国民间疗法，2009，17 (7)：26

凉血消痤饮

金银花 20g　蒲公英 20g　黄芩 9g　黄柏 9g　栀子 9g　知母 9g　地黄 15g　丹参 15g　陈皮 15g　紫草 15g　白芷 9g　牡丹皮 15g　苍术 9g　甘草 9g

【用法】水煎服，每天 2 次，每日 1 剂。1 个月为一疗程。

【功效】清热解毒，清热燥湿，凉血活血。

【适应证】**寻常型痤疮。**

【疗效】以本方治疗痤疮 57 例，结果痊愈 23 例，显效 20 例，有效 11 例，无效 3 例，总有效率为 94.8%。

【来源】马静霖，辛琳琳，高敏虹. 凉血消痤饮治疗寻常痤疮疗效观察及作用机制初探. 泰山医学院学报，2009，30 (5)：343－346

🪷 三花三皮汤

金银花 15～30g　槐花 15～30g　野菊花 15g　桑白皮 15g　地骨皮 15g　粉丹皮 15g　生地 15g　赤芍 15g　丹参 15g　甘草 6g

【用法】水煎服，每天 2 次，每日 1 剂。14 天为一疗程。

中药面膜主要成分：石膏粉、藤黄粉等混合调匀备用。用法：患者平卧床上，先用蒸汽喷雾面部 5 分钟，用 1‰新洁尔灭清理面部皮肤，然后涂擦硫锌霜，用手轻轻揉按摩面部穴位及皮肤 15～20 分钟。取中药面膜粉适量，加生理盐水适量调成糊状涂于面部，颜面周边用毛巾护围，眉毛用凡士林纱布条覆盖保护，以免污染头发及衣物，防止眉毛拔脱，约 25～30 分钟揭掉面膜。

【功效】清肺散风，活血化瘀，滋阴降火，消肿散结。

【适应证】**各型痤疮**。

【临证加减】Ⅱ°伴有便秘、口臭、尿黄、脉滑数、舌质红、苔黄或腻，证属湿热蕴结者，加生栀 10g，熟大黄 10g；Ⅱ°～Ⅲ°以炎症丘疹、脓头、脓疱为主，脉数，舌质红，苔黄，证属热盛化毒者，重用金银花、槐花，加玄参、羚羊粉。Ⅳ°皮损以结节或囊肿、瘢痕为主，脉数或滑数，舌质暗红，苔黄，证属血瘀痰凝者，重用丹参，加川芎、红花、夏枯草；月经不调或痛经者，加益母草活血调经。

【疗效】以本方治疗痤疮 100 例，结果临床治愈 86 例，好转 11 例，无效 3 例，总有效率为 97%。

【来源】时水治，袁兆庄，庄国康. 三花三皮汤配合中药面膜治疗痤疮 100 例. 北京中医,2000, 19（1）：37－38

🪷 克痤汤

薏苡仁 30g　苍术 15g　泽泻 15g　夏枯草 15g　丹参 10g　半夏 10g　皂角刺 15g　浙贝母 30g　白花蛇舌草 30g　生山楂 30g　蚤休 10g　生甘草 10g

【用法】水煎服，每天 2 次，每日 1 剂。连续治疗 8 周。

【功效】清热解毒，散结化瘀。

【适应证】**寻常型痤疮**（痰湿瘀滞型）。症见：皮疹颜色暗红，以结节、脓肿、囊肿、瘢痕为主，或见窦道，经久难愈；伴纳呆腹胀；舌质暗红；苔黄腻，脉弦滑。

【临证加减】大便秘结者，加瓜蒌、枳实；月经不调者，加泽兰、益母草；手足凉者，加仙茅、仙灵脾；脓头明显者，加蒲公英、紫花地丁；瘙痒严重者，加白鲜皮、苦参。

【疗效】以本方治疗寻常型痤疮39例，结果痊愈8例，显效20例，有效9例，无效2例，总有效率为94.87%。

【来源】高环．克痤汤治疗寻常型痤疮（痰湿瘀滞型）的临床观察．黑龙江中医药大学，2012

祛毒饮

生地20g　丹皮15g　杏仁10g　薄荷10g　甘草10g　煅龙骨15g　金银花20g　莪术10g　黄芩15g　白芍15g　石膏20g

【用法】水煎服，每天2次，每日1剂。8周为1个疗程，连续治疗1个疗程。

【功效】清肺胃热，泻火解毒。

【适应证】**寻常型痤疮（肺胃蕴热型）**。症见：颜面潮红、粉刺焮热、疼痛或有脓疱；舌红苔薄，脉细数。

【疗效】以本方治疗寻常型痤疮38例，结果痊愈6例，显效17例，有效13例，无效2例，总有效率为94.74%。

【来源】姚晓娟．祛毒饮治疗寻常痤疮（肺胃蕴热型）的临床观察．黑龙江中医药大学，2012

三皮汤

桑白皮15g　地骨皮15g　丹皮12g　丹参15g　黄芩12g　白花蛇舌草30g　皂角刺15g　连翘12g　焦山楂15g

【用法】水煎服，每天2次，每日1剂。

【功效】清肺凉血。

【适应证】**寻常型痤疮**。

【疗效】以本方治疗痤疮40例，结果痊愈28例，有效11例，无效1例，总有效率为 94.8%。

【来源】周继福. 三皮汤治疗痤疮 40 例疗效分析. 贵阳中医学院学报，2002，24
（2）：23－24

枇杷清肺饮

枇杷叶 15g　白花蛇舌草 15g　金银花 15g　丹参 15g　桑白皮 10g
连翘 10g　夏枯草 10g　黄芩 10g　栀子 10g　人参 10g　生山楂 10g
甘草 6g　黄连 6g　大黄 6g

【用法】水煎服，每天 2 次，每日 1 剂。4 周为 1 个疗程。

【功效】清热，泻火，解毒，燥湿。

【适应证】寻常型痤疮。

【临证加减】大便秘结者，加瓜蒌、枳实；月经不调者，加泽兰、益母
草；手足凉者，加仙茅、仙灵脾；脓头明显者，加蒲公英、紫花地丁；瘙痒
严重者，加白鲜皮、苦参。

【疗效】以本方治疗痤疮 85 例，结果痊愈 30 例，显效 32 例，有效 18
例，无效 5 例，总有效率为 94.4%。

【来源】张源，黄艳. 枇杷清肺饮加减治疗寻常型痤疮 135 例疗效观察. 现代医药卫
生，2011，27（3）：334－335

桑白消痤汤

白花蛇舌草 15g　桑白皮 10g　黄芩 10g　金银花 15g　生地 15g
野菊花 15g　连翘 12g　丹参 10g　赤芍 10g　蒲公英 15g

【用法】水煎服，每天 2 次，每日 1 剂。14 天为一疗程，连续治疗 28 天。

【功效】清热解毒，活血化瘀，消肿化痰。

【适应证】寻常型痤疮。

【临证加减】大便秘结不通者，加大黄、枳实；月经不调者，加当归、香
附、益母草；皮损以暗红结节、囊肿为主者，加桃仁、红花、皂角刺。

【疗效】以本方治疗痤疮 40 例，结果临床治愈 12 例，显效 18 例，有效 7
例，无效 3 例，总有效率为 92.5%。

【来源】黎华明. 桑白消痤汤治疗寻常型痤疮 40 例临床观察. 中医药导报，2010，

16 (1)：44－45

肤康合剂

牡丹皮 10g　黄芩 15g　土茯苓 30g　桔梗 6g　蒲公英 30g　柴胡 10g　白花蛇舌草 20g　赤芍 30g　槐花 10g　白鲜皮 15g　夏枯草 10g　山楂 30g　石膏 30g

【用法】水煎服，每天 2 次，每日 1 剂。连续治疗 6 周。

【功效】疏肝清热，泻火解毒，活血化瘀。

【适应证】**痤疮（肺胃蕴热型）**。症见：颜面潮红、粉刺焮热、疼痛或有脓疱；舌红苔薄，脉细数。

【疗效】以本方治疗痤疮 148 例，结果痊愈 66 例，显效 64 例，好转 16 例，无效 2 例，总有效率为 87.83%。

【来源】丁小珍，王伦 . 肤康合剂治疗寻常痤疮的临床疗效观察 . 中国中西医结合皮肤性病学杂志，2006，5（4）：227－228

玉容汤

枇杷叶 15g　桑白皮 15g　黄芩 15g　白花蛇舌草 30g　金银花 30g　连翘 15g　丹皮 15g　丹参 30g　生石膏 30g　知母 15g　生山楂 15g　生甘草 10g

【用法】水煎服，每天 2 次，每日 1 剂。连续治疗 4 周。

【功效】清宣肺热，凉血解毒。

【适应证】**寻常型痤疮（肺胃蕴热型）**。症见：黑头或白头粉刺居多，伴红色丘疹，颜面潮红，皮肤烘热或灼热，鼻息气热，可有痒痛，舌边尖红，苔薄黄，脉浮数或脉数。

【疗效】以本方治疗痤疮 38 例，结果痊愈 14 例，显效 17 例，有效 5 例，无效 2 例，总有效率为 94.74%。

【来源】运国靖 . 玉容汤治疗寻常性痤疮（肺经风热型）的临床研究 . 黑龙江中医药大学 . 2008

贝甲汤

浙贝母 20g　穿山甲珠 10g　土茯苓 30g　薏苡仁 30g　连翘 20g

白花蛇舌草 30g　菊花 30g　丹参 20g　夏枯草 20g　生牡蛎 30g　瓜蒌 20g

【用法】水煎服，每天 2 次，每日 1 剂。1 个月为 1 个疗程。

【功效】清热解毒，消肿散结。

【适应证】**痤疮**。

【临证加减】便秘者，加大黄；血热明显者，加牡丹皮，槐花。

【疗效】以本方治疗痤疮 88 例，结果痊愈 40 例，显效 26 例，有效 14 例，无效 8 例，总有效率为 90.91%。

【来源】刘臣，韩盾．贝甲汤（散）治疗痤疮 88 例．天津中医药，2004，21（6）：458

🪷 运脾散结汤

党参 15g　扁豆 15g　山楂 15g　茵陈 12g　白术 12g　枇杷叶 15g　防风 12g　浙贝母 12g　白芥子 12g　白花蛇舌草 15g

【用法】水煎服，每天 2 次，每日 1 剂。20 天为 1 个疗程，连续治疗 40 天。

【功效】健脾利湿，化痰软坚。

【适应证】**痤疮（脾虚痰湿型）**。症见：颜面或胸、背部皮肤油腻，皮损以疼痛性丘疹、脓瘢为主，间有结节，或伴有神疲乏力、纳差、舌质淡苔白、脉缓弱等症。

【临证加减】有脓疱者，加蒲公英 15g、紫花地丁 15g；硬结多而坚者，加三棱 10g、莪术 10g；皮损小且痒甚者，加百部 10g。

【疗效】以本方治疗寻常型痤疮 712 例，结果痊愈 472 例，好转 194 例，无效 46 例，总有效率为 93.6%。

【来源】杨文信，张剑．运脾散结汤治疗痤疮 712 例．四川中医，2005，23（1）：73

🪷 消痤汤

知母 12g　黄柏 12g　女贞子 20g　旱莲草 20g　生地 12g　鱼腥草 30g　连翘 15g　丹参 15g　生山楂 15g　甘草 6g

【用法】水煎服，每天 2 次，每日 1 剂。药渣加水 2000ml，煮沸后熏蒸患处，待适温后热敷，外洗患处。1 次/天，10 天为 1 个疗程。

【功效】滋阴泻火清肺，凉血解毒。

【适应证】**寻常型痤疮**。

【临证加减】肺胃热甚者，加生石膏、栀子；热毒甚者，加蒲公英、白花舌蛇草；血瘀痰凝者，加桃仁、郁金。

【疗效】以本方治疗痤疮 36 例，结果痊愈 29 例，好转 6 例，无效 1 例，总显效率为 97.2%。

【来源】陈会芳. 消痤汤治疗痤疮 36 例临床观察. 咸宁学院学报（医学版），2009，23（5）：390

青敷膏

大黄 250g　姜黄 250g　黄柏 250g　白及 180g　白芷 120g　赤芍 120g　天花粉 120g　青黛 120g　甘草 120g

【用法】共研细末，用饴糖调成糊状制成，将药膏夹于二薄绵纸中，敷于病变部，每晚敷之，晨揭除，连续治疗 1 个月。

【功效】清热燥湿，解毒止痒。

【适应证】**痤疮**。

【疗效】以本方治疗痤疮 121 例，结果痊愈 60 例，显效 36 例，有效 21 例，无效 4 例，总有效率为 96.6%。

【来源】陈力，吴淞. 中药青敷膏外用治疗痤疮 121 例. 陕西中医，2003，24（9）：828－829

蒋氏黛黄膏

山慈菇 30g　青黛 10g　黄柏 10g　大黄 10g　硫黄 5g　凡士林 105g

【用法】以上药物共研细末，加入 105g 凡士林中，调匀，装瓶备用。每晚睡前温开水洗脸后，将药膏涂于面部患处厚约 2～3mm，上覆消毒纱布块，次日清晨用茶叶水将药膏洗去，每 1 次，7 天为 1 个疗程。

【功效】清热解毒，消肿散结。

【适应证】**痤疮**。

【疗效】以本药治疗痤疮 127 例，涂药 4 次治愈 25 例，涂药 5 次治愈 37 例，涂药 7 次治愈 42 例，涂药 8 次治愈 15 例，涂药 10～15 次治愈 6 例，好转 2 例，总有效率为 100%。

【来源】蒋友记．自制黛黄膏外涂治疗痤疮 127 例．中医外治杂志，2003，12 (4)：52

🌸 去疣酊

蚤休 30g　五味子 15g　板蓝根 3g　连翘 15g　生山楂 20g　牡丹皮 15g　乙醇适量

【用法】配成酊剂，每毫升酊剂中含原生药 0.8g。局部外搽，2～3 次/日，14 天为 1 个疗程。

【功效】清热解毒，散结化瘀。

【适应证】**寻常型痤疮（湿热蕴肤型）**。症见：颜面或胸、背部皮肤油腻，皮损以疼痛性丘疹为主，间有结节，或伴口臭，便秘，尿赤，舌质红，苔黄腻，脉滑。

【疗效】以本方治疗寻常型痤疮 80 例，总有效率为 95%。

【来源】杨莉莉．去疣酊治疗寻常性痤疮的临床疗效观察与抗炎实验研究．成都中医药大学，2008

🌸 姚氏痤疮液

大黄 50g　大青叶 50g　苍术 50g　葛根 50g　刺五加 50g　当归 50g　生甘草 50g　马齿苋 100g　地榆 100g　茵陈 100g　白花蛇舌草 150g　丹参 150g　60% 酒精 1500ml　冰片 10g　氮酮 20ml

【用法】将上药粉碎成细粉，加入 1500ml 60% 酒精中浸泡两周，滤过、压榨取得药液，再将冰片 10g（研细）、氮酮 20ml 加入搅匀即得用药前均先用非药物性香皂清洗面部，再用棉签蘸取药液涂于患处，并略加揉擦，每日两次，连续治疗 4 周。

【功效】清热除湿，解毒活血。

【适应证】**寻常型痤疮（肺胃湿热型）**。

【疗效】以本方治疗寻常型痤疮 66 例，结果基本痊愈 15 例，显效 31 例，有效 16 例，无效 4 例，总有效率为 93.9%。

【来源】姚春海．痤疮液外用治疗痤疮 66 例临床观察．中华中医药学会．第二届国际传统医学美容学术大会论文集．中华中医药学会．1998：3

🌸 开颜露

　　土大黄 50g　大黄 50g　蛇床子 50g　白及 50g　白芷 50g　硫黄 50g　枯矾 50g　冰片 20g　雄黄 10g

【用法】先将前 7 味药研末，浸入 75% 酒精 1000ml 中约，3 周（冬春季斋 4 周），弃渣取药液，再加入雄黄、冰片搅匀备用。用药前先用温盐水洗净座疮表面油脂，取棉签蘸上药液搽患处，每天 3 ~ 4 次。同时停用其他药物及化妆品，14 天为 1 个疗程，连续使用 3 个疗程。

【功效】清热燥湿，活血化瘀，解毒消肿，止痒镇痛。

【适应证】**痤疮**。

【疗效】以本药治疗痤疮 608 例，结果痊愈 342 例，基本治愈 228 例，好转 25 例，无效 13 例，总有效率为 97.86%。

【来源】颜德宽．开颜露为主治疗痤疮 608 例．新中医，1995，（5）：46

🌸 浮萍散

　　浮萍 10g　珍珠层粉 1g

【用法】上药研细过 100 目筛，封装备用。温水清洁面部，常规消毒炎症性皮疹，黑头粉刺，用痤疮针或小镊子清除脓疱，角栓，涂擦红霉素软膏于伤口，离子喷雾 5 分钟，浮萍散适量加 2/3 馏水，1/3 蜂蜜调成稀糊状，均匀涂于面部（眼口除外）约 4mm，30 ~ 40 分钟后洗净，外涂维生素 B_6 软膏，5 ~ 7 天 1 次，4 次为 1 个疗程。

【功效】疏郁清热，解毒化斑。

【适应证】**痤疮**。

【疗效】以本方治疗痤疮 220 例，结果痊愈 152 例，有效 68 例，总有效率为 100%。

【来源】刘桂华，孙经善，张丽芹．浮萍散面膜治疗痤疮 220 例．中医外治杂志，1997，（02）：23

🪷 加味金黄散

天花粉 500g　大黄 250g　白芷 250g　黄柏 250g　姜黄 250g　陈皮 100g　厚朴 100g　苍术 100g　南星 100g　甘草 100g　雄黄 100g　冰片 50g　薄荷冰 50g

【用法】上药共研细末，过 80 目筛，是为金黄散。以雄黄 100g，冰片 50g，薄荷冰 50g，入金黄散内碾至均匀且手捻无粗颗粒。用时取加味金黄散 15～25g，以凉茶水调成糊状，均涂于皮损及周围，厚约 2～4mm。每晚 1 次，每次做 30 分钟，稍干则以水润湿，连续用药 30 天。

【功效】清热解毒，散结消肿。

【适应证】**寻常型痤疮**。

【临证加减】皮损色鲜红，顶有脓尖，痛痒较重者，在面膜粉内加 10%白蔹粉；皮损色黯红，按之有硬结者，加 10% 当归粉；皮损油脂多伴黑头白头粉刺者，加白鲜皮 10% 和升华硫黄 5%。

【疗效】总有效率为 88%。

【来源】张磊，王微，刘彩霞. 金黄散加味调敷治疗寻常性痤疮. 中医外治杂志，1998，7（1）：40

🪷 双白散

白芷　白附子（两者比例为 6：4）

【用法】取极干燥药材研碎，100 目筛子筛过。每天晚上用新鲜绿茶调成糊状，均匀涂在患处。7 天为一疗程。

【功效】祛风除湿。

【适应证】**痤疮**。

【疗效】以本方治疗痤疮 100 例，结果痊愈 60 例，有效 21 例，无效 19 例，总有效率为 71%。

【来源】徐平基. 双白散治疗痤疮 100 例. 中医外治杂志，1995，（06）：32

🪷 颠倒散加味

大黄　硫黄　芦荟（等量）　轻粉 1/10

【用法】大黄、硫黄、轻粉研末，过120目筛备用。用时清水洁面后，以适量芦荟水调糊状外敷皮损处，1～2小时后洗去，每日1～2次，连续治疗10天。

【功效】清热凉血祛湿，消炎抑脂祛痤。

【适应证】**痤疮（血热湿热型）**。症见：以颜面出现黑头粉刺、炎性丘疹、继发脓疱或结节为主，或胸背等处亦见炎性丘疹，一般无明显自觉症状，舌红或偏红，苔黄或薄黄，脉滑或平。

【疗效】以本方治疗痤疮342例，结果痊愈151例，显效93例，有效43例，无效55例，总有效率为83.92%。

【来源】杨柳. 颠倒散加味治疗寻常痤疮342例. 中医外治杂志，2001，10（5）：34

第二节　脂溢性皮炎

脂溢性皮炎又称脂溢性湿疹，系发生于头面及胸背等皮脂溢出较多部位的一种慢性炎症性皮肤病。中医学称"白屑风"、"面游风"。

本病好发于皮脂溢出部位，以头、面、胸及背部等处多见。皮损初起为毛囊性丘疹，渐扩大融合成暗红或黄红色斑，被覆油腻鳞屑或痂皮，可出现渗出、结痂和糜烂并呈湿疹样表现。伴有不同程度的瘙痒。严重者皮损泛发全身，皮肤呈弥漫性潮红和显著脱屑，称为脂溢性红皮病。本病慢性经过，可反复发作。

西医认为患本病后应保持生活规律，睡眠充足；限制多脂及多糖饮食，忌饮酒和辛辣刺激性食物，多吃水果、蔬菜；避免各种机械性刺激，少用碱性大的肥皂。中医学认为，本病多由血燥之体，复遭风热，郁而化热，耗血伤阴，肌肤失于濡养而致皮肤粗糙，迭起白屑之干性证型；或过食肥甘、辛辣、酒类，以脾胃运化失常，生湿生热，湿热蕴结肌肤而致皮肤油腻、瘙痒，甚或流滋之湿性证型。风燥血热者，治宜养血润燥，祛风止痒；湿热蕴结者，治宜清热化湿，通腑解毒。

❀ 枇杷清肺饮

炙枇杷叶15g　生桑白皮15g　炒黄连3g　炒黄芩15g　竹叶6g

荷顶 6g　　生地黄 15g　　牡丹皮 15g　　赤芍 15g　　刺蒺藜 20g　　白鲜皮 20g

地肤子 20g　　蜈蚣 3 条

【用法】水煎服，每天 2 次，每日 1 剂。4 周为 1 个疗程，连续治疗 1 个疗程。

【功效】养血润燥，祛风止痒。

【适应证】**脂溢性皮炎**。

【临证加减】大便秘结者，加生大黄 6～10g 以通腑泻热；若伴纳呆、腹胀、便溏，属脾虚之证者，加炒白术 20g、茯苓 30g 以健脾利湿；皮损干燥明显者，加玄参 10g、麦冬 10g、天花粉 15g 以滋阴润燥。

【疗效】以本方治疗脂溢性皮炎 45 例，结果痊愈 29 例，显效 11 例，有效 2 例，无效 3 例，有效率为 93.3%。

【来源】刘永信，龚勇，赵必宏．枇杷清肺饮治疗脂溢性皮炎 45 例疗效观察．四川中医，2010，28（11）：105－106

凉血清肺饮

生地 15g　　玄参 12g　　川石斛 12g　　生石膏 30g　　寒水石 12g　　白花蛇舌草 30g　　桑白皮 12g　　黄芩 9g　　生山楂 15g　　虎杖 15g　　生甘草 15g

【用法】水煎服，每天 2 次，每日 1 剂。

【功效】滋阴清热除湿。

【适应证】**脂溢性皮炎**。

【疗效】以本方治疗脂溢性皮炎 50 例，结果痊愈 27 例，显效 8 例，有效 15 例，有效率为 100%。

【来源】黄剑．凉血清肺饮治疗脂溢性皮炎疗效观察．现代医药卫生，2008，24（1）：113

黄连薏苡仁汤

黄连 10g　　生薏苡仁 30g　　黄芩 12g　　半枝莲 15g　　苦参 9g　　地肤子 10g　　生石膏 15g　　知母 12g　　金银花 15g　　连翘 10g　　牛蒡子 15g

益母草 20g　　生甘草 9g

【用法】水煎服，每天 2 次，每日 1 剂。14 天为一疗程。

【功效】清热利湿，疏风活血。

【适应证】**脂溢性皮炎**。

【疗效】以本方治疗脂溢性皮炎 47 例，结果治疗 1 个疗程痊愈 21 例，占 44.7%，2 个疗程痊愈 20 例，占 42.5%，显效 4 例，进步 2 例，痊愈率达 87.2%。

【来源】张永刚. 黄连薏苡仁汤治疗脂溢性皮炎 47 例. 山东中医杂志，2005，24（11）：27

野菊牛子汤

野菊花 15g　生地 15g　赤石脂 15g　牛蒡子 10g　丹皮 10g　荆芥 9g　防风 9g　生薏苡仁 30g　白矾 12g　甘草 6g

【用法】水煎服，每天 2 次，每日 1 剂。

【功效】清热利湿，疏风凉血。

【适应证】**脂溢性皮炎**。

【临证加减】发热，口渴明显、皮疹鲜红，丘疹为主，便干溲黄少等以热重明显者，加生槐米 15g、金银花 15g、连翘 10g；皮疹以水疱为主，破流脂水，糜烂明显，舌淡苔白厚腻以湿重明显者，加苦参 9g、茯苓 12g、滑石 20g；瘙痒明显者，加蝉蜕 6g、姜蚕 9g、白鲜皮 15g；头面为著者，加羌活 6g、蔓荆子 12g、薄荷 6g；油腻性痂皮明显者，加苍术 12g、白术 12g、山楂 15g；大便干燥者，加生大黄 6g。

【疗效】以本方治疗脂溢性皮炎 30 例，结果痊愈 20 例，好转 6 例，无效 4 例，总有效率 86%。

【来源】张君喜. 野菊牛子汤治疗脂溢性皮炎 30 例. 陕西中医，1986，(3)：128

加味三仁汤

杏仁 10g　白蔻仁 8g　薏苡仁 20g　法半夏 10g　厚朴 6g　滑石 20g　扁豆花 15g　竹叶 10g　佩兰 10g　蒲公英 10g　黄芩 10g　生地 10g　甘草 5g

【用法】水煎服，每天 2 次，每日 1 剂。4 周为 1 个疗程。

【功效】清热解毒，凉血活血。

【适应证】**脂溢性皮炎**。

【疗效】以本方治疗脂溢性皮炎 80 例，结果治愈 30 例，显效 26 例，有效 14 例，无效 10 例，总有效率 87.5%。

【来源】慧宜，蒋淑明，廖传德. 加味三仁汤治疗脂溢性皮炎 80 例临床观察. 江苏中医药，2008，40（10）：66

🪷 泻黄散加味

黄芩 15g　山楂 15g　防风 15g　荆芥 10g　焦山栀 10g　皂角刺 10g　藿香 10g　薏苡仁 30g　土茯苓 20g　生石膏 20g　甘草 6g

【用法】水煎服，每天 2 次，每日 1 剂。连续治疗 4 周。

【功效】清泻脾胃实火。

【适应证】**脂溢性皮炎**。

【临证加减】毒热重者，加野菊花 15g、银花 15g、茵陈 15g；湿重者，去石膏，加炒扁豆 10g、法半夏 10g、陈皮 6g。

【疗效】以本方治疗脂溢性皮炎 41 例，结果治愈 23 例，好转 15 例，无效 3 例，总有效率 92.67%。

【来源】钟江. 泻黄散加味治疗脂溢性皮炎 41 例疗效观察. 浙江中医杂志，2007，42（8）：454

🪷 祛屑汤

苦参 20g　白鲜皮 20g　地肤子 20g　白芷 20g　大黄 15g　侧柏叶 30g　土槿皮 15g　川椒 15g　连翘 25g　黄柏 15g

【用法】上药用 2000ml 凉水放入砂锅内浸泡 4 时，先武火后文火煮沸 30 分钟，过滤后再煮一次，2 次药液共倒入盆内待温后，将头浸入，每天 1 次熏洗，每次 30 分钟，后用清水冲洗，1 剂连用 3 天，3 剂为一疗程。

【功效】祛风除湿，止痒润肤。

【适应证】**脂溢性皮炎**。

【疗效】以本方治疗脂溢性皮炎 50 例，结果治疗 1 个疗程内痊愈 27 例，2 个疗程内痊愈 18 例，显效 5 例，总有效率 100%。

【来源】张建新，张建丽，张才. 中药祛屑汤治疗脂溢性皮炎 50 例. 中医外治杂志，1997（2）：46

复方三黄散

黄连2g 黄芩2g 大黄2g 益母草粉1g 白芷粉0.5g 五倍子粉1g 少量甘油及水

【用法】加少量甘油及水拌匀。作颜面局部按摩药，把拌匀的按摩药均匀地涂于头面部皮损处（先把面部清洁后），然后医者以双手施行按摩手法，其顺序以下颌，面颊，额部，由下而上，由内向外作圆圈式按摩，反复揉按。在地仓、颊车、四白、太阳、攒竹等穴位，按秩序分别压按（点穴）20下左右，然后再清洗面部。每周2次，8次为一疗程。

【功效】清热，解毒，祛湿，活血。

【适应证】**脂溢性皮炎**。

【疗效】以本疗法治疗脂溢性皮炎24例，结果1个疗程愈14例，2个疗程治愈10例，有效率为100%。

【来源】黎建英．复方三黄散治疗脂溢性皮炎和痤疮的临床观察．广西中医药，1992，15（5）：9-10

桑鱼洗药

桑白皮30g 鱼腥草30g 首乌藤30g 川椒15g 明矾15g 皂角15g 白鲜皮20g 白芷15g 王不留行30g

【用法】水煎两次取汁2000ml，浴头并按摩，每周2次，每次15分钟，药汁在头皮保留5分钟后冲掉，连续治疗4周。

【功效】清热燥湿，祛风杀虫止痒。

【适应证】**脂溢性皮炎**。

【疗效】以本方治疗脂溢性皮炎93例，结果治愈54例，显效31例，有效5例，无效3例，有效率为96.77%。

【来源】孙龙．桑鱼洗药治疗头部脂溢性皮炎的临床观察．山东中医药大学，2002

中药酊

大黄30g 白鲜皮30g 荆芥25g 防风25g 川椒15g 白芷15g 苦参15g 连翘15g

【用法】上药制成粗粉，装入 500ml 空瓶中，加入 75% 乙醇 450ml，浸泡 1 周后备用。用毛刷浸蘸中药酊均匀涂于皮损处，可反复轻轻摩擦数次，加强渗透疗效，1 天 2~3 次。1 个月为一疗程。

【功效】清热利湿，祛风解毒，凉血润燥。

【适应证】脂溢性皮炎。

【疗效】以本方治疗脂溢性皮炎 84 例，结果痊愈 52 例，显效 25 例，无效 7 例，总有效率 91.67%。

【来源】王富宽，王金川，王富有. 自制中药酊剂涂擦治疗头皮脂溢性皮炎 84 例. 中医外治杂志，2007，(6)：27

🪷 颠倒散

生大黄　升华硫黄（等份）

【用法】将两药研为细粉末，装瓶备用。每次先将头发用温水浸湿，然后用"颠倒散"粉末 10g 反复搓揉头发 5~10 分钟，使药物与头皮充分接触，再用温水冲洗干净，每 5 天 1 次，轻者 2~3 次治愈，重者 6~7 次。

【功效】泻下功积，活血化瘀，清热解毒，杀虫除湿，补火助阳。

【适应证】脂溢性皮炎。

【疗效】以本方治疗脂溢性皮炎 21 例，只有 3 例患者因过度饮酒或进食辛辣刺激性食物而复发，其中 18 例全部治愈，经临床观察半年以上未再复发。

【来源】刘镜斌. 中药古方"颠倒散"治疗头部脂溢性皮炎. 社区医学杂志，2007，5（24）：33

第三节　酒渣鼻

酒渣鼻因鼻色紫红如酒渣而得名，是发生于颜面鼻部，以红斑、丘疹、脓疱以及毛细血管扩张为临床特征的一种慢性皮肤病，疾病日久可以形成鼻赘。

本病多累及中年人，女性较多，但病情严重的常为男性患者。其特点是：

好发于鼻部及其周围皮肤，季节改变、日晒、情绪激动、遇热、便秘、刺激性食物、内分泌紊乱、劳累后皆可加重病情。约 90% 患者由毛囊虫（螨虫）感染所致。皮损为红斑、丘疹、脓疱、毛细血管扩张及结缔组织增生等。

治疗上生活应有规律，注意劳逸结合；注意纠正胃肠功能、调整内分泌；避免各种刺激（特别是温度变化）及精神紧张，忌饮酒及辛辣食物。中医学认为本病多由肺胃积热上熏，复遇风寒外袭，血瘀凝结而成，或嗜酒之人，酒气熏蒸，复遇风寒，热毒蕴肤；或肺胃积热，风寒外袭，营卫失和，气血不畅，日久气滞血瘀而致鼻色紫红，鼻头肥大。肺胃热盛者，治宜清泄肺热；热毒蕴肤者，治宜凉血清热解毒；气滞血瘀者，治宜活血化瘀，软坚散结。

凉血清肺饮

地黄 15g　玄参 12g　川石斛 12g　生石膏 30g　寒水石 12g　白花蛇舌草 30g　桑白皮 12g　黄芩 9g　生山楂 15g　虎杖 15g　生甘草 3g

【用法】水煎服，每天 2 次，每日 1 剂。连续治疗 15 天。

【功效】养阴清热，凉血解毒。

【适应证】**酒渣鼻**。

【临证加减】大便秘结者，加生大黄 10g；咽喉肿痛者，加金银花 10g，桔梗 10g；口干津乏者，加麦门冬 10g；口苦者，加栀子 10g，龙胆草 10g，；皮肤呈结节囊肿者，加益母草 15g，莪术 12g。

【来源】陆传荣，李恒超. 凉血清肺饮加味治疗痤疮、酒皶鼻 30 例疗效分析. 河南中医，1993，13（5）：225

栀芩三皮汤

黄芩 15g　丹皮 15g　炒薏苡仁 15g　桑白皮 6g　地骨皮 6g　甘草 6g

【用法】每日 1 剂，水煎，分早晚 2 次服，另外，取本药液适量，作冷湿敷患处，每日 2 次，每次 15～20 分钟，10 天为 1 个疗程。

【功效】清泄肺胃，凉血散瘀，利湿杀虫。

【适应证】**酒渣鼻**（**肺胃热盛型**）。症见：鼻尖或两翼红斑，压之褪色；可伴便秘，口干口渴；舌红，苔薄黄，脉弦滑。

【疗效】以本方治疗酒渣鼻 45 例，结果痊愈 16 例，显效 26 例，有效 2 例，无效 1 例，总有效率为 98%。

【来源】方力．栀芩三皮汤治疗酒渣鼻 45 例．四川中医，1996，14（6）：50

❀ 消渣汤

白花蛇舌草 30g　丹参 30g　金银花 30g　生地 20g　当归 20g　玄参 15g　赤芍 10g　黄芩 10g　山栀 10g　虎杖 10g　川芎 9g

【用法】水煎服，每天 2 次，每日 1 剂。共 2 个月。

【功效】清热凉血，活血化瘀。

【适应证】酒渣鼻。

【临证加减】红斑期，加枇杷叶 10g、桑白皮 10g；丘疹脓疱期，加野菊花 30g、白芷 10g、丹皮 10g、蒲公英 20g；鼻赘期，加夏枯草 30g、皂角刺 10g。

【疗效】以本方治疗酒渣鼻 76 例，结果痊愈 46 例，显效 12 例，有效 9 例，无效 9 例，总有效率 88.2%。

【来源】李德龙，耿春梅，段世军．消渣汤治疗酒渣鼻．山西中医，2010，26（11）：3

❀ 除湿解毒汤

黄芩 20g　黄柏 15g　生石膏 35g　知母 20g　赤芍 25g　生地 20g　当归 20g　陈皮 20g　柴胡 15g　郁金 15g　桃仁 20g　甘草 15g

【用法】水煎服，每天 3 次，每日 1 剂。4 周为 1 个疗程，连续治疗 8 周。

【功效】清热燥湿，凉血解毒。

【适应证】红斑期与丘疹期酒渣鼻（肺胃积热型）。症见：鼻准头及鼻两侧皮肤潮红、丘疹、脓疱、毛细血管扩张，伴发热，口渴，咳嗽气喘，脘腹灼痛，便秘尿黄，厌食纳少，泄泻，体倦乏力，腹胀，舌红苔黄，脉滑数。

【临证加减】舌苔黄腻，大便秘结者，加大黄 5g；丘疹脓疱明显者，加用金银花 30g、连翘 20g、野菊花 20g、公英 30g；伴有腹泻者，加用炒薏苡仁 30g；毛细血管扩张及红斑明显者，加用丹皮 20g、紫草 30g；兼有湿热蕴结重者，加茯苓 20g。

【疗效】以本方治疗酒渣鼻 28 例，结果临床治愈 12 例，显效 7 例，有效 5 例，无效 4 例，总有效率为 85.71%。

【来源】王俊. 除湿解毒汤治疗红斑痤疮的临床观察. 辽宁中医药大学，2007

管氏清热祛脂汤

黄芩 10g　山栀 10g　桑白皮 10g　蛇舌草 10g　丹参 15g　蒲公英 30g　半枝莲 10g　生石膏 20g　生山楂 15g　决明子 15g　丹皮 10g　葛根 10g　橘叶 10g　生甘草 6g

【用法】水煎服，每天 2 次，每日 1 剂。10 天为 1 个疗程，连续治疗 50 天。

【功效】清热解毒祛脂。

【适应证】**酒渣鼻**。

【临证加减】鼻部痒甚者，加蝉蜕 6g、白鲜皮 10g；大便秘结者，加大黄 10g；皮损浸润肥厚呈紫红色者，加桃仁 10g、红花 10g、归尾 10g

【疗效】以本方治疗酒渣鼻 18 例，结果痊愈 11 例，有效 6 例，无效 1 例，总有效率 94.4%。

【来源】梁浩云. 管汾治酒渣鼻经验. 江西中医药，2001，32（4）：45

枇杷清肺饮加减

枇杷叶 30g　桑白皮 15g　黄芩 10g　黄连 6g　丹参 30g　白芷 20g　丹皮 20g　赤芍 12g　川羌活 6g　党参 10g　甘草 6g

【用法】水煎服，每天 3 次，每日 1 剂。

【功效】清解肺胃湿热，祛瘀解毒。

【适应证】**酒渣鼻**。

【临证加减】热毒较盛者，加菊花 12g，蒲公英 20g；大便干燥者，加大黄 6~10g。

【来源】刘继征. 枇杷清肺饮加减治疗酒渣鼻. 黄河医学，1994，3（4）：66-67

舒肝活血汤

柴胡 10g　薄荷 10g　黄芩 10g　栀子 10g　当归 10g　赤芍 10g

红花 10g 莪术 10g 陈皮 10g 甘草 5g

【用法】将上述药品用冷水浸泡 30 分钟,武火煎 20 分钟,然后文火煎 10 分钟,取浓缩液 100ml,纱布过滤后装入无菌瓶中。每日 1 剂,水煎早晚分两次温服,2 次/天,每次 50ml,温热内服,15 天为 1 个疗程。休息 3 天,进行第 2 疗程治疗,连续治疗 2 个疗程。

【功效】舒肝解郁,活血化瘀。

【适应证】**酒渣鼻**。

【临证加减】酒后加重者,加制大黄;大便秘结者,加生大黄或麻仁;食辣椒后加重者,加黄连。

【疗效】以本方治疗酒渣鼻 106 例,结果治愈 48 例,显效 26 例,有效 23 例,无效 9 例,总有效率 97%。

【来源】刘颖,郭晓霞.舒肝活血汤治疗酒渣鼻 106 例疗效观察.天津药学,2006,18(3):45-46

血府逐瘀汤

当归 9g 生地黄 9g 川芎 5g 桃仁 12g 红花 9g 赤芍 6g 牛膝 9g 桔梗 5g 柴胡 3g 枳壳 6g 甘草 3g

【用法】日 1 剂,水煎取汁 300ml 取 250ml 早晚分 2 次温服,留 50ml 备用叠取 4 层 5cm×5cm 大小灭菌医用脱脂纱布,在留用的药液内充分浸泡后,覆盖于病变部位,每次 15~20 分钟,每日 2 次。嘱避免过冷、过热刺激及精神紧张,忌食辛辣酒类等,保持大便通畅,平时洗脸水温要适宜,避免冷热水及不洁物等刺激。10 天为 1 个疗程。

【功效】化瘀活血,清热行气。

【适应证】**酒渣鼻**。

【疗效】以本方治疗酒渣鼻 45 例,结果痊愈 33 例,好转 12 例,总有效率为 100%。

【来源】边尧鑫.血府逐瘀汤治疗老年性酒渣鼻临床疗效观察.河北中医,2011,33(6):861

清宁散

桑白皮 15g 枇杷叶 15g 葶苈子 20g 赤茯苓 15g 车前子 15g

生石膏 20g　鱼腥草 15g　黄芩 20g　熟大黄 10g　厚朴 15g　枳实 12g

玄参 15g　麦门冬 15g

【用法】先将上药浸泡 2～4 小时，然后煎熬 30 分钟左右，取汁 400ml，每日 1 剂，分 2 次饭后服，每次 200ml，有丘疹、脓疱者再煎取汁湿敷患处，15 天为一疗程。

【功效】清肺泻热，祛痰化湿。

【适应证】**酒渣鼻**。

【疗效】以本方治疗酒渣鼻 163 例，结果痊愈 141 例，好转 22 例，总有效率为 100%。

【来源】吴哲，常青，游友安．酒渣鼻中医病因、病机、病位及治疗初探．天津中医，2001，18（3）：18－19

❀ 硫黄大黄方

硫黄　大黄各 5～10g　香油适量

【用法】上药共研细末，用香油调匀，涂于患处，每晚睡前涂 1 次，2 周为 1 个疗程。

【功效】清热解毒燥湿。

【适应证】**酒渣鼻**。

【来源】庄淑萍，邢跃平．硫黄大黄方治疗酒渣鼻．中国民间疗法，2002，10（4）：57

❀ 轻硫冰红膏

红粉 6g　薄荷冰 6g　硫黄 3g　轻粉 2g　密陀僧 10g　香脂 30g

【用法】将红粉分成两等份，1 份加硫黄、轻粉研极细面后加入香脂内拌匀，另 1 份加已研细之薄荷冰、密佗僧混合拌匀并倒入已拌好的香脂内，再拌匀后贮瓶，密封备用，1 料药用完为一疗程，连续治疗 2 个疗程。用时每日早晚温开水洗脸擦干后，毛笔，蘸药膏少许在皮损处，抹 3～5 分钟。

【功效】解毒，消肿，杀虫。

【适应证】**酒渣鼻**。

【疗效】以本方治疗酒渣鼻 123 例，结果痊愈 87 例，有效 21 例，无效 15

例，总有效率为 87.8%。

【来源】张清旺，郭蕊，张清旭．轻硫冰红膏治疗酒糟鼻 123 例．浙江中医杂志．1995，（9）：390

酒渣丸

桃仁 6g　杏仁 6g　大风子肉 3g　大麻子仁（去皮）10g　水银 3g

【用法】上药共捣烂如泥，使水银成针尖大小颗粒混均，搓成丸状，用洁净纱布包扎备用。以纱布包扎的"酒渣丸"搽患处，每日搽 3～5 次，每次搽 3～5 分钟，开始要轻搽，以防搽破皮肤，搽后将药丸封存，防止干燥，如过干可滴入少许菜油，拌匀继用。每丸药搽 10 天，1 个月为一疗程。

【功效】清热解毒，凉血消斑。

【适应证】酒渣鼻。

【疗效】以本方治疗酒渣鼻 50 例，结果痊愈 35 例，显效 9 例，好转 5 例，无效 1 例，总有效率为 88%。

【来源】王凤岭．"酒渣丸"治疗酒渣鼻 50 例．河南中医，1988，（4）：35

酒渣鼻糊剂

防风 20g　冰片 5g　樟脑 20g　水银 5g　大枫子 30g　核桃仁 30g
适量植物油、猪油或凡士林

【用法】将上药捣烂研细充分混合加适量植物油、猪油或凡士林做成糊剂。早晚各 1 次涂擦患部，涂药前后须将手洗净，擦药时以手指用力涂擦 2～3 分钟。

【功效】清热，除湿，杀虫。

【适应证】酒渣鼻。

【疗效】以本方治疗酒渣鼻 100 例，结果痊愈 27 例，显效 60 例，进步 13 例，无效 0 例，总有效率为 87%。

【来源】刘世明，林雪卿，付万年，等．酒渣鼻糊剂治疗酒渣鼻 100 例临床观察报告．山西医学杂志，1965，（1）：50－52

朱氏脱皮液

斑蝥 50g　蜈蚣 20 条　蟾酥 10g　冰片 15g　地肤子 25g　硫黄

50g　百部25g　雄黄25g　松香20g　蛇床子16g　烟膏30g　白鲜皮

50g　土槿皮150g　大枫子50g　镇江醋6斤　95%酒精若干斤

【用法】以上16味为一料，将斑蝥、蟾酥、蜈蚣、雄黄用布袋装好，其余10味先放入镇江醋中浸泡10天，10天后再将布袋装好的药放入，再浸泡3～5天，然后取出布袋，将袋内的药物捣碎后再入袋，放入酒精内浸泡2～3星期，弃药取液，二液合并，装瓶备用。药液剧毒，禁内服及入口眼。使用时，用小毛笔蘸药液在皮损处连续涂抹，每次用量不能超过8ml，每隔2星期涂1次。涂后局部感痛、发麻、起泡、流水（淌出的水注意不要流经好的皮肤，否则会起泡）。淌水后不要撕破皮肤，待其自然结成皮痂而自行脱落，脱落后再进行第二次涂药。如此涂抹，直至痊愈为止。

【功效】解毒，消肿，杀虫。

【适应证】**酒渣鼻**。

【疗效】以本方治疗酒渣鼻1195例，结果痊愈488例，基本痊愈654例，无效53例，总有效率为95.6%。痊愈后皮肤无瘢痕、无斑迹。

【来源】朱泽霖.中药脱皮液治疗酒渣鼻一一九五例.上海中医药杂志，1982，（11）：29

🪷 复方百部酊

百部40g　硫黄20g　大黄20g　黄芩20g　蛇床子20g　地榆20g

【用法】将上药制成粗粉状，入75%酒精50ml中，密封浸泡1周，使用时用棉签蘸药液外搽患处，每日3～5次，10天为1个疗程，连用1～2个疗程。

【功效】清肺泄热，调节肠胃，活血化瘀，杀虫止痒。

【适应证】**酒渣鼻**。

【疗效】以本方治疗酒渣鼻42例，结果痊愈33例，好转7例，无效2例，总有效率为95.24%。

【来源】王富宽.复方百部酊治疗酒渣鼻42例.中医外治杂志，2005，14（1）：51

🪷 地苦白矾汤

地肤子50g　苦参50g　蛇床子30g　白鲜皮30g　蒲公英30g　防

风 20g　甘草 10g　明矾末 2g

【用法】加水浸泡用文火煎至 300ml 经纱布过滤再将药液烧开，趁热加入明矾末 2g，顺时针搅拌，温度降至 20℃时加入食醋 20ml 备用。先用温水清洗鼻部皮肤后用药棉擦干，再用浸透备制液的沙布作局部温敷，每日 2 次，每次 30 分钟。

【功效】清热除湿止痒。

【适应证】**红斑丘疹期酒渣鼻**。

【来源】陈玉香. 地苦白矾汤治红斑丘疹期酒渣鼻. 中国美容医学，1996，5 (3)：164

🪷 百部醇浸液

百部 30g　20% ~ 70% 酒精 100ml

【用法】将百部 30g，20% ~ 70% 酒精 100ml 置于 500ml 扩口磨口瓶内，混匀，浸泡 1~2 周，即可取百部的醇浸液备用。用时，用棉签蘸取百部醇浸液搽鼻，15 天为一疗程，连续治疗 6 个疗程。

【功效】清热，燥湿，杀虫。

【适应证】**酒渣鼻**。

【来源】林云祥. 百部醇浸液外用治疗酒糟鼻 21 例. 中医外治杂志，2010，19 (3)：21

第四节　斑　　秃

斑秃为一种突然发生的局限性斑片状脱发，可发生于身体任何部位，头发全部脱落称全秃，全身毛发均脱落称普秃。中医学称"油风"。本病可发生于任何年龄，但以青壮年多见。发病原因不明，一般认为与精神因素密切有关，亦有认为与内分泌障碍、免疫功能紊乱及遗传因素有关。

皮损为突然发生的圆形或椭圆形、直径 1 ~ 10cm、数目不等、境界清楚的脱发区，皮损区皮肤光滑，无炎症、鳞屑和瘢痕；进展期脱发区边缘头发松动，很容易拔出（轻拉试验阳性）；拔出的头发显微镜下观察可见毛干近端萎缩，呈上粗下细的"惊叹号"样；如皮损继续扩大、数目增多，可互相融合成不规则的斑片。多数患者发病 3～4 个月后进入恢复期，局部有毛发长出，最初为细软色浅的绒毛，逐渐增粗、变黑，最后恢复正常。约 50% 患者可复发，多为早年发病、病程长、脱发区域广泛者；头皮边缘部位（特别是枕部）毛发较难再生；少数全秃和普秃患者病程可迁延多年。根据典型临床表现本病一般容易诊断。

加味逍遥散

柴胡 15g　赤芍 10g　当归 15g　白术 10g　茯苓 10g　桃仁 10g 红花 4g　川芎 10g　甘草 10g

【用法】水煎服，每天 2 次，每日 1 剂。30 天为一疗程，连续治疗 3 个疗程。

【功效】疏肝解郁，养血健脾，活血化瘀。

【适应证】**斑秃（肝郁血虚型）**。症见：胸胁、乳房、少腹胀痛，抑郁太息，头晕，心烦，失眠，面色无华，痛经、闭经或月经先后不定期，舌质淡，苔薄白，脉弦细。

【疗效】以本方治疗斑秃 25 例，结果痊愈 8 例，显效 14 例，好转 3 例，无效 0 例，总有效率 88%。

【来源】韩英光，匡琳，周兴. 加味逍遥散治疗肝郁血虚型斑秃患者临床观察. 中华中医药杂志，2009，24（5）：575－576

加味补阳还五汤

黄芪 15～30g　当归 12g　桃仁 12g　地龙 12g　川芎 9g　红花 9g 赤芍 9g　白芷 9g　白蒺藜 15g　甘草 6g

【用法】水煎服，每天 2 次，每日 1 剂。4 周为一疗程，连续治疗 2 个疗程。

【功效】活血养血，祛风通络。

【适应证】**斑秃**。

【临证加减】气虚明显者，加党参 15g、白术 12g；腰膝酸软者，加女贞子 15g、旱莲草 15g、熟地 12g；偏于湿者，加茯苓 15g、车前子 12g；里热重者，加黄芩 12g、大黄 6g；舌质紫暗者，加丹参 30g、蜈蚣 1 条、全蝎 3g。

【疗效】以本方治疗斑秃 80 例，结果痊愈 58 例，好转 20 例，无效 2 例，总有效率97.50%。

【来源】程晓春，龚一云，岳代荣．补阳还五汤加味治疗斑秃80例．四川中医，2004，22（2）：72－73

❁ 首乌方

熟地15g　制何首乌15g　女贞子20g　墨旱莲20g　茯苓15g　白术15g　羌活15g　天麻10g　当归15g　白芍115g　川芎15g　甘草10g

【用法】水煎服，每天2次，每日1剂。1个月为一疗程，连续治疗3个月。

【功效】补益肝肾，活血生发。

【适应证】**斑秃（肝肾不足型）**。症见：病程日久，平素头发焦黄或花白，发病时呈大片均匀脱落，甚或全身毛发脱落；伴头晕，耳鸣，目眩，腰膝酸软；舌淡，苔薄，脉细。

【临证加减】偏阳虚者，加补骨脂、怀牛膝；偏阴虚者，加枸杞子、黄精；气虚明显者，加黄芪、党参；血虚明显者，重用当归加鸡血藤、阿胶、紫河车；伴有失眠者，加夜交藤、酸枣仁、远志；伴有头皮刺痛等血瘀症状者加桃仁。

【疗效】以本方治疗斑秃34例，结果痊愈5例，显效24例，有效5例，无效0例，总有效率85.29%。

【来源】李彦．首乌方治疗肝肾不足型斑秃的临床观察．黑龙江中医药大学，2012

❁ 补肾生发丸

制何首乌200g　黑芝麻150g　黄精100g　熟地150g　山药150g　山茱萸150g　女贞子120g　墨旱莲120g　牡丹皮120g　盐泽泻100g　当归120g　川芎120g　炒水蛭100g　䗪虫100g　枸杞子120g　甘草80g

【用法】上药共研细末水泛为丸，每次12~15g，每日3次，温开水送服。1个月为1个疗程，连续治疗3个疗程。

【功效】补肾，养血，益气，化瘀。

【适应证】**斑秃**。

【临证加减】兼有气虚者，加黄芪 120g、西洋参 100g；兼有肝郁气滞者，加柴胡 80g、枳壳 100g、郁金 80g；伴有失眠多梦者，加酸枣仁 120g、龙眼肉 100g、炙远志 100g。

【疗效】以本方治疗斑秃 51 例，结果痊愈 35 例，显效 10 例，有效 5 例，无效 1 例，总有效率 98.04%。

【来源】郑传华．自拟补肾生发丸治疗斑秃．湖北中医杂志，2011，(01)：57

🪷 首乌生发汤

制首乌 15g　黑芝麻 15g　生地 12g　枸杞子 12g　当归 12g　旱莲草 15g　阿胶（烊化）15g　女贞子 15g　山药 10g　茯苓 10g

【用法】水煎服，每天 2 次，每日 1 剂。连服 14 剂为 1 个疗程，间隔 3 天，连用 3~4 个疗程。

【功效】养阴生血，滋补肝肾。

【适应证】**斑秃**。

【临证加减】伴气短乏力者，加黄芪 15g、白术 10g；伴心悸失眠、多梦易惊者，加龙眼肉 10g、枣仁 15g；伴头晕耳鸣、潮热盗汗者加知母 10g、黄柏 10g；伴情志不畅、郁闷太息者，加川楝子 10g、香附 10g；伴头皮瘙痒者，加苦参 15g、侧柏叶 15g 等。

【疗效】以本方治疗斑秃 40 例，结果痊愈 26 例，显效 10 例，有效 4 例，无效 0 例，总有效率 100%。

【来源】张晓燕，汪靖成．自拟首乌生发汤加味治疗斑秃 40 例．现代中医药，2009，29（6）：30－31

🪷 活血生发酊

红花 20g　丹参 20g　川芎 10g　当归 10g　何首乌 20g　补骨脂 10g　骨碎补 10g　羌活 10g　天麻 10g　侧柏叶 20g　干姜 10g　75% 乙醇适量，共制 1000ml

【用法】上药物粗粉碎成粉，混匀，照流浸膏剂与浸膏剂项下的渗滤法，用80% 乙醇作溶剂，浸渍 48 小时后缓缓渗滤，收集渗滤液适量，以 80% 乙醇和水调整至规定量，使含醇量为70%～75%，搅拌均匀，过滤，分装，即得。涂擦患处，每天3次，连续治疗3个月。

【功效】补益肝肾，活血生发。

【适应证】斑秃（血虚风燥型或肝肾不足型）。

【疗效】以本方治疗斑秃30例，结果痊愈14例，显效9例，有效5例，无效2例，总有效率93.3%。

【来源】曹昌斧，刘玉才．活血生发酊治疗斑秃的疗效观察．临床合理用药杂志，2010，3（15）：27－28

🪷 紫云膏合电烘法

香油1000ml　当归10g　紫根10g　黄蜡380g　猪油25g

【用法】先煎香油，再加黄蜡与猪油，使之溶化；次加当归；最后加紫根（慢慢加入，防止油液外溢）煎至膏色呈鲜明之紫叙色为度。用三层抄布滤过，冷凝后备用。将紫云膏外涂秃发区，再用电烘（电吹风机）5～10分钟，温度以头皮能耐受为度。每天1次，12次为1个疗程。

【功效】益气补血，补肾滋阴。

【适应证】斑秃。

【疗效】以本方治疗斑秃15例，结果治愈4例，显效5例，有效3例，无效3例，总有效率80%。

【来源】宋兆友，翁国华，袁佩琴，等．用紫云膏配合电烘法治疗斑秃病17例．上海中医药杂志．1965，（1）：29

第五节　脂溢性脱发

脂溢性脱发为头皮毛发从粗长毛渐变为毳毛的渐进过程，表现为进行性头发密度减少。本病可有家族史。为常染色体显性遗传，其遗传特性需在雄激素作用下才表现出来，故以往称"雄激素源性脱发"、"男性型秃发"、"早秃"等。

本病多累及男性，常在20～30岁发病。男性最初表现为前额两侧头发变为纤细而稀疏，并逐渐向头顶延伸，额部发际向后退缩，头顶头发也可脱落；随着秃发的缓慢进展，前额变高形成"高额"，进而与顶部秃发区域融合，严重者仅枕部及两颞保留少量头发，脱发处皮肤光滑，可见纤细毳毛生长。女性病情较轻，多表现为头顶部头发稀疏，但前额发际线并不上移。一般无自觉症状或有微痒。

西医对本病缺乏有效疗法。中医学认为，本病多因脏腑湿热内蕴，或湿热之邪外侵，郁于肌肤，以致营卫失和，脉络瘀阻，发失所养；或肝肾不足，气血亏虚而致。治疗多采用清热利湿、活血化瘀、补益肝肾、养血生发等法。

三仁汤

杏仁 10g　白蔻仁 20g　薏苡仁 30g　厚朴 12g　滑石 20g（包、先煎）　通草 10g　竹叶 10g　半夏 15g　石菖蒲 15g　郁金 15g　土茯苓 15g　生甘草 10g

【用法】水煎服，每天 2 次，每日 1 剂。10 天为一疗程。

【功效】清热利湿生发。

【适应证】**脂溢性脱发**（湿热上犯型）。症见：头皮皮脂溢出，有油腻性鳞屑，头发稀疏而细，脱落，伴有不同程度的瘙痒，全身症状见头身困重，胸脘满闷，急躁易怒，食欲不振，大便不爽，舌苔白腻或黄腻，脉濡缓或濡数，或滑数。

【疗效】以本方治疗脂溢性脱发 20 例，其中治愈 10 例，好转 8 例，无效 2 例，总有效率 90%。

【来源】张慧，牛阳. 三仁汤治疗脂溢性脱发 20 例临床观察. 吉林中医药，2011，31（7）：642－643

养血生发丸

生地黄 60g　熟地黄 60g　当归 60g　旱莲草 60g　丹参 60g　桑椹子 40g　制首乌 80g　川芎 50g　女贞子 30g　山茱萸 30g　五味子 50g　黄芪 60g　羌活 30g　木瓜 30g　菟丝子 30g　红花 30g　黑芝麻 30g　酸枣仁 30g　侧柏叶 30g　防风 30g　陈皮 20g

【用法】水煎服，每天 2 次，每日 1 剂。

【功效】滋补肝肾，理气活血，化瘀，养血安神。

【适应证】**脂溢性脱发**。

【疗效】以本方治疗脂溢性脱发61例，结果痊愈35例，显效12例，有效8例，无效6例，总有效率90%。

【来源】司在和.养血生发丸治疗斑秃和脂溢性脱发100例.河南中医杂志，2006，26（6）

生发汤

熟地20g　枸杞子20g　黄芪20g　党参20g　茯苓15g　白术20g　丹参20g　益母草20g　白花蛇舌草10g　生山楂20g　生甘草6g

【用法】水煎服，每天2次，每日1剂。连续用3个月以上。

【功效】补肾益气，活血生发。

【适应证】**脂溢性脱发**。

【临证加减】头发油腻伴头皮作痒者，加白鲜皮、虎杖、金钱草；头晕眼花者，加用杞菊地黄丸；伴胃纳不香者，加服香砂六君子丸；便干、便秘者，加清解片（大黄、黄柏、黄芩、苍术）；伴有腰酸，月经异常等冲任不调者，合二仙汤（仙茅、仙灵脾、当归、巴戟肉、黄柏、知母）加减。

【疗效】以本方治疗脂溢性脱发96例，结果显效22例，有效66例，无效8例，总有效率91.67%。

【来源】盂勋.生发汤治疗脂溢性脱发96例.辽宁中医杂志，1994，21（7）：319－320

养血通络生发汤

当归15g　黄芪30g　鸡血藤15g　川芎15g　酸枣仁20g　枸杞子20g　藁本10g　甘草20g　夜交藤15g　女贞子15g　山茱萸15g　桑椹20g　山药15g　熟地黄15g

【用法】水煎服，每天2次，每日1剂。

【功效】补益肝肾，补虚扶正，舒筋活络，滋阴养血生发。

【适应证】**脂溢性脱发**（肝肾不足型）。症见：头发稀疏，脱发处头发为细软短发。伴倦怠乏力，肢体沉重，记忆差，腰膝酸软，小便次数增多，大便正常。舌质淡红少苔，脉沉细。

【疗效】以本方治疗脂溢性脱发 96 例，结果显效 12 例，有效 14 例，无效 4 例，总有效率 87%。

【来源】丛南南. 吴景东教授应用养血通络生发汤治疗肝肾亏损型脂溢性脱发病的经验总结. 辽宁中医药大学，2010

滋肾养血生发汤

黄芪 15g　菟丝 20g　鸡血藤 20g　川芎 20g　酸枣仁 20g　夜交藤 20g　女贞子 15g　当归 15g　丹参 20g　何首乌 15g　茯苓 30g　白芍 10g　山萸肉 20g　枸杞 20g　墨旱莲 15g　杜仲 15g　黄精 15g　桑椹 20g　山药 15g　蒲公英 20g　熟地黄 15g　甘草 20g

【用法】水煎服，每天 2 次，每日 1 剂。3 个月为 1 个疗程。

【功效】补肾生发，滋阴补血，安神除烦，清热利湿。

【适应证】**脂溢性脱发。**

【疗效】以本方治疗脂溢性脱发 30 例，结果治愈 10 例，显效 9 例，有效 7 例，无效 4 例，总有效率 86.6%。

【来源】夏烽，刘纪青. 自拟滋肾养血生发汤治疗脂溢性脱发疗效观察. 时珍国医国药，2012，23（10）：2645 – 2646

滋发汤

羌活 15g　白蒺藜 15g　生地 15g　白鲜皮 15g　地肤子 15g　野菊花 15g　黑芝麻 15g　何首乌 15g　丹皮 12g　赤芍 12g　白芍 12g

【用法】水煎服，每天 2 次，每日 1 剂。

【功效】祛风清热，滋阴凉血。

【适应证】**脂溢性脱发（血热风燥型）。**症见：脱发，口干咽燥，伴有不同程度的瘙痒，舌红苔薄黄，脉细数。

【临证加减】便秘者，加柏子仁 15g；失眠者，加炒枣仁 25g；头晕者，加枸杞子 12g；头损部痒甚，用松针 30g，水煎外洗患处。

【疗效】以本方治疗脂溢性脱发 72 例，结果痊愈 23 例，好转 43 例，无效 6 例，总有效率 91.7%。

【来源】谭荣菊．滋发汤治疗脂溢性脱发72例疗效观察．陕西中医，1987，8（2）：59－60

🪷 去脂生发汤

制首乌15g　旱莲草15g　女贞子15g　侧柏叶15g　茯苓15g　山楂15g　泽泻15g　茵陈15g　白鲜皮15g　当归10g　川芎10g　丹参10g　甘草6g

【用法】水煎服，每天2次，每日1剂。连续服用3个月。

【功效】补肾生发，清热除湿，活血化瘀。

【适应证】**脂溢性脱发**。

【疗效】以本方治疗脂溢性脱发48例，结果显效21例，有效25例，无效2例，总有效率95.8%。

【来源】方玲玲．去脂生发汤治疗脂溢性脱发48例疗效观察．中国中医药科技，2007，14（5）：317

🪷 当归精油

当归1000g

【用法】取当归饮片，研碎后用有机溶媒提取分离，所得精油在紫外光谱波长273nm处有最大吸收。按吸收度计算以95%乙醇配制成每毫升含相当于0.25g生药的当归精油溶液供使用。药剂均外用，局部涂擦，每日2次，共用药8周。

【功效】养血活血生发。

【适应证】**脂溢性脱发**。

【疗效】以本方治疗脂溢性脱发12例，结果痊愈4例，显效6例，无效2例，总有效率为83.3%。

【来源】李铭．当归精油的生发作用临床观察．中医药研究，1995，（1）：28

🪷 透骨草外洗

透骨草60g（鲜者加倍）

【用法】加水2000ml～2500ml，煎煮20分钟后，取汤汁待温度适宜时外洗头发，每日 1 次，连洗 7 天为一疗程（治疗中亦可用洗发剂洗发，但必须洗发后再用透骨草煎剂洗发 1 次）。

【功效】除湿活血生发。

【适应证】**脂溢性脱发**。

【来源】孙玉齐. 透骨草外洗治疗脂溢性脱发. 中医外治杂志, 2000,（4）：43

复方薄荷醋

地塞米松 1g　水杨酸 10g　雷琐辛 10g　酮康唑 1g　薄荷脑 5g　70% 乙醇 1000ml

【用法】70% 乙醇加至 1000ml，滤过分装即得，先用温水洗净头部，取复方薄荷醋外用局部治疗，每日 1 次，连用 1 个月。

【功效】凉血祛风生发。

【适应证】**脂溢性脱发**。

【疗效】以本法治疗脂溢性脱发 60 例，结果痊愈 31 例，显效 25 例，无效 4 例，总有效率为 93.3%。

【来源】王如伟, 胡青宇. 复方薄荷醋治疗脂溢性脱发 60 例疗效观察. 实用医技杂志, 1998, 07：473

萌发酊

浮萍 10g　青蒿 5g　蔓荆子 5g　桑叶 5g　侧柏叶 10g　墨旱莲 10g　生何首乌 20g

【用法】用 60% 乙醇按一定工艺制成配剂，涂擦头皮，每日 2 次，2 个月为 1 个疗程，连用 3 个疗程。

【功效】凉血养血，清热祛湿，祛风止痒。

【适应证】**脂溢性脱发**。

【疗效】以本方治疗脂溢性脱发 68 例，结果好转 61 例，无效 7 例，总有效率为 97.1%。

【来源】黄如栋. 萌发酊治疗脂溢性脱发 68 例. 广西中医药, 1994, 05：24

宋氏生发酊剂

女贞子 10g　黄芪 10g　丹参 10g　冬青 10g

【用法】用软毛刷或药棉蘸药擦患处，以药液涂遍患处为度，涂药时轻轻按摩患处，至局部有轻微热感为止，3 次/天。

【功效】疏风活血，补益肝肾，生发乌发。

【适应证】**脂溢性脱发**。

【疗效】以本方治疗脂溢性脱发 46 例，结果痊愈 17 例，显效 26 例，无效 3 例，总有效率为 96%。

【来源】宋健，郁琳. 生发酊剂外用治疗脱发 78 例临床观察. 中国全科医学，2005，22：72－73

脱发洗剂

侧柏叶 20g　制首乌 20g　桑叶 20g　忍冬藤 20g　蒲公英 20g　黄柏 20g　苦参 20g　蛇床子 20g

【用法】水煎泡洗患病区，每间隔 3 天 1 次，3L 温水冲开药面，洗头 5 分钟，药汁在头皮保留 5 分钟同时配合按摩，然后冲掉，2 个月为一疗程。

【功效】清热除湿，凉血生发。

【适应证】**脂溢性脱发**（湿热内蕴型）。症见：平素喜食肥甘厚味，头发潮湿，状如油擦，甚则数根头发彼此粘在一起，鳞屑油腻，黏着头皮，呈橘黄色，头皮瘙痒；舌质红，苔黄腻，脉濡数。

【疗效】以本方治疗脂溢性脱发 30 例，结果痊愈 6 例，显效 12 例，有效 6 例，无效 6 例（新发再生不足 30%或仍继续脱发者），总有效率为 80%。

【来源】孙玉财. 脱发洗剂治疗脂溢性脱发的临床研究. 长春中医药大学，2010

徐氏生发酊

松针 0.76g　斑蝥 0.6g　毛姜 3g　辣椒 4.7g　水杨酸 0.94g

【功效】养血活血生发。

【适应证】**脂溢性脱发**。

【用法】将松针、斑蝥、毛姜、辣椒共研为粗粉，加 75%乙醇 100ml 密封浸泡，1 周后取上清液并将水杨酸加入溶解，再加甘油 10ml 搅拌和匀，过滤，加 75%乙醇制成 150ml 溶液即可。使用时用棉签沾取生发酊涂于脱发处，每日 2 次，早晚各 1 次。一般 3 个月左右即愈。

【疗效】以本方治疗脱发 210 例，治愈 168 例，显效 3 例，无效 11 例。

总有效率为95%。

【来源】徐春美. 生发酊治疗脱发210例. 湖南中医杂志，2002，（01）：44

四白生发搽剂

白鲜皮 女贞子 侧柏叶 生山楂 猪苓 蔓荆子 益母草各200g 白芥子250g 白及 白芷各150g 透骨草 辛夷各100g

【制法】以上药物粗粉碎，加入，75%医用酒精20000ml，浸泡2周后过滤药液再分装备用。

【用法】每日2次外涂于局部，并揉搓头皮2分钟，3个月为1疗程。

【功效】活血养血生发。

【适应证】**脂溢性脱发**。

【疗效】以本方治疗脂溢性脱发230例，结果痊愈175例，显效47例，无效8例，总有效率为96.5%。

【来源】王志国. 四白生发搽剂治疗脂溢性脱发230例. 四川中医，1999，（2）：36

防脱生发灵

大黄800g 苦参400g 黄芪400g 何首乌400g

【制法】用75%酒精10升浸泡1周，取其上清液。

【用法】①外洗 用于头发尚多的患者，洗头后用本品20ml加热水40～60ml稀释，淋在头皮及发根上，用手轻轻拍打，2～3分钟后擦干即可，3～5天用药一次。②外搽：用于头发稀疏或秃顶患者，将脱秃部位擦洗干净，把药液直接搽于脱发处，用手指轻轻叩击5～10分钟，每日1～2次。

【功效】去屑止痒生发。

【适应证】**脂溢性脱发**。

【疗效】以本方治疗脂溢性脱152例，结果显效126例，好转20例，无效6例，总有效率为96%。用药最少40ml，最多600ml。一般用100～200ml（或1～2周）后可见到明显的防止脱发去屑止痒，消除油腻效果，少量新发生长及发质变好。用300～500ml（或5～6周）后生发明显。

【来源】毛良知. 防脱生发灵治疗脂溢性脱发152例疗效观察. 中华皮肤科杂志，1994，05：309－310

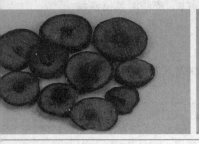
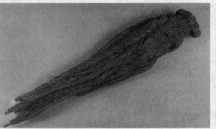
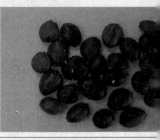

第十六章
色素障碍性皮肤病

第一节　白癜风

白癜风是以皮肤变白，大小不同，形态各异的限局性或泛发性色素脱失性斑片而得名。亦称"白驳风"、"白癜"。白癜风为一种常见的后天性色素脱失性皮肤黏膜疾病，肤色深的人群比肤色浅的患病率高，我国人群患病率约0.1%~2%。

本病根据典型皮损不难诊断。其发病特点是：①好发于青年；②发病与遗传、神经精神、自身免疫功能及内分泌代谢失调有关；③日光暴晒、外伤亦可诱发或加重病情。

白癜风的发病机制尚不明确，一般认为是具有遗传素质的个体在多种内外影响因子刺激下发生免疫功能、神经精神、内分泌及代谢功能等各方面的紊乱，导致体内色素相关酶系统抑制，使黑素生成障碍或直接破坏黑素细胞，最终使皮肤色素脱失。

本病治疗比较困难，虽然治疗方法很多，可采用光化学疗法和光疗法、自体表皮移植、氮芥乙醇、糖皮质激素等剂外涂。但疗效多不满意，一般采用综合疗法，且疗程至少3个月。皮损面积小、发生在曝光部位、病期短者治疗效果较好。合理使用中医中药可达到意想不到的效果。

🌸 养阴活血汤

女贞子30g 墨旱莲30g 制何首乌30g 地黄30g 丹参30g 赤芍30g 白花蛇舌草15g 牡丹皮15g 紫草12g 川芎12g 刺蒺藜12g

【用法】上药浓煎取汁500ml，分3次饭前温服，每日3次。小儿及年老体弱者酌减，30天为1个疗程。

【功效】养阴活血。

【适应证】白癜风。

【疗效】以本方治疗白癜风60例，结果痊愈46例，显效9例，有效3例，无效2例，总有效率为96.67%。

【来源】袁绍文."养阴活血汤"治疗白癜风60例.江苏中医，2001，22（6）：27

🌸 消白方

当归10g 白芍10g 熟地黄15g 桃仁10g 白芷6g 红花6g 墨旱莲15g 何首乌15g 补骨脂10g 紫苏子6g 五加皮10g

【用法】水煎服，每天2次，每日1剂。

【功效】补肾养血，活血祛风。

【适应证】白癜风。

【来源】李广瑞.皮肤病效验秘方.北京：化学工业出版社，2011：295

🌸 洪氏白癜风汤

生地黄20g 枸杞子20g 补骨脂30g 熟地黄20g 荆芥穗15g 川芎10g 防风15g 蜈蚣3g 牡丹皮15g 当归10g 地肤子10g

【用法】水煎服，每天2次，每日1剂。30天为1个疗程。

【功效】滋补肝肾，养血驱风，活血化瘀。

【适应证】各型白癜风。

【临证加减】偏重于阴虚者，加山萸肉10g、旱莲草10g、女贞子10g；血热盛者，加紫草10g、虎杖10g，腊梅花；热盛者，加仙鹤草10g、一点红30g。

【疗效】以本方治疗白癜风 30 例，结果痊愈 19 例，显效 5 例，有效 4 例，无效 2 例，总有效率为 93.33%。

【来源】洪文，梁金树．自拟白癜风汤加药酒治疗白癜风 30 例．广西中医学院学报，2006，9（4）：35－36

补肾活血祛风汤

制首乌 30g 黑芝麻 白蒺藜 熟地 生地各 20g 当归 白芍各 15g 牡丹皮 赤芍各 12g 川芎 15g 黄芪 20g 防风 12g 麻黄 6g 补骨脂 15g 荆芥 12g 桑椹 20g 浮萍 12g 丹参 20g 旱莲草 30g

【用法】水煎服，每天 2 次，每日 1 剂。3 个月为 1 疗程。

【功效】补肾活血祛风。

【适应证】**各型白癜风**。

【疗效】以本方治疗白癜风 36 例，结果显效 3 例，有效 11 例，好转 13 例，无效 9 例，总有效率为 75%。

【来源】邢继霞，邢继华．补肾活血祛风汤治疗白癜风疗效观察．辽宁中医杂志，2003，30（2）：126

活血祛风汤

川芎 木香 荆芥各 5～10g 丹参 白蒺藜 当归 赤芍 丹皮各 9～15g 鸡血藤 10～20g 灵磁石 30g

【用法】水煎服，每天 2 次，每日 1 剂。

【功效】疏肝解郁，活血祛风。

【适应证】**各型白癜风**。

【临证加减】情志抑郁者，加娑罗子、郁金；面色萎黄者，加黄芪、熟地；瘙痒明显者，加徐长卿、白鲜皮、蝉蜕。皮损在头面部者，加藁本、白芷；皮损在上肢者，加桂枝、桑枝；皮损在胸背部者，加羌活、薤白；皮损在腹部者，加独活、红藤；皮损在下肢者，加川牛膝、晚蚕沙；皮损广泛者，加桔梗、百部。

【疗效】以本方治疗白癜风 30 例，结果治愈 11 例，显效 9 例，有效 6 例，无效 4 例，总有效率为 86.7%。

【来源】纪钧．活血祛风汤治疗白癜风30例．江苏中医，1988，（4）：12-13

滋阴通络丸

生地250g　旱莲草120g　当归120g　黑芝麻120g　补骨脂120g
菟丝子120g　枸杞子120g　桑螵蛸120g　何首乌150g　熟地150g
桑椹150g　龙胆草40g　知母40g　黄柏40g　白蒺藜40g　麻黄60g
川芎60g　皂角刺60g　桃仁60g　丹参60g　赤芍60g　檀香60g　红
花60g　路路通60g

【用法】水煎服，每天2次，每日1剂。

【功效】滋阴通络。

【适应证】白癜风。

【疗效】以本方治疗白癜风124例，结果显效42例，有效63例，无效19
例，总有效率为84.69%。

【来源】邹世光，张琴．滋阴通络丸治白癜风124例．四川中医，1994，12：51

抗白癜丸

补骨脂10g　当归10g　地肤子10g　刺蒺藜10g　丹参10g　黄芪10g
首乌10g　乌梅10g　赤芍10g　川芎10g　女贞子10g　五味子10g

【用法】配成丸剂，每次10g，每日3次，随温开水冲服。

【功效】调和气血，荣肤祛白。

【适应证】白癜风。

【疗效】以本方治疗白癜风46例，结果痊愈9例，显效13例，有效17
例，无效7例，总有效率为84.8%。

【来源】邝宁子．自拟抗白癜丸治疗白癜风疗效观察．川北医学院学报，2003，18
（4）：83-84

白癜汤

黄芪30g　当归12g　补骨脂12g　郁金12g　煅自然铜30g　羌活
6g　防风9g　苍耳子9g　豨莶草20g　丹参12g　木姜子12g　甘草6g

【用法】水煎服，每天2次，每日1剂。儿童减半量，4个月为1个疗程。

【功效】疏肝理气，祛风除湿，活血补血，补肾润肤退白斑。

【适应证】**进展期白癜风**。

【疗效】以本方治疗白癜风 66 例，结果痊愈 20 例，显效 33 例，有效 9 例，无效 4 例，总有效率为 93.94%。

【来源】龚一云，尹锐，岳代荣，等. 中药白癜汤治疗进展期白癜风疗效观察. 人民军医，2003，46（01）：45－46

🪷 消癜汤

当归 15g 川芎 12g 白芷 10g 黄芪 15g 何首乌 14g 墨旱莲 20g 刺蒺藜 30g 白花蛇 3 条 蓼花 10g 丹参 12g 红花 10g 补骨脂 20g 赤芍药 12g 苍术 15g 黑豆皮 12g 鸡血藤 15g 陈皮 12g

【用法】水煎服，每天 2 次，每日 1 剂。30 天为 1 个疗程。

【功效】疏肝祛风，通络养血，调和气血。

【适应证】**白癜风**。

【疗效】以本方治疗白癜风 600 例，结果痊愈 336 例，显效 192 例，有效 63 例，无效 9 例，总有效率为 98.5%。

【来源】卢明义，卢俊芳，卢军亚. 消癜汤治疗白癜风 600 例. 河北中医，2002，24（4）：254

🪷 白驳丸

鸡血藤 30g 首乌藤 30g 当归 30g 赤芍 30g 红花 30g 黑豆皮 30g 防风 30g 白蒺藜 60g 陈皮 15g 补骨脂 15g

【用法】共为细末，炼蜜为丸，每丸重 9g，每服一丸，一日 2 次，温开水送服。

【功效】养血疏风，调和气血，祛斑增色。

【适应证】**白癜风（风邪袭腠，气血失和型）**。症见：白斑色淡、边缘不清；伴有畏寒、四肢不温；舌质淡红、苔薄白，脉滑。

【来源】赵炳南，张志礼. 简明中医皮肤病学. 北京：中国展望出版社，1983：238

🪷 消白灵汤

白蒺藜 30g 豨莶草 30g 鸡血藤 30g 广郁金 15g 赤芍 15g 红

花 15g 紫草 15g 甘草 6g

【用法】水煎服,每天2次,每日1剂。2个月为1个疗程,连续治疗4个月。

【功效】疏风解郁,行气活血,养血荣肤。

【适应证】**白癜风**(风邪袭腠,**气血失和型**)。症见:白斑色淡、边缘不清;伴有畏寒、四肢不温;舌质淡红、苔薄白,脉滑。

【临证加减】神倦、乏力、口淡不渴,舌质淡润,脉细弱者,加党参 10g、黄芪 15g;口干便燥,舌红少津,脉细或细数者,加生地 10g、茜草 10g。

【疗效】以本方治疗白癜风 113 例,结果痊愈 32 例,显效 29 例,有效 17 例,进步 29 例,无效 6 例,总有效率为 94.7%。

【来源】孟庆琴,李传方.消白灵汤剂治疗白癜风 200 例临床观察.中医杂志,1995,36(08):473

❀ 白癜酊

熟地 60g 当归 30g 首乌 30g 墨旱莲 80g 川芎 30g 桂枝 20g
红花 20g 干姜 15g 补骨脂 30g 黄芪 50g 苍耳子 30g 白蒺藜 30g
甘草 30g 洋金花粉 20g 55°白酒 2500ml

【用法】浸泡1周后即可外用,每日涂擦患处 3~5 次,令白斑皮色发红。同时内服乌须黑发丸。1个月为一疗程。

【功效】祛斑增色。

【适应证】**白癜风**(肝郁气滞型)。症见:皮损颜色变白,或斑或点,形状不一,无痛痒。可发生在身体各处,以四肢、头面多见。

【疗效】以本方治疗白癜风 68 例,结果痊愈 35 例,好转 26 例,无效 7 例,总有效率为 89.7%。

【来源】沈同生.白癜酊合乌须黑发丸治疗白癜风 68 例总结.湖南中医杂志,1999,15(6):15

❀ 红花栀子酊

红花 6g 栀子 10g

【用法】将红花、栀子用酒精浸泡2周，过滤后药渣再浸泡2周、过滤，2次滤液混合保存。外涂皮损区，2次/天，涂擦后日晒5分钟，3个月为一疗程。

【功效】活血化瘀，清热凉血。

【适应证】白癜风。

【疗效】以本方治疗白癜风40例，结果痊愈10例，显效12例，有效8例，无效10例，总有效率为75%。

【来源】张晓东，张庆瑞，王恩波，等. 自制中药酊剂治疗白癜风临床疗效观察. 实用皮肤病学杂志，2008，1（4）：244 – 245

斑蝥酊液

斑蝥 50g　95% 乙醇 1000ml

【用法】浸泡2周备用。用棉签蘸取斑蝥酊液涂于白斑处，每日2~3次，发疱后停止涂药。水疱发起1天后，用消毒针刺破，放出液体，自然干涸。水疱过大自行破溃，可外涂治烧伤类软膏，疱痂脱落，或糜烂面愈合后，视色素沉着情况进行第二次涂药，发3次疱为1个疗程，2周后可行第二个疗程。

【功效】祛斑增色。

【适应证】白癜风。

【来源】李广瑞. 皮肤病效验秘方. 北京：化学工业出版社，2011：299

消白灵

红花 10g　白蒺藜 10g　菟丝子 10g　补骨脂 10g　川乌 5g　草乌 5g　蝉蜕 5g　雄黄 5g　蛇蜕 5g　当归 30g　乌梅 30g　轻粉 4.5g　75% 乙醇或白酒 500ml

【用法】上药研成粗粉，加75%乙醇或白酒500ml，密封于容器中，浸泡7天即可使用。用前将药液摇匀，用棉签蘸药水涂搽患处约10分钟，然后紫外线或日光照射10分钟，以增强效果。

【功效】活血祛风，疏肝理气，祛斑增色。

【适应证】白癜风。

【疗效】以本方治疗白癜风 15 例，结果痊愈 9 例，显效 4 例，无效 2 例，总有效率为 87%。

【来源】何建国. 自拟消白灵治疗白癜风 15 例. 四川中医，1999，09：34

复方补骨脂酊

补骨脂 300g　乌梅 150g　黄连 100g　95% 乙醇 1000ml

【用法】用 95% 乙醇 1000ml 浸泡 2 周后，取滤液即得，外涂皮损区，2 次/天，涂擦后日晒 5 分钟，3 个月为一疗程。

【功效】活血化瘀，增色消斑。

【适应证】**白癜风**。

【疗效】以本方治疗白癜风 48 例，结果痊愈 9 例，有效 34 例，无效 5 例，总有效率为 89.6%。

【来源】张又才，夏洪亮，沈兆华. 复方补骨脂酊治疗白癜风 48 例. 医药导报，2002，21（6）：345

消风酊

黄芪　当归　白芍　桂枝　补骨脂　白蒺藜　何首乌　五味子　乌梅　女贞子　五倍子各 100g　红花 50g　白酒 3000ml

【用法】上药共研粗末，入白酒中浸泡 2 周，滤渣后装入瓶中。每 95ml 药液中加入甘油 5ml，用前摇匀，以毛刷或棉签沾搽患处，每日 4～6 次。3 个月为一疗程，连续治疗 2～3 个疗程。

【功效】养血润肤，活血疏风，增色消斑。

【适应证】**白癜风**。

【疗效】以本方治疗白癜风 139 例，结果痊愈 41 例，显效 56 例，有效 31 例，无效 11 例，总有效率为 92.1%。

【来源】马建国，周凤英. 消风酊治疗白癜风 139 例. 实用中医药杂志，2002，18（9）：28

第二节 黄 褐 斑

　　黄褐斑是多见于中青年女性面部的色素沉着性皮肤病。多发于妊娠期及中年妇女，或因肝病、结核病及其他慢性病而发生，口服避孕药也可发生。其发病多与遗传因素、女性激素代谢失调有关。而日光暴晒、精神创伤或劣质化妆品亦可诱发本病。

　　本病多累及中青年女性，男性也可发生。常春夏季加重，秋冬季减轻。好对称发生于于颜面颧部及颊部而呈蝴蝶形，亦可累及前额、鼻、口周。典型皮损为黄褐色或深褐色斑片，大小不一，边缘清楚。病程不定，可持续数月或数年。根据典型的临床表现即可诊断。治疗上首先应寻找病因，并做相应处理；避免日光照射，在春夏季节外出时应在面部外用遮光剂如5%二氧化钛霜。内服和外用配合治疗可取得良好效果。

　　中医学称之为"黧黑斑"。又有因肝病而起者，故俗称"肝斑"，亦称"面尘"。中医学认为本病多因脾虚失健，不能化生精微，气血两亏，肌肤失于荣养，湿热熏蒸而成；或肾水不足，不能制火，虚热内蕴，郁结不散，阻于皮肤所致；或肝气郁结，郁而化火，火热灼津，津液亏虚，不能养肤而致。脾虚湿热者，治宜清热化湿，健脾益气；肝肾不足者，治宜滋阴补肾，调和气血。

❀ 补肾活血汤

　　女贞子15g　旱莲草15g　熟地黄10g　山茱萸10g　山药15g　当归15g　川芎10g　白芍15g　白芷10g　菟丝子15g　柴胡6g　白蒺藜12g　桃仁10g　红花5g

【用法】水煎服，每天2次，每日1剂。1个月为一疗程。

【功效】补益肝肾，行气养血，活血祛瘀。

【适应证】黄褐斑。

【临证加减】阴虚火旺，加知母、黄柏；阳虚，加巴戟天、肉苁蓉；睡眠障碍，加夜交藤、酸枣仁；心烦易怒，加八月札、香附；月经失调，根据所处月经周期的不同时期而进行不同的加减。

【疗效】以本方治疗黄褐斑 41 例，共 3 个疗程。结果痊愈 6 例，显效 15 例，好转 17 例，无效 3 例，总有效率为 92.7%。

【来源】郑虹，徐优晓．补肾活血汤治疗黄褐斑的临床观察．浙江中医学院学报，2005，29（5）：29－30

疏肝活血汤

柴胡 10g　赤芍 10g　白芍 10g　茯苓 10g　香附 10g　当归 20g 川芎 10g　桃仁 10g　红花 10g　丹参 10g　枳壳 10g　郁金 10g　广木香 10g　白芷 10g　浮萍 10g　升麻 10g　卷柏 10g

【用法】水煎服，每天 2 次，每日 1 剂。早服时加黄酒 1 两、红糖适量。10 天为 1 个疗程。

【功效】疏肝活血祛瘀通脉络，升阳透表悦肤色。

【适应证】**黄褐斑**。

【疗效】以本方治疗黄褐斑 52 例，共 3 个疗程。结果痊愈 30 例，显效 11 例，好转 8 例，无效 3 例，总有效率为 84.6%。

【来源】张艳．疏肝活血汤治疗黄褐斑 52 例．中国中医药现代远程教育，2010，8（15）：180

加味桃红四物汤

当归 15g　川芎 12g　桃仁 12g　红花 12g　白芷 12g　赤芍 15g 熟地 15g　丹参 15g　玫瑰花 15g　柴胡 6g　陈皮 6g

【用法】水煎服，每天 2 次，每日 1 剂。8 周为一疗程，连续用药 2 个疗程。

【功效】行气活血，祛瘀消斑。

【适应证】**黄褐斑**。

【疗效】以本方治疗黄褐斑 30 例，结果痊愈 9 例，显效 12 例，好转 6 例，无效 3 例，总有效率为 90.0%。

【来源】田分．加味桃红四物汤治疗黄褐斑的临床及抗氧化作用机制研究．郑州大学，2005

🪷 美白消斑汤

黄芪 20g　当归 15g　川芎 6g　熟地 30g　白芍 15g　枸杞子 15g　女贞子 15g　旱莲草 15g

【用法】水煎服，每天 2 次，每日 1 剂。早服时加黄酒一两、红糖适量。10 天为 1 个疗程。

【功效】活血化瘀，补益肝肾。

【适应证】**黄褐斑**（各型均适用）。

【临证加减】血瘀型者，加丹参、凌霄花。冲任不调型者，加益母草、茺蔚子、泽兰、红花、仙灵脾、仙茅；肝肾亏损者，加山茱萸、淮山药、黄精、肉苁蓉、川续断、杜仲；肝气郁结者，加柴胡、制香附、广郁金、元胡、川楝子、垂盆草。

【疗效】以本方治疗黄褐斑 35 例，共 3 个疗程。结果痊愈 9 例，显效 13 例，有效 8 例，无效 5 例，总有效率为 85.7%。

【来源】杨永亮. 美白消斑方治疗黄褐斑 35 例. 内蒙古医学杂志，2005，37（1）：60 – 61

🪷 消斑活血汤

当归 12g　川芎 9g　熟地黄 15g　白芍 12g　桃仁 9g　红花 9g　丹参 15g　桑椹 12g　制何首乌 12g　柴胡 10g　玫瑰花 9g　黄芪 10g　大枣 7 枚

【用法】水煎服，每天 2 次，每日 1 剂。1 个月为一疗程。

【功效】滋补肝肾，养血消斑。

【适应证】**黄褐斑（肝肾不足型）**。症见：面部色斑，斑色黄暗，头晕目眩，腰膝酸软，经行紊乱；舌红苔薄，脉细弦。

【临证加减】伴腰膝酸软，舌质红少苔，肾阴亏虚者加旱莲草、女贞子；伴失眠多梦加酸枣仁、生龙骨、夜交藤。

【疗效】以本方治疗黄褐斑 30 例，结果痊愈 9 例，显效 10 例，有效 5 例，无效 6 例，总有效率为 80.0%

【来源】何慧英. 消斑活血汤治疗黄褐斑 30 例临床观察. 浙江省中西医结合学会医学美容专业委员会. 浙江省中西医结合学会首届医学美容专业委员会学术年会论文汇编. 浙江省中西医结合学会医学美容专业委员会，2005：1

柴胡消斑汤

柴胡 12g　刺蒺藜 15g　当归 20g　白芍 15g　女贞子 15g　山药 12g　熟地黄 12g　川芎 10g　白芷 10g　桃仁 10g　红花 6g　甘草 6g

【用法】水煎服，每天 2 次，每日 1 剂。1 个月为一疗程。

【功效】疏肝解郁，补益肝肾，行气养血，活血祛瘀。

【适应证】**黄褐斑**。

【临证加减】肝气郁结明显，伴有胸闷胁胀、月经不调、痛经、乳房胀痛者，加郁金 10g、川楝子 10g；夜不能安寐者，加夜交藤 30g、合欢皮 15g；偏于肾阴虚者，心烦寐差，口苦咽干，腰膝酸软，舌质红，苔少或薄黄，脉弦细数，加山茱萸 10g、旱莲草 12g；血虚夹瘀者，如病程较长，斑色深，面垢不华，或兼有月经量少、经血夹块、舌质黯有瘀斑或瘀点、脉涩等，加丹参 15g、益母草 15g、凌霄花 12g、玫瑰花 12g。

【疗效】以本方治疗黄褐斑 52 例，结果痊愈 30 例，显效 11 例，有效 8 例，无效 3 例，总有效率为 84.6%。

【来源】蔡美红．柴胡消斑汤治疗黄褐斑 47 例疗效观察．湖北中医学院，2008

三黄增免汤

黄芪 30g　黄精 15g　熟地黄 15g　山茱萸 15g　白术 15g　当归 15g　石菖蒲 15g　菟丝子 20g　女贞子 20g　枳壳 9g　甘草 6g

【用法】水煎服，每天 2 次，每日 1 剂。

【功效】养肝肾，化瘀退斑。

【适应证】**黄褐斑**（**肝肾亏虚型**）。症见：以鼻为中心，对称分布于颜面，色斑广泛，边界不清，色黑或灰暗，如蒙灰尘。伴头晕，耳鸣，腰膝软弱无力，五心烦热，月经不调，舌红苔少，脉沉细。

【临证加减】肾阴虚甚者，可加二至丸；胸闷乳胀者，加郁金、夏枯草、元胡、炒川楝子；腹胀便溏者，加党参、炒山药、炒白术、茯苓；腹胀纳差者，加焦山楂、陈皮、厚朴；经血不调者，加丹参、益母草；痛经或经血夹块者，加桃仁、红花；失眠多梦者，加生龙骨、生牡蛎、酸枣仁、合欢皮、柏子仁。

【来源】苏红．黄褐斑的辨证治疗体会．四川中医，2003，(9)：13－14

褐斑消汤

白芷15g　地黄20g　当归15g　何首乌20g　制黄精15g　枸杞子10g　玉竹20g　乌梅20g　漏蓝子6g

【用法】水煎服，每天2次，每日1剂。7天为1个疗程。

【功效】养血补肾，疏肝健脾，祛湿化痰。

【适应证】黄褐斑。

【临证加减】肾虚肝郁者，加女贞子15g，郁金10g；脾虚湿盛者，加薏苡仁20g。

【疗效】以本方治疗黄褐斑98例，结果痊愈71例，显效15例，好转7例，无效5例，总有效率为94.8%。

【来源】黄小英，刘慎峰. 褐斑消汤治疗黄褐斑98例疗效观察. 甘肃中医，2006，19（1）：35

化斑煎

柴胡10g　当归10g　桃仁10g　红花10g　香附10g　陈皮10g　薏苡仁30g　苍术15g　川芎15g　丹参15g　土茯苓20g

【用法】水煎服，每天2次，每日1剂。治疗20天为一疗程，连用2个疗程。

【功效】化瘀祛斑。

【适应证】黄褐斑（肝肾亏虚型）。症见：两颊、额部、鼻、唇及额等处黄褐色或深褐色斑片状皮损，边缘清晰，形状不规则。苔薄，舌紫，或有瘀斑，脉弦细。

【临证加减】兼有湿热者，加栀子10g，生地黄12g；瘀滞重者，加乳香10g，三棱10g；兼虚者，加黄芪20g，枸杞子15g，党参各15g。

【疗效】以本方治疗黄褐斑65例，总有效率为95.4%。

【来源】吕淑芹. 化斑煎治疗黄褐斑. 新中医，2007，39（7）：101

白茯汤

白术15g　茯苓15g　猪苓10g　山茱萸10g　沙苑蒺藜10g　甘

草 5g

【用法】取中药置玻璃烧杯或沙锅内，加相当于药材量 5 ~ 7 倍的蒸馏水浸泡 1 ~ 2 小时，文火煮沸 30 分钟，过滤。药渣加 3 ~ 5 倍量水继续煎煮，煮沸 20 分钟，过滤。合并 2 次滤液，于水浴上浓缩成每毫升相当于原药材 0.1g 的药液置冰箱中，每日分 3 次服用，3 个月为一疗程。

【功效】补脾益肾，化瘀祛斑。

【适应证】**黄褐斑**。

【疗效】以本方治疗黄褐斑 20 例，结果痊愈 9 例，显效 5 例，有效 2 例，无效 4 例，总有效率为 80%。

【来源】李洪武，朱文元，夏明玉 . 白茯汤治疗黄褐斑 20 例临床疗效观察 . 中国麻风皮肤病杂志，2001，7（3）：198 - 199

桂枝茯苓丸加味

桂枝 6g　丹皮 9g　桃仁 9g　丝瓜络 12g　茯苓 12g　赤芍 9g　丹参 30g　红花 9g　薏苡仁 30g　白扁豆 20g　白薇 12g　车前草 20g　甘草 6g

【用法】水煎服，每天 2 次，每日 1 剂。

【功效】活血化瘀通络，渗湿健脾消斑。

【适应证】**黄褐斑（脾虚湿热型或气滞血郁型）**。症见：面部色斑，苍暗不泽，脘腹账满，神疲乏力，四肢困重，便秘溲赤，舌淡苔薄，脉濡数；颜色灰褐，伴有慢性肝病，两胁胀痛，苔薄，舌紫，或有瘀斑，脉弦细。

【临证加减】大便干燥者加生大黄 10g，炒枳壳 10g；月经不调者，加川芎 10g，益母草 30g；更年期者，加淫羊藿 15g，仙茅 15g，山萸肉 g。

【疗效】以本方治疗黄褐斑 40 例，结果痊愈 10 例，好转 24 例，无效 6 例，总有效率为 85%。

【来源】刘继刚 . 桂枝茯苓丸加味治疗黄褐斑 40 例小结 . 甘肃中医，2004，17（2）：13 - 14

祛斑汤

薏苡仁 40g　茵陈 30g　珍珠母（先煎）30g　木贼 15g　桑白皮

15g　天花粉 15g　白僵蚕 12g　白芷 10g　生白术 10g　石菖蒲 10g

蛇蜕 10g　蝉蜕 10g　红花 6g　生甘草 6g

【用法】水煎服，每天 3 次，每日 1 剂。30 天为 1 个疗程。

【功效】清热祛湿，健脾化斑。

【适应证】**黄褐斑（脾虚湿热型）**。症见：额、颧、颊、鼻及上唇可见对称分布的淡褐色至深褐色斑片，形态多不规则，苔薄腻，舌紫，脉弦涩。

【临证加减】若患者有月经前期或经量偏少者加怀山药 30g，白茅根 30g；月经后期量偏少者，加肉桂 10g；五心烦热者，加牡丹皮 20g，地骨皮 15g。

【疗效】以本方治疗黄褐斑 43 例，结果痊愈 22 例，显效 12 例，有效 8 例，无效 1 例，总有效率为 97.6%。

【来源】郭忠．祛斑汤治疗黄褐斑 43 例疗效观察．安徽中医学院学报，2006，25（1）：14 - 15

❀ 调冲祛斑汤

当归尾 10g　三七 10g　白芍 10g　益母草 15g　郁金 10g　鸡血藤 15g　柴胡 8g　薏苡仁 20g　熟地黄 10g　山药 10g　山萸肉 10g　菟丝子 10g

【用法】水煎服，每天 2 次，每日 1 剂。30 天为 1 个疗程。

【功效】疏肝解郁，益肾，调理冲任。

【适应证】**黄褐斑（冲任不调型）**。症见：两颊、额部、鼻、唇及额等处黄褐色或深褐色斑片状皮损，边缘清晰，形状不规则。苔薄，舌紫，或有瘀斑，脉弦细。

【临证加减】纳呆、舌淡白而胖、苔薄腻属脾虚者，加党参 9g、白术 6g、茯苓 9g；苔厚腻、脉滑或弦属气郁湿重者，加龙胆草 12g、苍术 10g、茵陈 15g、陈皮 10g；胸胁少腹胀痛、经前斑色加深、经色紫暗有块、舌有瘀斑者，加失笑散 10g。

【疗效】以本方治疗黄褐斑 46 例，结果痊愈 17 例，显效 15 例，好转 11 例，无效 3 例，总有效率为 93.4%。

【来源】方亚祥，周爱珍．调冲祛斑汤治疗女性黄褐斑 46 例．上海中医药杂志，2010，44（12）：69 - 70

养颜祛斑汤

枸杞子 15g　白蒺藜 15g　黄芪 15g　白芍 15g　紫草 15g　丹参 15g　白芷 15g　白菊花 10g　益母草 10g　红花 10g　皂角刺 10g　浮萍 6g　芦荟 6g

【用法】水煎服，每天 2 次，每日 1 剂。15 天为一疗程，一般 8~12 个疗程。

【功效】益气滋阴，养血补肝肾，理气活血，化痰通络，养颜润肤祛斑。

【适应证】**黄褐斑（肝肾不足型）**。症见：两颊、额部、鼻、唇及额等处黄褐色或深褐色斑片状皮损，边缘清晰，形状不规则。苔薄，舌紫，或有瘀斑，脉弦细。

【临证加减】便秘加大黄 3g；烦躁易怒胸胁疼痛者，加柴胡 10g，香附 10g；盗汗、五心烦热，腰膝酸软者，加牛膝 10g，山萸肉 10g。

【疗效】以本方治疗黄褐斑 50 例，结果痊愈 40 例，显效 4 例，有效 2 例，无效 4 例，总有效率为 92%。

【来源】张德兴，张长富. 养颜祛斑汤治疗黄褐斑 50 例. 中国医药学报，2002，17 (4)：254

加减四二五合方

当归 10g　赤芍 10g　白芍 10g　菟丝子 10g　车前子 10g　覆盆子 10g　仙灵脾 10g　川芎 6g　仙茅 6g　生地 15g　女贞子 20g　黄芪 30g

【用法】水煎服，每天 2 次，每日 1 剂。

【功效】补肾壮阳，养血容颜。

【适应证】**黄褐斑（肾阳亏虚，气血失和型）**。症见：褐色斑片，形态多不规则，多伴有形寒肢冷，腰膝酸软，倦怠乏力，性欲减退，夜尿频而清长，舌淡苔白，脉沉细两尺弱。

【来源】薛文辉. 加减四二五合方治疗黄褐斑. 四川中医，2001，19 (02)：54

荆防草物白花汤

荆芥 10g　防风 12g　益母草 15g　当归 10g　芍药 15g　生地 15g　川芎 6g　白芷 12g　白术 15g　白茯苓 12g　白蒺藜 12g　白僵蚕 12g　佛手花 6g　制白附子 10g　菊花 6g　凌霄花 6g　玫瑰花 6g　川朴花 6g

旋覆花 10g　枇杷叶 10g（包煎）

【用法】水煎服，每天 2 次，每日 1 剂。

【功效】疏肝理气，活血化瘀。

【适应证】**黄褐斑（肾虚肝郁血瘀型）**。症见：可见淡褐色至深褐色斑片，形态多不规则，两胁胀痛，伴性情急躁，心烦不舒，喜叹息苔，头晕目眩，腰膝酸软，经行紊乱薄腻，舌紫，脉弦涩。

【来源】李古松．荆防草物白花汤治疗黄褐斑．中医文献杂志，2006，（3）：43

❀ 祛斑化瘀汤

　　生地黄 20g　当归 15g　白芍 15g　茯苓 15g　桃仁 7.5g　红花 7.5g　泽泻 7.5g　柴胡 10g　香附 10g　甘草 10g

【用法】水煎服，每天 2 次，每日 1 剂。15 天为 1 个疗程。

【功效】疏肝养血，活血化瘀祛斑。

【适应证】**黄褐斑（肝郁血瘀型）**。症见：可见淡褐色至深褐色斑片，形态多不规则，两胁胀痛，伴性情急躁，心烦不舒，喜叹息，苔薄，舌紫，脉弦涩。

【疗效】以本方治疗黄褐斑 240 例，共 4 个疗程。结果痊愈 132 例，显效 64 例，有效 38 例，无效 6 例，总有效率为 97.5%。

【来源】姚大芳，潘树伟，郭景春．祛斑化瘀汤治疗黄褐斑 240 例．中医药信息，2000，03：30

❀ 消斑方

　　生黄芪 30g　生地黄 12g　玄参 12g　麦冬 12g　黄芩 9g　炙麻黄 10g　桑白皮 12g　生山楂 30g

【用法】水煎服，每天 2 次，每日 1 剂。连续治疗 3 个月。

【功效】益气养阴，清肺胃郁热。

【适应证】**黄褐斑**。

【疗效】以本方治疗黄褐斑 1200 例，结果痊愈 376 例，显效 438 例，好转 362 例，无效 24 例，总有效率为 98%。

【来源】吴菊生，蔡惠群．消斑方治疗黄褐斑 1200 例．江苏中医药，2005，26（4）：23

廖氏中药面膜方

山慈菇30g 白芷50g 白附子50g 白术50g 白茯苓50g 白蔹150g 白蒺藜150g 白及150g 山药150g 白僵蚕15g 川芎100g 黄芩60g 蛇蜕20g 绿豆300g

【用法】置100℃烤箱中，烘烤12小时，上药共研细末，过120目筛，装瓶备用。取面膜粉约20g，放于调膜碗中，加入8ml蒸馏水用调膜棒调成糊状，调膜时间1分钟以内。治疗时患者平卧床上，用3%双氧水清洁面部，用负离子喷雾器喷雾面部，同时配合经络穴位按摩十二法进行面部按摩，黄褐斑局部做重点按摩，时间约20分钟。后取调成糊状的面膜，均匀涂于面部（皮损处略厚），注意留出眼、鼻及口周，30分钟后去除面膜，用温水洗净后擦干，每周治疗2次，2个月为一疗程。

【功效】疏肝健脾，活血散结祛斑。

【适应证】黄褐斑。

【疗效】以本方治疗黄褐斑54例，结果痊愈18例，有效26例，无效10例，总有效率为81.5%。

【来源】廖燕，喻国华，刘建国，等.祛斑中药面膜治疗女性黄褐斑54例.陕西中医，2008，29（11）：1468－1469

"四白"祛斑面膜方

白芷100g 密陀僧50g 关附子100g 白茯苓100g 白及100g 丹参200g 紫草200g 鸡蛋数个

【用法】共研细末，加蛋清调成糊状涂于面部（眼、口周除外），厚度为1.5~2mm，45分钟后用清水洗净，每4~5天涂1次，疗程为3个月。

【功效】健脾增白抗皱，活血散结祛斑。

【适应证】黄褐斑。

【疗效】以本方治疗黄褐斑80例，结果痊愈24例，显效35例，有效12例，无效9例，总有效率为89%。

【来源】黄红.中药"四白"祛斑面膜治疗黄褐斑疗效观察.深圳中西医结合杂志，2001，（3）：152－154

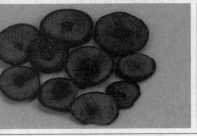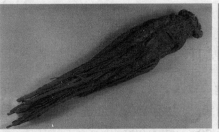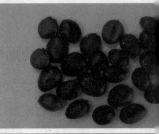

第十七章
遗传性皮肤病

第一节　鱼鳞病

鱼鳞病是一种角质细胞分化和表皮屏障功能异常的皮肤疾病，根据发病原因分为获得性鱼鳞病及遗传性鱼鳞病，其中以遗传性鱼鳞病较为常见，其遗传模式多样，包括常染色体显性遗传、常染色体隐性遗传和 X 染色体－连锁遗传方式。

本病的诊断要点是：在临床上以全身皮肤鳞屑为特点。多于儿童时发病，好发部位为四肢躯干仰面，皮肤干燥粗糙，皮屑边缘略翘起，状似蛇皮，或汗毛孔有颗粒物堵塞，长不出汗毛，重者皮肤呈灰褐色鳞屑和深重斑纹，随着年龄增长波及全身，本病特点冬重夏轻。

鱼鳞病是一种常见的遗传性皮肤角化性皮肤病，中医学称为"蛇皮癣"、"鱼鳞风"。中医学认为其病多为先天禀赋不足，后天脾胃失调，以致皮肤失于濡养。目前国内外尚无满意治疗方法。其病因病机多属脾胃衰弱，荣血不足，血虚生风，风盛则燥，肌肤失去濡养而成，故常用滋阴养血润燥之法。

❁ 生血润肤饮合椒黄膏

生血润肤饮：黄芪 15g　当归 6g　生地 10g　熟地 10g　天门冬 10g　麦门冬 10g　桃仁 5g　红花 5g　天花粉 7g　五味子 5g　黄芩 8g　威灵仙 6g

椒黄膏：川椒　黄连各30g

【用法】生血润肤饮水煎服，每天2次，每日1剂。外用椒黄膏：川椒、黄连共为细末，医用凡士林500g，与上药末混合均匀，外涂患处，隔日1次。

【功效】养血滋阴，荣肌润肤。

【适应证】**鱼鳞病（阴虚血燥型）**。症见：全身皮肤干燥粗糙，上覆多角鱼鳞状屑片，状如鱼皮，触之有刺手之感，舌淡或红，苔薄白或无，脉细稍数。

【来源】王素玲，王庆毅．王琦治疗鱼鳞病验案1则．中医药临床杂志，2005，6（11）：568

鱼鳞欣汤

生黄芪30g　黑芝麻40g　丹参　白术　川芎　桂枝　蝉蜕　甘草各10g　当归　生地　熟地　枸杞子　何首乌　白鲜皮各20g　红参1g　红花15g

【用法】水煎服，每天2次，每日1剂。

【功效】滋阴养血，祛风润燥。

【适应证】**鱼鳞病（阴血亏虚，血燥生风型）**。

【疗效】本方治疗患者18例，显效13例（皮肤表面鳞屑有2/3以上出现光滑润泽），有效4例（皮肤表面鳞屑有1/3至1/2出现光滑润泽），无效1例（治疗后无变化），总有效率为94.3%。

【来源】孟林．鱼鳞欣汤治疗鱼鳞病18例．江苏药学与临床研究杂志，1997，5（2）：41

桂枝汤加味

桂枝15g　白芍15g　生甘草10g　玄参40g　生地黄20g　麦冬20g　百合20g　乌药15g　生姜3片　大枣5枚

【用法】水煎服，每天2次，每日1剂。

【功效】养阴生津，调和营卫。

【适应证】**寻常型鱼鳞病（阴津不足，营卫不和型）**。症见：四肢躯干遍布淡褐色菱形鳞屑，周边游离，头皮上亦可有，头发干燥焦黄。且其皮肤有痒感，出汗少。

【来源】燕迅之．桂枝汤加味治疗寻常性鱼鳞病验案举隅．吉林中医药杂志，2011，12（31）：1220

🪷 刘氏验方1

麻黄15g　桂枝25g　杏仁20g　甘草20g　桃仁25g　红花15g
桑叶20g　玄参50g　蝉蜕15g

【用法】水煎服，每天2次，每日1剂。

【功效】调和营卫，疏通汗腺，腠理疏松；以退鳞屑。

【适应证】**鱼鳞病轻型**。症见：发病时间短（1年以内），胸腹及四肢伸侧有或不全灰褐色糠麸瘢鳞。肌肤柔软，皮肤损害较轻。活动自如常有汗出，苔薄白，脉多细而兼数。

【来源】刘祥发．浅谈鱼鳞病辨证论治．中医药学报，1987，（4）：21

🪷 刘氏验方2

麻黄20g　桂枝30g　杏仁20g　甘草20g　桃仁25g　大黄15g
生水蛭20g　地龙30g　穿山甲20g　蝉蜕20g

【用法】水煎服，每天2次，每日1剂。

【功效】调营疏通汗腺，化瘀松宽肌肤，外脱以剥鳞屑。

【适应证】**鱼鳞病中型**。症见：发病1～5年间，全身及四肢伸侧，呈干燥鳞状样皮肤，鳞皮纹界裂清，鳞片色黑较厚，皮肤滞硬不柔，极少汗出，舌苔干而略黄，舌质绛而不泽，脉细数而涩滞。

【来源】刘祥发．浅谈鱼鳞病辨证论治．中医药学报，1987，（4）：21

🪷 刘氏验方3

麻黄30g　桂枝30g　杏仁25g　生水蛭20g　玄参50g　天冬50g
桑叶25g　蝉蜕10g　地龙30g　穿山甲20g　虻虫15g　大黄20g　蛇蜕20g

【用法】水煎服，每天2次，每日1剂。

【功效】调营润燥化瘀，去死血以推陈致新。

【适应证】**鱼鳞病重型**。症见：发病 5 年以上，全身胸腹脊背及四肢皆布满厚而黑的干枯甲错鳞片，鳞皮纹界裂深，肌肤木硬，面肌难呈表情，触推肤似木板，常年不见出汗，屈伸仰俯亦僵硬，舌苔多白干或黄干，舌质绛干或满是瘀斑，脉涩或迟弦。

【来源】刘祥发．浅谈鱼鳞病辨证论治．中医药学报，1987，（4）：21

🪷 中药熏蒸法

冬虫夏草 3g　红参 15g　艾叶 10g　首乌 15g　当归 30g　蝉蜕薄荷　水蛭　丹参　没药　地龙　蛇蜕各 10g

【用法】水温要控制在 40℃ ~ 50℃ 之间，治疗 7 天不能间断，每日 1 ~ 2 次，每次治疗 30 分钟；每隔 2 日外涂上述中药制成的药膏，90 天为一疗程。

【功效】疏通汗腺，润燥化瘀。

【适应证】**寻常型鱼鳞病**。

【疗效】本方治疗患者 72 例，治愈 12 例，显效 48 例，有效 10 例，无效 2 例，总有效率为 97.2%。

【来源】吴丽莎．对 124 名鱼鳞病患者中医治疗的临床分析．中外妇儿健康杂志，2011，8（19）

第二节　毛周角化病

毛周角化病又称毛发苔藓，或毛发角化病，是一种常染色体显著性遗传性皮肤病，以毛囊口有角质栓，多发性针尖大小的毛囊角化性丘疹为特点，主要分布于上臂、股外侧及臀部，有时可见面部损害。损害通常在冬季明显，夏季好转。该病病因不明，其发生与遗传有很大的关系，常有家族史。其主要影响美容，偶引起瘙痒，极少数患者引起毛囊脓疱。

本病诊断要点：皮损为针尖到粟粒大小与毛孔一致的坚硬丘疹，不融合，顶端有淡褐色角质栓，内含卷曲的毛发，剥去角栓后遗留漏斗状小凹陷，但不久又在次凹陷中新生出角栓，丘疹的炎症程度不一，可无红斑或有明显红斑，后者易导致炎症后色素沉着，皮疹数目较多，分布对称，好发于上部、股外侧和臀部，部分患者可累及腹部，受累部位有特殊的粗糙感，皮损冬季加重，夏季减轻，一般无自觉症状，亦可伴有轻度瘙痒。常见于青少年，皮损常随年龄增长而改善。

在治疗方面，患者通常可通过加强皮肤护理来减免此病的发生，如温和去角质，洗澡后要涂抹有护肤作用的油脂，以保护皮肤的柔润。在冬季气候干燥时，因皮肤失水较多，容易发生此病。因此，在冬季洗澡不宜过勤，也不宜过多使用碱性强的洗浴用品。在饮食上可摄取一些富含维生素A的食物，如胡萝卜、绿色蔬菜、新鲜水果等。另外，涂抹防晒油、口服维生素C也可减少此病的复发。症状轻者平时可擦含果酸或去角质成分的保湿乳液，较重者使用外用药物涂抹患处，如20%尿素膏、0.1%维甲酸软膏，以减轻皮肤干燥。皮疹泛发严重者可口服维甲酸及维生素A。

❀ 中药合西药

当归　生地黄　刺蒺藜　川芎各30g　沙参　麦冬　何首乌　炙甘草各15g　玉竹　红花　鸡血藤　全瓜蒌各9g

【用法】水煎服，每天2次，每日1剂。30天为1个疗程。外用阿达帕林凝胶，每日1次。平素忌辛辣油腻饮食。

【功效】益肺润燥，养血活血。

【适应证】**毛周角化病（肺阴不足，血虚风燥，肌肤失养证）**。症见：针尖到粟粒大小与毛孔一致的坚硬丘疹，皮屑脱落，黑点仍然存在。皮损略呈圆形的片状鳞屑褐色，直径数毫米至1cm，境界清楚，在片状鳞屑中有一与毛囊一致的小黑点，鳞屑中央附着，边缘稍有游离，其周围绕以色素减退晕。孤立散在，也可群聚。发于腹壁、腰臀、股外侧等。毛囊口内含角质栓，其周围棘层轻度增厚，有的毛囊内含有数根毳毛，真皮浅层的毛囊腔扩大，内含染色淡的无定形物。

【疗效】本方治疗40例患者中痊愈32例，占80%；显效6例（皮损消退50%），有效（皮损消退30%以上）2例，无效（皮损无改善或加重）0例。以上病例均经半年观察，未见复发。

【来源】黄宁，魏珊. 中西医结合治疗毛周角化病40例. 福建中医药杂志，2002，33（6）：5

第三节　毛囊角化病

毛囊角化病又名 Darier 病。是一种少见的以表皮细胞角化不良为基本病理变化的常染色体显性遗传病。超微研究提示原发缺陷在桥粒及张力细丝。本病诱因与光性损伤、维生素 A 代谢障碍有关。

该病的诊断标准为：①多于青壮年发病，呈慢性经过，可有家族史。②好发于头皮、面、前胸后背等皮脂分泌较多的部位。③皮损为毛囊性角化性丘疹，密集融合成大斑片状，丘疹的顶端为角化物，中心为漏斗型的小凹陷，皮损表面有灰褐色鳞屑痂，随着病情发展可呈疣状。④组织病理示基底细胞层上裂隙，有角化不良细胞即圆体和谷粒。

❁ 八珍汤

熟地黄　白芍　当归各20g　川芎　党参　茯苓　白术各15g　炙甘草5g

【用法】水煎服，每天2次，每日1剂。

【功效】健脾，补益气血。

【适应证】**鳞状毛囊角化病（血虚证、脾气虚弱）**。症见：圆形斑片状带有鳞屑的皮损，淡灰色，直径约2mm 大小，境界明显，在片状鳞片的中央有与毛囊一样的小黑点，其单个皮损稍游离，中央紧贴在皮肤上，边缘绕一色素减退斑。舌瘦小，有齿痕，色淡，苔少，脉细弱。

【来源】商刚，陈艳，张亚茹．中医辨证治疗鳞状毛囊角化病1例分析．河北中医杂志，1998，20（3）：167

❁ 血府逐瘀汤加减

当归20g　白芍15g　茜草　柴胡各12g　生龙骨　生牡蛎各30g　熟地　红花　桃仁　三棱　莪术各10g

【用法】水煎服，每天2次，每日1剂。两周为1个疗程。在服药的同时用此药水煎外洗，每天 2 次，水温以不烫手为度，或用敷料湿敷患处，每次 15 分钟。

【功效】活血散结，养血润燥。

【适应证】**鳞状毛囊角化病（气滞血瘀型）**。症见：散在圆型或椭圆型鳞屑斑，污褐色，直径 3～5mm，中央有一针头大小黑点，鳞屑边缘游离，中央固着，皮疹周围绕有一色素减退环。部分无鳞屑，仅有一黑点及色素减退环，无自觉症状。舌红，苔黄腻，脉弦。

【疗效】本方治疗 40 例患者中痊愈 24 例，显效 8 例，有效 5 例，无效 3 例，总有效率 92.5%。

【来源】常贵祥. 血府逐瘀汤加减治疗鳞状毛囊角化病 40 例. 光明中医杂志，2007，22（11）：85

第四节　掌跖角化病

掌跖角化病是一组以掌跖部弥漫性或局限性角化过度为特征的常染色体显性遗传性皮肤病，又名掌跖角皮病。有明显的家族性，可代代相传或遗传数代终止，无阳性家族史的可追溯。可自幼发病，也可于儿童期或青春期发病，但均有家族史。本病亦可为症状性，见于毛囊角化病及毛发红糠疹。

本病的诊断要点是：出生时或生后不久掌跖及指、趾屈侧皮肤先发红，逐渐增厚，转变为黄色角化物。其表面平滑，形如多发性鸡眼，一般多广泛发生，两侧对称，无自觉症状，但有时瘙痒，痛觉及触觉均迟钝。至冬季往往发生裂隙，则感觉疼痛。掌、跖的球状部分病变特别明显，脚跟也可被涉及。少数患者的肘、膝、胫、踝亦可受累，但不侵犯足弓，甲板增厚无光泽，也可伴有先天性秃发。自新生儿期一直到幼年常可见此病状。往往兼患精神病、震颤及全身的半边萎缩，或合并其他外胚叶缺陷病。

🪷 大补阴丸加减

熟地黄 20g　玄参 15g　龟板　炒黄柏　知母　枸杞　菊花　山

茱萸　丹参　鸡血藤各 10g　桑椹 20g　女贞子 15g　全蝎　炙甘草各 5g

【用法】每日 1 剂，中药煎煮 2 次，混合 2 次煎煮的药液，每天分 2 次口服，第 3 次煎液外洗患处，每日 2 次。配合外涂 10% 水杨酸软膏。

【功效】滋补肝肾，养肤润燥。

【适应证】**弥漫性掌跖角化病（肝肾阴虚型）**。症见：双脚掌呈弥漫性角化，淡黄色，蜡样外观，手掌无明显角化迹象，头晕目涩，口干咽燥；舌质红，苔薄白，脉细数。

【来源】周宝宽 . 掌跖角化病证治举隅 . 广西中医药杂志，2011，34（5）：283 −284

第五节　遗传性大疱性表皮松解症

遗传性大疱性表皮松解症是一组遗传性大疱性疾病。分为遗传性和获得性两种。遗传性至少包括 23 种不同类型，依据发病部位不同可分为三类：①单纯性大疱性表皮松解症，水疱在表皮内；②交界性大疱性表皮松解症，水疱发生于透明层；③营养不良性大疱性表皮松解症，水疱发生在致密下层。

各型大疱性表皮松解症的共同特点是皮肤在受到轻微摩擦或碰撞后就出现水疱及血疱。好发于肢端及四肢关节伸侧，严重者可累及任何部位。大部分皮损愈合后可形成瘢痕或粟丘疹，肢端反复发作的皮损可使指趾甲脱落。

周氏验方

玉竹　牡丹皮　生地黄　鸡血藤　防风　益母草　白鲜皮　徐长青　灵芝　青天葵各 10g　山药　茯苓　太子参各 15g　青蒿（后下）甘草各 5g

【用法】水煎服，每天 2 次，每日 1 剂。

【功效】温补脾肾，活血解毒。

【适应证】**大疱性表皮松解症（脾肾阳虚证）**。症见：口唇周围及躯干、四肢皮肤可见大小不等透亮水疱、血疱、糜烂、瘢痕、结痂，直径约 2 ～

4cm，舌质淡，苔薄黄，脉沉细。

【来源】周梅花，褟国维，卢传坚．大疱性表皮松解症治验 1 则．新中医杂志，2007，39（11）：71

第六节　家族性良性慢性天疱疮

家族性良性慢性天疱疮，系一种少见的常染色体显性遗传病。

本病的诊断要点是：一般在 10～30 岁发病。好发于颈侧、项部、腋窝和腹股沟，少见于肛周、乳房下、肘窝和躯干，少数患者可有黏膜损害，主要累及口腔、喉、食管、外阴及阴道。皮损为红斑基础上发生的松弛性水疱，尼氏征阳性，常表现为一个部位多发性水疱，疱壁薄，易破溃形成糜烂和结痂，皮损中央可出现颗粒状赘生物。一般在数月后愈合，不留瘢痕，但可反复发作。

中医学认为该病属于"天疱疮""火赤疮"的范畴，多因心火旺盛，脾湿内蕴，复感风湿热毒之邪，以致火毒夹湿，内不得泄，外不能出，流溢肌肤之间而成。久病湿热毒邪化燥，耗气伤阴，则致气阴两伤。中医药辨证治疗家族性良性慢性天疱疮有着独特疗效。

何氏验方

内服：龙胆草　薏苡仁　黄芩　黄柏　甘草各 10g　泽泻　滑石各 15g　茵陈 30g　黄连 6g　车前草 20g

外用：龙胆草 20g　苍术　黄柏　蒲公英各 40g

【用法】内服药水煎服，每天 2 次，每日 1 剂。外用药每剂加水约2500ml，煎沸 15～20 分钟后置温，以不烫手为度，浸泡或湿敷患处，每次20～30 分钟，每日 1～2 次。

【功效】清热利湿，泻火解毒。

【适应证】家族性良性慢性天疱疮（邪毒内蕴，湿热下注证）。症见：红斑边缘有多发性水疱，黄豆大小，疱壁薄且松弛，疱液混浊，尼氏征阳性。有轻度糜烂，自觉瘙痒、灼热和疼痛。舌质红。苔黄厚腻，脉滑。

【来源】何英，刘学伟．中药治疗家族性良性慢性天疱疮2例．河南中医杂志，2010，30（2）：199

第七节　结节性硬化症

结节性硬化症又称结节性硬化综合征（TSC），是一种常染色体显性遗传的神经皮肤综合征。但大部分病例（高达80%）是由于自发突变所致。临床可累及多个器官，以智力障碍、癫痫和多种不同皮肤损害为特征。发病率约为1/6000活婴，男女之比为2∶1。

本病皮肤表现包括：色素减退斑、面部血管纤维瘤、鲨革样斑、咖啡牛奶斑、下垂的软纤维瘤、额部纤维性斑块、confetti样斑（碎纸屑样白斑）、白发症等。患者可同时具有两种及以上的皮肤损害。其中色素减退斑、面部血管纤维瘤、鲨革样斑及甲周纤维瘤对该病有诊断价值。

导痰汤加味

半夏　橘红　石菖蒲　天麻　生白术各10g　枳实　胆南星　白芥子　川芎各6g　茯苓15g　炙甘草3g

【用法】水煎服，每天2次，每日1剂。如需长期服用，可以考虑变换剂型。

【功效】祛痰燥湿，理气健脾。

【适应证】**结核性硬化症**（痰阻经络型）。

【来源】刘延浩，王新志．结节性硬化症从痰论治．光明中医杂志，2011，26（3）：466